reinhardt

Edith Kramer

Kunst als Therapie mit Kindern

65 teils farbige Abbildungen
8. Auflage

Ernst Reinhardt Verlag München

Edith Kramer (1916-2014), Kunsttherapeutin, arbeitete in New New York. Sie richtete therapeutisch orientierten Kunstunterricht an Schulen ein und leitete kunsttherapeutische Programme in Kinderkliniken und anderen kindertherapeutischen Institutionen.

Titel der Originalausgabe:
Art as Therapy with Children

Übersetzung ins Deutsche von Hanna Gunther
in Zusammenarbeit mit der Verfasserin

Bibliografische Information der Deutschen Bibliothek

Die Deutsche Bibliothek verzeichnet diese Publikation in der Deutschen Nationalbibliografie; detaillierte bibliografische Daten sind im Internet über <http://dnb.ddb.de> abrufbar.

ISBN 978-3-497-03227-3
8. Auflage

Printed in EU

Ernst Reinhardt Verlag, Kemnatenstr. 46, D-80639 München
Net: www.reinhardt-verlag.de Mail: info@reinhardt-verlag.de

Inhaltsverzeichnis

Geleitwort von Laurie Wilson

»Kunst als Therapie mit Kindern« war seit der Veröffentlichung im Jahre 1971 (im amerikanischen Original), bzw. 1975 (in deutscher Übersetzung) ein unschätzbares Werk für Studenten der Kunsttherapie. Obgleich sich die Umgebung und die Klienten, über die Edith Kramer schrieb, in den letzten zwei Jahrzehnten beträchtlich verändert haben, blieben die menschlichen Voraussetzungen und das Bedürfnis, Kinder zu verstehen und ihnen in Schwierigkeiten zu helfen, unverändert. Edith Kramers Beschreibung ihrer Methoden und Theorien hält noch ebenso stand wie ihre Methoden und Theorien selbst.

Zwei der drei Orte, an denen sie mit Kindern arbeitete, wurden geschlossen, die Wiltwyck Schule und »9 West«, die kinderpsychiatrische Abteilung im Jacobi Krankenhaus/Albert Einstein College of Medicine. Stationäre Behandlung von Kindern über einen längeren Zeitraum ist leider selten und wird immer seltener unter dem Druck finanzieller Einsparungen und der Vorstellung, daß medikamentöse Behandlung ein Allheilmittel ist. Die Erwartungen an die Wirksamkeit der Medikation verdrängen heute oftmals die Perspektive, daß lange, langsame und sorgsame therapeutische Arbeit mit Kindern eine wesentliche Veränderung in ihrem Leben ausmachen kann und wird. Der gegenwärtige Druck, zu schnellen Ergebnissen und verhaltensorientierten Lösungen zu kommen, hat oft mehr Gewicht als ein tieferer psychodynamischer Zugang zu Krankheitsgeschichte und Behandlung. Dazu kommt, daß die Kinder, die man heute im klinischen oder erzieherischen Umfeld findet, oft stärker geschädigt sind und in tieferen Schwierigkeiten stecken als selbst die ernsthaft gestörten unter den Kindern, die Edith Kramer vor 20 Jahren beschrieben hat.

Heutzutage haben Kinder nicht nur mit der ständigen passiven Erfahrung des ununterbrochenen Fernsehkonsums zu tun, sondern sind dem erheblichen Anstieg visuell dargebotener Gewalt und roher Sexualität in Film und Fernsehen ausgesetzt. Weniger denn je werden ihnen Gelegenheiten zum Aktiv- und Kreativsein geboten, denn die Familienstrukturen, die in den sechziger und siebziger Jahren bröckelten, sind für viele Kinder heutzutage völlig zusammengebrochen. Familienmitglieder sterben durch AIDS oder durch Tuberkulose oder andere Krankheiten, die man als besiegt angesehen hatte. Die Auflösung der Familie in Verbindung mit wirtschaftlich schwierigen Zeiten wurde von einem gewaltigen Anstieg an sexuellem, körperlichem und geistigem Kindesmißbrauch begleitet. Die eigentliche Welt der Kindheit ist gefährlicher als sie über Jahrhunderte hinweg war, mit Waffen auf der Straße, zu Hause und in der Schule, und mit rapide schwindenden Möglichkeiten, in produktive Arbeit zu entkommen.

Schließlich hat seit der Veröffentlichung dieses Buches auch der Stellenwert der Kunst im Leben der Kinder stetig an Bedeutung verloren. Akademische und wirtschaftliche Zwänge ließen Kunst als zunehmend irrelevant für Erziehungs- und Bildungsinstitutionen erscheinen. Deren Aufgabe hat sich mittlerweile von der Erziehung hin zur Versorgung mit Sozialstrukturen und sogar der täglichen Ernährung entwickelt, da die Kinder ohne gegessen zu haben, ungewaschen und erschöpft von schlaflosen Nächten im chaotischen Zuhause zur Schule kommen.

Angesichts all dieser Veränderungen gibt Edith Kramers zutiefst kluges Buch Anregung und echte Hilfe, sowohl für das junge Klinikpersonal als auch für jeden anderen, der mit Kindern arbeitet und verstehen möchte, warum Kunst so eine tiefgehende Wirkung ausüben kann. Klinikpersonal bedarf heute angesichts solcher Hindernisse noch stärker der Einsichten und Beobachtungen dieses Buches. Das Buch zeigt auf, warum die Kunst in der Kunsttherapie so wirkungsvoll ist. Ein Beispiel ist Kramers Bemerkung über den potentiellen Wert einer Kunsttherapie mit Leo, einem aufgeweckten, straffällig gewordenen afro-amerikanischen Jungen, der seine vorhandenen Fähigkeiten nicht ausschöpfen konnte.

> Die Kunst kann mehr rohe Triebe absorbieren und ertragen als die meisten anderen, komplizierten und zivilisierten Bemühungen. In der Kunst kann ein Kind wie Leo, das tief in seinen Konflikten verfangen ist, den Übergang von Phantasie zu Vorstellung finden und die Fähigkeit zu schöpferischer Arbeit entwickeln, die seine Gefühle ausdrückt. Es kann dadurch lernen, was es bedeutet, erfolgreich zu wirken. Das kann die Neigung zur Abkehr von der Umwelt vermindern und sogar helfen, den Bruch mit der Wirklichkeit zu vermeiden.

Nicht-theoretische Behandlungsansätze wurden die Norm, und viele Therapeuten verstehen heute nicht, warum ihre Technik funktioniert; nur, daß sich, wenn sie diese oder jene Methode anwenden, dieses oder jenes Resultat ergibt.

Ich habe als Leiterin des Kunsttherapie-Unterrichts an der New York University und in Kliniken seit über 20 Jahren in Stadt- und Vorstadtumgebungen mit Kindern gearbeitet und kenne den Wert dieses Buches. Ich habe gesehen, wie es Studenten die Augen öffnet für eine Bandbreite an Bedeutungen, die sich aus der Kunst und dem

Verhalten des Kindes entziffern läßt, die sie nicht vermutet hätten. Kramers beredte Worte fangen das Wesen des lebendigen Zusammenspiels zwischen Kind, Kunstwerk und Therapeut ein, und veranschaulichen auf lebendige Weise die rasch aufeinanderfolgenden Ereignisse in der Kunsttherapie mit emotional gestörten Kindern. Auch höre ich immer wieder, daß viele Leser auf Grund der Lektüre dieses Buches animiert wurden, im Bereich der Kunsttherapie zu arbeiten.

Kramers Bescheidenheit bei der entmutigenden Aufgabe, psychologische Veränderungen zu bewirken, gepaart mit ihrer Bereitschaft, ihre eigenen technischen Irrtümer offenzulegen, sind das beste Beispiel dafür, wie wertvoll Aufrichtigkeit in der Darlegung klinischer Arbeit ist.

Die außerordentliche Lesbarkeit, die jedoch nicht auf Kosten der Komplexität der Theoriediskussion geht, macht »Kunst als Therapie mit Kindern« zu einer idealen Einführung für Studenten der Kunsttherapie in einige der grundlegenden Gedanken dieses Gebietes. Kramers Diskussion über Sublimierung, Kunst und Abwehr, Aggression und die Rolle des Kunsttherapeuten sind von anderen Werken oder Autoren nicht übertroffen worden.

Neu hinzugefügt wurden dieser Auflage Berichte über den Werdegang mehrerer Kinder, mit denen die Autorin gearbeitet hatte; sie zeigen sowohl die außergewöhnliche Voraussagekraft, die in der Kunst sichtbar werden kann, als auch ihre Möglichkeiten und die Grenzen.

Geleitwort von Muriel M. Gardiner

»Kunst als Therapie mit Kindern«, enthält mehr als der Titel erwarten läßt. Es ist nicht nur eine anregende Darstellung einer speziellen Methode, mit gestörten Kindern zu arbeiten. Es beruht auch auf Prinzipien, die grundlegend für die Erziehung der Kinder sind.

Edith Kramer hat als Kunsttherapeutin unter verschiedenen Bedingungen mit Kindern gearbeitet, die an fast allen bekannten seelischen und gesellschaftlichen Leiden kranken: Neurosen, Psychosen, Verwahrlosung, extremer Vernachlässigung und Frustrationen, die Blindheit und andere Behinderungen mit sich bringen. Ihr präzises Wissen fußt auf einem tiefen Verständnis der Psychoanalyse, auf dem Können und der Intuition des Künstlers und der Menschenliebe des geborenen Erziehers.

Das Buch handelt von Themen, die für jeden Menschen wichtig sind: vom Gefühl der Identität, von der inneren Leere, der Deutung der Wirklichkeit, von Ambivalenz, Aggression, Abwehr und Sublimierung.

Es ist anhand dieser Begriffe gegliedert und mit reichem Material aus der Praxis belegt. Das Buch ist keine Sammlung von Krankengeschichten, aber der Leser lernt eine Anzahl Kinder sehr genau kennen, welche in mehreren Kapiteln, die verschiedene Probleme behandeln, immer wieder auftauchen. Der allzu oft vernachlässigte Begriff der Sublimierung wird gründlich erläutert, wie das in jedem Buch, welches von Therapie und Erziehung handelt, geschehen sollte.

Die Autorin stellt in ihrer Einleitung fest, daß das Verständnis des Unbewußten für die Kunsttherapie durchaus notwendig ist. Aber, »die Aufgabe der Kunsttherapie beschränkt sich im wesentlichen auf die Stützung des Ichs, die Förderung des Gefühls der persönlichen Identität und der Reifungsprozesse im Allgemeinen«, diese Ziele werden nie aus dem Auge verloren. In der Beschreibung der neunjährigen Lillian, der es, von einem Gewittersturm und ihren eigenen stürmischen Phantasien in Angst versetzt, trotzdem gelang, ein dramatisches Bild des Sturms zu malen, schreibt Edith Kramer: »unbewußtes Material konnte in den Bereich des Vorbewußten dringen und symbolischen Ausdruck finden, ohne ihre Abwehrmechanismen zu gefährden.« – Die Autorin stellt nachdrücklich fest, daß die künstlerische Tätigkeit ein gewisses Maß von Fassung und Ruhe verlangt, selbst dann, wenn der Inhalt des Bildes negativ oder beunruhigend ist.

Die Kinder Edith Kramers werden in wenigen, gut gewählten Worten lebendig. Es ist ein faszinierendes Erlebnis, durch diese Beschreibungen und sorgfältig gewählten Illustrationen Einblick in die Entwicklung ihrer Kunst und dadurch in den allgemeinen Reifungsprozeß der Kinder zu gewinnen. Der Leser braucht weder Künstler noch Lehrer zu sein, um die Probleme, Konflikte, Hoffnungen und Erfolge oder Mißerfolge zu verstehen, welche in den kurzen, aber überzeugenden Porträts von Martin, Gordon, Larry und vielen anderen dargestellt sind. Die Geschichte des blinden Christopher und seiner bemerkenswert schönen Skulpturen ist vielleicht am eindrucksvollsten.

Edith Kramer versteht die Bedürfnisse der Kinder und auch die inneren Gesetze, welche den schöpferischen Prozeß in der Kunst beherrschen, und sie weiß, daß die Rolle des Kunsttherapeuten von beiden Faktoren bestimmt ist. Sie beobachtet den Einzelfall genau und entwickelt daraus lebendig und überzeugend allgemein gültige Begriffe.

Obzwar die Autorin ein ausgezeichnetes psychoanalytisches Wissen besitzt, versucht sie niemals, als Psychotherapeut aufzutreten. Sie hält sich vielmehr genau in den Grenzen der Kunsttherapie. Das sollte für jeden Lehrer ermutigend wirken, der von Edith Kramers Erkenntnissen und Methoden auch dann lernen kann, wenn er auf einem ganz anderen Gebiet arbeitet. Denn jedes Kind hat schöpferische Möglichkeiten, die ihm in einer Atmosphäre von beherrschter Freiheit Reifung, Befriedigung und gehobenes Selbstbewußtsein bringen können. Aktives und Schöpferisches zu leisten ist in einer Welt wachsender Mechanisierung und Passivität prinzipiell therapeutisch. Unsere Kinder haben sich allzusehr an das Zuschauen, In-sich-Aufnehmen gewöhnt. Sie haben es nicht gelernt, ihren eigenen Gedanken, Gefühlen und Träumen geformten Ausdruck zu verleihen. Fernsehen, Radio und Schallplatten zu hören, kann aber niemals das Handeln und Formen in der Entwicklung des Kindes ersetzen, es kann auch niemals die gleiche Befriedigung gewähren. Edith Kramer zeigt uns das durch Beispiele und Illustrationen.

Ich habe gesehen, welche großen Erfolge diese Einstellung auch im allgemeinen Unterricht bringen kann. A. J. Hill, der frühere Inspektor der Ostlondoner Schulen, ist ein Mann, den man einen Lehrer-Therapeuten nennen könnte. Er bringt jedes Kind, das er unterrichtet, dazu, ein Buch zu schreiben, unabhängig vom Alter des Kindes und von dem Lehrstoff, der unterrichtet wird. Er ist überzeugt davon, daß ein guter Lehrer das Unbewußte jedes Kindes in den Prozeß des Lernens einbeziehen muß; daß er ihm die Möglichkeit geben muß, seinen Gedanken und Empfindungen in einer Atmosphäre von Ruhe und Sicherheit geformten Ausdruck zu geben. Edith Kramer tut dasselbe in ihrem Kunstunterricht und beschreibt es einfach und lebendig in diesem gut geschriebenen Buch.

In meiner Eigenschaft als Analytikerin, die in Volksschulen als psychiatrische Beraterin tätig ist und täglich sowohl mit normalen, als auch gestörten Kindern und ihrern Lehrern arbeitet, bin ich sicher, daß »Kunst als Therapie mit Kindern« allgemein wertvoll ist. Das gilt nicht nur für Kunsttherapeuten und Kunstlehrer, sondern für jeden Lehrer, der für die seelisch gestörten Kinder in seiner Klasse Verständnis hat und sich auch der vielfachen Konflikte und Schwierigkeiten des durchschnittlichen Kindes bewußt ist.

Niemand, der sich für Therapie und Erziehung interessiert, sollte sich dieses Buch entgehen lassen.

Geleitwort von Karin Dannecker

Edith Kramers *Kunst als Therapie mit Kindern* ist schon lange ein »Klassiker« der Kunsttherapie-Literatur. Der Erfolg eines Buches zeigt sich am deutlichsten wenn eine neue Auflage erscheint, wie nun zum sechsten Mal in der deutschen Ausgabe. Seit das Original *Art As Therapy With Children* 1971 in Amerika veröffentlicht wurde, ging es in die ganze Welt: Mittlerweile wurde es in neun Sprachen übersetzt.
Was macht die Aktualität und die enorme Wirkung dieses Buches aus? Mit Sicherheit kann man behaupten, dass Edith Kramer in einer tiefgreifenden Weise wie niemand zuvor und danach zwei Bereiche darin zusammengeführt und für andere Menschen nutzbar gemacht hat: die Kunst und die psychoanalytisch ausgerichtete Psychotherapie. Generationen von Kunsttherapeuten, von denen nicht wenige durch dieses Buch zu ihrem Beruf gefunden haben, aber auch Pädagogen, Psychologen und Künstler richten bis heute ihre Arbeit mit Patienten und Klienten nach diesem Grundlagenwerk aus.

Edith Kramers eigene Lebensgeschichte bildete das Fundament für ihr Verständnis von der Wirkung der Kunst auf den gesamten Menschen. Geboren 1916 war sie in Wien nicht nur zur Malerin ausgebildet, sondern auch mit den Theorien der Psychoanalyse vertraut geworden. Ihre schon in den 1940er Jahren erworbenen Erfahrungen mit benachteiligten und schwer gestörten Kindern führten sie zu der Einsicht, dass die Kunst Wege bereit hält, schwierige Erlebnisse von Entwurzelung und Traumatisierung zu verarbeiten und im schöpferischen Prozess zu etwas Sinnvollem zu transformieren. Damit war der Begriff Kunsttherapie geboren.

Die Frage nach dem Sinn jeglichen Tuns und Denkens ist heute vermutlich brisanter denn je. Die Medialisierung des Alltags, in dem Erwachsene, Jugendliche und Kinder mehr Zeit mit ihrem Handy und Computer als mit anderen Menschen verbringen, die spärlichen Möglichkeiten sinnlicher Erfahrungen und das Gefühl eines chronischen Hungers nach wirklich nährenden Erlebnissen verweisen auf den dringenden Bedarf nach Alternativen – um des seelischen Überlebens willen.

Edith Kramer hat in diesem Buch weitreichende Antworten auf die Frage gefunden, weshalb Kunstschaffen zu einem authentischen, erfüllenden und im wahrsten Sinn harmonischen Erleben führen kann. In ihrer bemerkenswert klaren Sprache beschreibt sie differenziert, wie theoretisches Verständnis von innerpsychischen Prozessen, äußeren Einflüssen der Erziehung und Umwelt und der künstlerische Prozess ineinandergreifen, und – wenn dies glückt – am Ende das Kunstwerk dem Schöpfer etwas Neues, zuvor Unbekanntes zurückgibt.

Wesentlich für die Wirkung der Kunst ist, dass ein gelungenes Werk Gefühle enthält und beim Betrachter Gefühle erzeugt. Diese können widersprüchlich und schmerzhaft, aber auch hoffnungsvoll und in die Zukunft weisend sein. In der künstlerischen Form sind sie im besten Fall versöhnt und integriert.

Dieser Transformationsprozess braucht in der Kunsttherapie die Begleitung der Therapeutin bzw. des Therapeuten; diese Rolle versteht Edith Kramer als notwendiges Hilfs-Ich, das unterstützend eingreift und ein Werk zu formen hilft. Ihre Beispiele von Kindern, mit denen sie gearbeitet hat, sind enorm lehrreich und anschaulich, um diese komplexen Prozesse zu verstehen. Es ist unverkennbar, dass ihre Erkenntnisse gleichermaßen für die Kunsttherapie mit Erwachsenen gelten.

Einleitung

In diesem Buch werden Ideen dargestellt, welche im Laufe von mehr als dreißig Jahren Arbeit mit Kindern auf dem Gebiet der Kunst entwickelt wurden. Mein Standpunkt ist der eines ausübenden Künstlers und Erziehers, der Erfahrung in diesen Bereichen mit allgemeinem Wissen über normale und pathologische Prozesse in der Kindheit verbindet. Mein Verständnis der Psychologie des Kindes stützt sich im wesentlichen auf die Theorien Freuds und seiner Anhänger.

Das Hauptgewicht meiner Arbeit aber beruht auf der heilenden Wirkung der Kunst. Darin unterscheidet sie sich von derjenigen Form der Kunsttherapie, in welcher die bildnerischen Produkte des Patienten hauptsächlich als Hilfsmittel in der Psychotherapie dienen. In dieser Form der Kunsttherapie beruht die Behandlung des Kindes zwar auf dem Wissen um tiefenpsychologische Prozesse. Aber die therapeutischen Handlungen, über die berichtet wird, beziehen sich nicht auf das Bewußtmachen und auf die Deutung unbewußter Vorgänge. Die Aufgabe der Kunst-Therapie beschränkt sich vielmehr auf die Stützung des Ichs, die Förderung des Gefühls der persönlichen Identität und der Reifungsprozesse im allgemeinen. Ihre wichtigste Funktion beruht auf der besonderen Fähigkeit der Kunst, die Entwicklung einer psychischen Organisation zu fördern, welche auch unter Druck funktionieren kann, ohne zusammenzubrechen. So wird das Ich nicht gezwungen, sich durch allzu starke, entwicklungshemmende Abwehrmechanismen gegen die Triebgefahr zu schützen. In diesem Sinne ausgeführt, wird die Kunst-Therapie zu einem wesentlichen Bestandteil des therapeutischen Milieus, und eine Form der Behandlung, welche die Psychotherapie ergänzt, aber nicht ersetzt.

Soweit philosophische Gedankengänge in meine Vorstellungen über Kunst einbezogen sind, stützen sie sich auf das Werk von *Susanne Langer*, der modernen Denkerin, welche versteht, wie ein Kunstwerk gemacht wird, und die daher über die absolute Einheit von Inhalt und Form, die das Wesen der Kunst ausmachen, Konkretes aussagen kann.

Einen großen Teil meines Wissens über die Entwicklung des künstlerischen Schaffens des Kindes verdanke ich dem Werk *Viktor Löwenfelds*. Auch über Unterrichtsmethoden, besonders mit blinden und visuell geschädigten Kindern habe ich viel aus seinen Schriften gelernt.

Das erste Kapitel des Buches handelt von der Entwicklung der Kunst-Therapie als Beruf und ihrer Beziehung zur Kunsterziehung. Es enthält daher keine Beispiele. Ein wesentlicher Bestandteil des übrigen Buches sind die vielen kleinen Skizzen und längeren Darstellungen von Beobachtungen an Kindern, die meine Vorstellungen illustrieren und belegen. Diese Fälle wurden unter sehr verschiedenen Bedingungen gesammelt.

Meine ersten Erfahrungen über den Wert der Kunst für seelisch geschädigte Kinder gehen auf die dreißiger Jahre zurück. Damals leitete ich Malklassen für Kinder von deutschen Flüchtlingen aus Familien, welche Deutschland aus politischen Gründen oder wegen ihrer jüdischen Abstammung verlassen mußten. Bei diesen Kindern, die das Trauma der Entwurzelung und des Flüchtlingsdaseins erlebt hatten, beobachtete ich zum erstenmal die verschiedenen Reaktionen auf psychische Traumen, die mir später so bekannt werden sollten. Ich sah Regressionen und stereotype Produktionen, was auf ungelöste Konflikte deutete; ich sah, wie Kinder sich verschließen und innerlich erstarren; ich sah den Mechanismus der »Identifizierung mit dem Angreifer« in Kindern, die sich mit Hitler identifizierten, denn er hatte ja seine Macht gerade durch das große Leid bewiesen, das er ihnen zufügen konnte. Schließlich sah ich, wie sich die Fähigkeit schöpferischen Gestaltens gerade unter Schwierigkeiten durchsetzte.

Friedl Dicken-Brandeis war die Malerin, welche die Klassen organisierte, in denen ich meine ersten Erfahrungen über Kunst als Therapie sammelte. Sie blieb nach der deutschen Besetzung in der Tschechoslowakei und wurde schließlich in Theresienstadt interniert, wo sie weiter mit Kindern arbeitete. Die überlebenden Werke dieser Kinder wurden nach dem Ende des Krieges gesammelt und vielfach in Europa ausgestellt. Sie zeugen von der Macht der Kunst, Entwicklungsmöglichkeiten und Ausdrucksfähigkeit von Kindern, selbst unter außerordentlichen Schwierigkeiten, zu fördern und zu bewahren.

Nach meiner Einreise in die USA unterrichtete ich in den Jahren 1938 bis 1941 Malerei, Bildhauerei und Tischlerei an einer fortschrittlichen Privatschule in New York, »The Little Red Schoolhouse«.

Später arbeitete ich in verschiedenen Nachbarschafts-Häusern (»Neighborhood Houses«, eine typische amerikanische Institution, privat gegründete und geleitete philantrophische Anstalten, welche in verschiedenen Bezirken von Großstädten der Nachbarschaftshilfe dienen. Sie umfassen Kliniken, Erziehungs-, Ehe- und Berufsberatung, Unterricht auf akademischen, handwerklichen und künstlerischen Gebieten, Sport, gesellschaftliche Veranstaltungen, usw.). So lernte ich die Kunst von Kindern kennen, deren Leben reich an kulturellen und intellektuellen Anregungen war, und von solchen, die diese Vorteile entbehrten. Einige der Erfahrungen jener ersten Jahre sind in diesem Buch enthalten. Ein Fall von Sublimierung zum Beispiel geht auf ein Erlebnis im Jahre 1941 zurück. Die meisten meiner Fälle wurden jedoch zwischen 1950 und 1968 gesammelt, als ich schon als Spezialistin arbeitete. Einige davon stammen von einem therapeutisch orientierten Kunstunterricht, den ich in einem Kinderheim gab (Leake and Watts Children's Home, Yorkers N. Y.). Der größte Teil meines Materials aber kommt von Programmen der Kunsttherapie, die ich an drei verschiedenen Stellen einrichtete und leitete: In einem Heim für die psychotherapeutische Behandlung seelisch gestörter Jungen, in der psychiatrischen Station für Kinder eines städtischen Spitals und in einer Tagesschule für blinde und sehgeschädigte Kinder.

Da dieses Buch die verschiedenen Möglichkeiten der Kunst-Therapie darstellen soll, sind meine Beispiele ohne Rücksicht auf Zeit und Ort aus dem gesamten vorhandenen Material ausgewählt. Dieselben Kinder erscheinen daher an verschiedenen Stellen des Buches, und der Leser wird mit denjenigen, die öfters vorkommen, gut bekannt werden. Er wird aber wenig über die Bedingungen erfahren, unter denen sie lebten und ihre Werke produzierten. Ich will daher eine kurze Beschreibung der verschiedenen Anstalten vorausschicken.

Meine erste längere Erfahrung sammelte ich an der Wiltwyck School for Boys, N. Y., wo ich ein Kunsttherapie-Programm einrichtete und von 1950 bis 1957 leitete. Die Wiltwyck-Schule ist ein Landeserziehungsheim zur Behandung seelisch gestörter Knaben aus den Slums der Stadt New York. Das Heim ist für 100 normal intelligente Knaben im Alter von acht bis zwölf Jahren eingerichtet. Die Schule nimmt auch sehr schwierige Kinder auf, schließt aber solche aus, die eine ununterbrochene strenge Überwachung oder dauernde ärztliche Kontrolle benötigen. Die Mehrzahl der Knaben sind verwahrloste, aggressive Kinder, aber es wurden auch schwer neurotische oder in sich verschlossene Kinder behandelt. Die Schule hat sich in den letzten Jahren weiterentwickelt. Der Leser darf nicht vergessen, daß die in diesem Buch beschriebenen Zustände sich ausschließlich auf die Jahre 1950–57 beziehen. In diesen Jahren fehlte es der Anstalt an Mitteln zur Behandlung der Familien und zur Überwachung und fortgesetzten Betreuung der Kinder nach dem Verlassen des Heimes. Heute ist die Familien-Psychotherapie ein wichtiger Bestandteil der Behandlung im Heim. Für Knaben in der Pubertät gibt es ein Haus in der Stadt (Floyd Patterson Home, New York). Dort können Jugendliche, welche der Schule entwachsen sind, weiter behandelt und auf ihre Einordnung in die Gesellschaft vorbereitet werden.

Eine weitere Quelle vieler Beobachtungen war das Versuchsprogramm an einer Station für Kinder-Psychiatrie mit 13 Betten. (Jacobi Hospital Bronx, New York, ein städtisches Spital, welches als Lehrspital für das Albert Einstein Medical College diente. Das Kunst-Therapie-Versuchsprogramm stand unter Leitung der Medizinischen Schule. Es wurde als erprobte Behandlungsmethode angenommen und weitergeführt.) Die meisten Kinder, mit denen ich arbeitete, waren fünf bis neun Jahre alt und als Grenzfälle, d. h. nicht als akute Psychosen diagnostiziert. Im ganzen waren die Kinder jünger und gestörter als die Wiltwyck-Buben. In die Behandlung einbezogen waren: Individuelle Psychotherapie, Kunst- und Tanz-Therapie, Beschäftigungs-Therapie, ein Kindergarten, der für die Bedürfnisse schwer gestörter jüngerer Kinder eingerichtet war, und eine Volksschule, die von speziell geschulten Lehrern geführt wurde. Da viele Kinder über ein Jahr lang auf der Station blieben, konnte man die Möglichkeiten der Kunsttherapie für diese Art Kinder gründlich studieren. Die Kinderstation war im neunten Stock eines allgemeinen Krankenhauses untergebracht, und nicht völlig von den Erwachsenen und Jugendlichen getrennt. Um die Kinder auf den Spielplatz oder auf Ausflüge zu führen, mußten sie den allgemeinen Eingang benützen; sie waren damit täglich dem Anblick von Tragbahren, Kranken und Amputierten ausgesetzt. Die Station hatte wenig Platz zum Spielen; auch eine Trennung der verschiedenen Altersgruppen war nicht möglich. Kunsttherapie wurde in einem dazu freigegebenen Abstellraum gehalten. Ich spreche von diesen Zuständen, weil einige meiner Beispiele die Reaktion der Kinder auf den labyrinthartigen, unpersönlichen Charakter dieses Spitals zeigen.

Meine Arbeit mit sehgeschädigten Kindern ist eine dritte Quelle meiner Beispiele. Sie fand in einer Tagesschule statt (Jewish Guild for the Blind, New York), eine der psychiatrischen Klink angeschlossene Schule für die Erziehung von sehgeschädigten Kindern mit Lern- und Verhaltensstörungen. Das Kunsttherapie-Programm wurde 1964 eingerichtet und wird bis heute von mir geleitet. Die Kinder kommen einmal in der Woche einzeln, oder in kleinen Gruppen, die nie mehr als drei Kinder umfassen. Ton, Wachs, Draht und anderes dreidimensionales Material wird verwendet. Die Hauptaufgabe besteht darin, der Einengung, welche die Blindheit mit sich bringt, entgegenzuarbeiten, dem Kind zu helfen, eine Kontrolle über seine eigene Person und über seine Umwelt zu erlangen und ihm so die Entwicklung einer Vorstellung seines eigenen Körpers und eines Gefühls der persönlichen Identität zu vermitteln.

Wir sehen, daß dieses Buch sich auf ein breites Feld von Erfahrungen stützt, aber der ganze Umkreis des Gebietes der Kunst-Therapie ist natürlich viel größer. Ich glaube, daß die Grundsätze, welche hier entwickelt wurden, sich auch auf Situationen anwenden lassen, von denen ich keine persönliche Erfahrung habe. Die Art ihrer Anwendung aber muß jeweils den verschiedenen Arbeitsbedingungen wie der Persönlichkeit des Kunsttherapeuten angepaßt sein.

Edith Kramer

I. Kunst, Kunsttherapie und Gesellschaft

Die Vorstellung, daß es gut für Menschen, und besonders für unglückliche Menschen ist, sich künstlerisch auszudrücken, ist heutzutage weit verbreitet. Fürsorger, Ärzte, Psychiater, Psychologen raten ihren Schützlingen, in der Kunst Befriedigung und Trost zu suchen. Es gibt Kunstunterricht in Gefängnissen, Besserungsanstalten, in Heimen und Schulen für behinderte oder gestörte Kinder, in Spitälern und Altersheimen. Die Sehnsucht nach Rettung durch die Kunst nimmt überhand, gerade zu einer Zeit, in der die Kunst als ein selbstverständlicher Bestandteil des täglichen Lebens im Schwinden begriffen ist.

Mit der Industrialisierung und dem Verfall des Handwerks ist die einfache Form der Kunst verloren gegangen, die entstand, als Dinge des täglichen Gebrauchs von denselben Menschen gemacht wurden, die sie auch benutzten.

Damals spiegelte nicht allein die dekorative Volkskunst, die man als den Ausdruck der Freude an der Erzeugung und am Besitz von Dingen verstehen kann, das Lebensgefühl des Menschen wieder. Auch die übrige vom Menschen geschaffene Umwelt war von dem Charakter der Bevölkerung geprägt, die sie geschaffen hatte. Dadurch war ein gewisses Maß von persönlichem Ausdruck im täglichen Leben mitgegeben, was den Bedürfnissen der meisten Menschen entsprach. Nur der geborene Künstler fühlte sich gedrängt, sich mit der Kunst in ihrer strengsten und reinsten Form auseinanderzusetzen. Wenn aber die Umwelt von der Maschine hergestellt ist, geht das Gefühl des Wohlbefindens verloren, das entsteht, wenn die Umgebung das Lebensgefühl der Gemeinschaft ausdrückt und dadurch bestätigt. Es ist heute nicht mehr möglich, die Umwelt zu gestalten, indem man seiner täglichen Arbeit nachgeht.

Ich glaube, daß dieser Mangel einen undefinierbaren Hunger erzeugt hat, ein Gefühl der Leere, eine Angst vor dem Verlust der persönlichen Identität, die dazu drängt, Kunsterlebnisse zu suchen, wo immer sie noch aufzufinden sind. Eine unbestimmte Sehnsucht nach persönlichem Ausdruck bringt Scharen unbegabter Schüler in die Kunstakademien und ruft zahllose Kurse für Sonntagsmaler ins Leben. Selbst die weite Verbreitung des Malens nach vorgedruckten Mustern erscheint als ein Ausdruck dieser Sehnsucht nach Kunst. Es ist beunruhigend, daß ein eigentlich gesundes Bedürfnis oft nicht zur Kunst sondern zum Kitsch führt.

Soweit die Kunsttherapie den planmäßigen Versuch darstellt, das Leben von gestörten Menschen durch die Kunst zu bereichern, gehört auch sie zu diesen Mangelerscheinungen. Weil wir gefunden haben, daß Kunst irgendwie gut für Menschen ist, versuchen wir sie in die künstlichen Umwelten einzuführen, welche die Gesellschaft für ihre Kranken bereitstellt. Weil Kunst aber kein normaler Teil des täglichen Lebens mehr ist, brauchen wir Spezialisten, die wissen, wie man diese mysteriöse Substanz an den Menschen heranbringen kann. Oft scheinen unsere guten Absichten, das Leben gestörter Menschen durch Kunst zu bereichern, so unzulänglich, wie der Versuch, fabrikmäßig hergestellten Waren durch die Beigabe irgendeiner Kleinigkeit, etwa eines Monogrammes, einen persönlichen Charakter zu verleihen.

Kunsttherapie für Menschen, in deren täglichem Leben die Kunst keine Funktion mehr hat, ist in der Gefahr, selbst eine leere, mechanische Angelegenheit zu werden. So beeinflußt der Verfall des Handwerks und die Abwesenheit einer lebendigen Tradition in der Kunst unsere Arbeit auch dann, wenn unser Interesse sich auf die heilende Wirkung der produktiven Arbeit konzentriert.

Natürlich können wir die kulturellen Probleme unserer Zeit nicht innerhalb des kleinen Gebietes der Kunsttherapie lösen. Weil wir aber mit der Kunst in ihrer einfachsten, primitivsten Form zu tun haben und weil wir in der Lage sind, zu experimentieren, können wir in bescheidenem Maße zum Verständnis mancher Fragen beitragen. Wir lernen, welche Umstände das Gedeihen der Kunst begünstigen, und welche zur Lüge und zum Kitsch führen. So können wir uns erfolgreicher gegen die Kräfte wehren, welche die Kunst zerstören. Gleichzeitig werden wir auch besser verstehen, wann es aussichtslos, ja, sogar destruktiv ist, sich gegen den Kitsch zu wehren oder ihn zu verurteilen.

Wenn ein System nicht mehr reibungslos arbeitet, werden wir auf die vielen, ineinander greifenden Kräfte aufmerksam, die seine Funktion bedingen. So haben wir in der Leere, die der Verfall der künstlerischen Tradition hinterlassen hat, die Rohstoffe der Kunst kennengelernt.

Der eigentümliche Charakter und die regelmäßige Entwicklung der Kunst von Kindern kann z. B. nicht leicht erkannt werden, wenn Kinder in eine lebendige Tradition der Volkskunst hineinwachsen. Diese naive Art der Darstellung können schon acht- bis zwölfjährige gut begreifen und nachahmen. Der besondere kindliche Charakter der Produktion fällt nicht auf. Wenn Kinder aber in einer Umgebung aufwachsen, in der eine hochentwickelte künstlerische Tradition vorherrscht, werden ihre spontanen Schöpfungen leicht übersehen oder erstickt, weil sie den Anforderungen dieser Art Kunst nicht entsprechen. Erst als die Volkskunst verfiel und die traditionelle westliche Kunst ihre Vitalität verloren hatte, wurden Erzieher wie z. B. *Franz Cizeck* auf die Kunst der Kinder aufmerksam.

Die merkwürdigen und bizarren Produkte Geisteskranker, die Arbeiten geistig Zurückgebliebener und die Plastiken von Blinden wurden aus denselben Gründen interessant *(Prinzhorn).*

Wir sehen, daß der Zustand der Kunst in unserer Gesellschaft einen tiefgehenden und dabei widerspruchsvollen Einfluß auf die Kunsttherapie hat. Einerseits hat das Aufhören der Volkskunst und der Verfall der Tradition in den schönen Künsten zu der Entdeckung von Kunstformen geführt, die außerhalb der Tradition stehen und die unser Hauptinteresse ausmachen. Gleichzeitig hat das unerfüllte Bedürfnis nach künstlerischem Ausdruck zur Entwicklung des Berufes des Kunst-Therapeuten beigetragen.

Dieselben Erscheinungen aber, welche die Entwicklung der Kunsttherapie begünstigt haben, machen andererseits die Ausübung dieses Berufes problematisch. Es ist schwer, die Kunst zu einem lebendigen Bestandteil des therapeutischen Milieus zu machen, solange es außerhalb dieser kleinen Welt keine gesellschaftlich nützlichen Aufgaben für die schöpferischen Fähigkeiten des durchschnittlich begabten Menschen gibt.

a) Der Einfluß der modernen Psychologie

Das neu erwachte Interesse an bis dahin vernachlässigten Kunstformen würde sich auf das Sammeln und Beschreiben dieser Produkte beschränkt haben, wenn die moderne Psychologie nicht neue Wege zu ihrem Verständnis erschlossen hätte *(Bender; Kris).*

Künstler und Erzieher wie z. B. *Florence Cane, Margaret Naumburg, Henry Schäffer-Simmern* begannen ihre beruflichen Erfahrungen mit dem Studium der Psychoanalyse zu verbinden. Daraus entwickelte sich eine Art des Kunstunterrichts, die heilend wirkte und später als Kunsttherapie bezeichnet wurde.

Es ist bemerkenswert, daß die Kunsttherapie die Entwicklung der Psychoanalyse (allerdings mit starker Verzögerung) widerspiegelt. Anfangs konzentrierte sich das Interesse der Psychoanalyse auf das Unbewußte und die Deutung der Träume und Symptome. Dann wandte sie sich der Erforschung der Entwicklungsphasen und dem Studium der psychischen Strukturen zu. Schließlich wurde das Ich zum Hauptproblem. Pioniere der Kunsttherapie, wie z. B. *Margaret Naumburg,* beschäftigten sich anfangs hauptsächlich mit der Deutung des unbewußten Gestaltens von visuellen Darstellungen und Symbolen. Als später der enge Zusammenhang zwischen der Form der visuellen Darstellung und dem Charakter bemerkt wurde, stieg das Interesse an der Form. Man entdeckte, daß Kunstprodukte diagnostisch verwertet werden könnten. Als schließlich die Psychoanalyse des Ichs besser verstanden wurde, erkannte man, daß die innere Einheit des Kunstwerkes, die Identität von Form und Inhalt, eine Leistung des Ichs darstellt. Damit wurde es klar, daß die ästhetischen Eigenschaften eines Werkes Aufschluß über psychische Vorgänge geben können.

Trotzdem ist das Problem der künstlerischen Qualität lange Zeit vernachlässigt worden. Die Grundregel unserer Arbeit verlangt, so wie die der Psychotherapie, daß man zunächst alle Mitteilungen, wie alle Schöpfungen, unvoreingenommen akzeptiert. Diese Einstellung führt nicht leicht zum Interesse an der Form. Außerdem hatte unsere Arbeit, die auf Kunst und auf Therapie beruht, buchstäblich einen Fuß in einem Gebiet, in dem es aufwärts ging, den anderen in einem Feld voll hoffnungslosen Aufruhrs und Verwirrung. Während Medizin und Psychotherapie Fortschritte machten, waren die bildenden Künste in das Gebiet des kommerziellen Kitsches und der reinen Kunst gespalten. Diese wiederum war richtungslos, von krampfhaftem Suchen nach neuen Formen und neuem Sinngehalt hin- und hergerissen. Es ist nicht zu verwundern, daß man daher geneigt war, sich mehr an das vielversprechende Gebiet der Psychotherapie zu halten. Letzten Endes aber zwingen gerade diese gesellschaftlichen Mißstände dazu, daß wir uns wieder mehr mit der Kunst befassen. Ich glaube, daß wir deutliche Beweise dafür haben, daß der Mangel an aktiven künstlerischen Erlebnissen und die gleichzeitige Übersättigung mit passiv erlebter Pseudo-Kunst, einen pathologischen Zustand darstellen. Die Kunsttherapie ist in der Lage, zum Verständnis dieses Zustandes beizutragen und Methoden für seine Bewältigung zu entwickeln. Das Interesse an den Zusammenhängen zwischen sozialen Zuständen und individuellen psychischen Störungen ist im Wachsen. Wir können hier mit der neuen Disziplin der Sozial-Psychiatrie zusammenarbeiten. Diese befaßt sich besonders mit dem Verhältnis zwischen sozial-kulturellen Zuständen und dem epidemischen Anwachsen bestimmter Formen psychischer Störungen. Das Problem der inneren Leere als Massenerscheinung; der Hunger nach der Kunst; das Unvermögen, die gesuchte Befriedigung in der Kunst zu finden, und befriedigende Kunst zu produzieren, gehören in den Bereich dieser Studien.

b) Kunst, Kunsttherapie und Kunsterziehung

Unsere Arbeit mit Kindern stützt sich auf Methoden des modernen Kunstunterrichts, die schon in den Zwanzigerjahren von damals revolutionären Lehrern, wie *Franz Cizeck, Viktor Löwenfeld, Florence Cane* und anderen entwickelt wurden. Natürlich müssen diese Methoden den besonderen Bedürfnissen gestörter Kinder angepaßt werden.

Die Kinder wieder haben meistens im Kindergarten oder in der Schule Kunstunterricht gehabt, der mehr oder weniger auf denselben Gedanken aufgebaut ist. Nur, daß diese Ideen häufig in die Zwangsjacke eines Lehrplans eingeengt, verwässert oder mißverstanden worden sind.

Wichtig vor allem war die Entdeckung der typischen Entwicklung des künstlerischen Gestaltens des Kindes. Man fand, daß sich Linienführung, Darstellung des Menschen, der Gegenstände und des Raums nach inneren Gesetzen entfalten, die nicht gestört werden dürfen. Diese Erkenntnis befreite das Kind von dem Zwang, das Unmögliche leisten zu sollen, nämlich die Welt nach den Vorstellungen seiner erwachsenen Lehrer darzustellen. Damit konnte die Kunst des Kindes zur Entfaltung gelangen.

Die Erkenntnis ist zwar nicht neu, aber es wird uns selten bewußt, daß das innige Verhältnis zwischen Stil, Entwicklungsstadium und Persönlichkeit eine besondere Eigenschaft der bildenden Kunst ist, die keine Parallelen in den anderen Künsten hat. In den vortragenden Künsten ist der Zusammenhang lange nicht so eng. Die Schizophrenie allerdings beeinflußt die Bewegungen des Patienten und damit auch seinen Tanz. Die Bewegungen von Psychopathen aber sind selten von ihrem psychischen Zustand beeinträchtigt, und es wäre nicht möglich, aus ihrem Tanz Schlüsse auf ihre Krankheit zu ziehen.

Musik hat wohl von allen Künsten (mit Ausnahme der Mathematik) am allerwenigsten mit der Allgemeinentwicklung zu tun. Das normale Kind erwirbt das musikalische Können seiner Lehrer schneller oder langsamer, je nach Talent und Fleiß. Sein musikalisches Spiel sagt nichts über sein Alter oder seinen Entwicklungsstand aus. Dasselbe gilt auch für die musikalische Improvisation. Kontaktgestörte Kinder, die musikalisch begabt sind, entwickeln ihre Begabung oft besonders schnell, auch wenn sie nicht sprechen und wenn die allgemeine Entwicklung schwer beeinträchtigt ist. Es scheint, daß sich ein ungewöhnliches musikalisches Können bei diesen Kindern öfters entwickelt, als bei gleich begabten, normalen Kindern; offenbar gerade weil musikalischer Ausdruck anscheinend unabhängig von den Objektbeziehungen und von der Fähigkeit ist, die Realität zu begreifen und zu akzeptieren. Es ist, als ob sich die vorhandenen konstruktiven Energien bei solchen Kindern oft auf die wenigen, von der Krankheit nicht beeinträchtigten Gebiete konzentrieren. Dort kommt es dann zu einer überwertigen Entwicklung isolierter Fähigkeiten, wie z. B. in der Mathematik oder in der Musik.

In der bildenden Kunst gibt es keine derartige, vom Allgemeinzustand unabhängige Produktion. Zwar können sehr schwer gestörte Kinder ausgezeichnete künstlerische Arbeit leisten. Doch zeigen Stil und Art der Werke sehr deutlich nicht nur das Talent, sondern auch den Entwicklungszustand des Kindes und seinen Charakter. Die Fähigkeit des Ichs zur Integrierung und die Art der Beziehung zur Umwelt zeigen sich besonders klar.

Wenn man die Arbeiten von Kindern studiert, ist es ratsam, diejenigen Elemente, die für den Entwicklungszustand charakteristisch sind, von denjenigen zu trennen, die mehr beständige Charaktereigenschaften ausdrücken: Ein Bild kann z. B. starr oder bewegt sein; es kann voll oder armselig wirken; Form kann die Farbe, oder umgekehrt, Farbe die Form beherrschen. Das Bild kann einheitlich oder zerstückelt, originell oder konventionell sein usw. Dagegen ist die Art, in der Menschen dargestellt werden oder der Raum behandelt wird, typisch für ein bestimmtes Alter; das muß natürlich dem chronologischen Alter des Kindes nicht unbedingt entsprechen.

Ein verständnisvoller Lehrer wird nicht an diejenigen Eigenschaften der Produktion eines Kindes rühren, welche seiner Entwicklung entsprechen. Nur wenn er merkt, daß das Kind im Begriff ist, von einem Stadium in das nächste überzugehen und nur eines Anstoßes bedarf, um diesen Schritt zu unternehmen, wird er es dazu ermutigen. Dagegen wird er sich immer bemühen, die Lebendigkeit, Einheitlichkeit und Unabhängigkeit in der Arbeit der Kinder zu fördern.

Die Beziehung zwischen der darstellenden Kraft und Lebendigkeit der Kunst von Kindern und dem Gefühl der persönlichen Identität hat *Viktor Löwenfeld* sehr genau beschrieben. Er konnte das Gefühl der Identität besonders bei behinderten und zurückgebliebenen Kindern durch die Kunst wesentlich stärken. Indem er ihnen dazu verhalf, zu empfinden, wer sie eigentlich sind, wo sie hingehören und was sie alles tun können, brachte er Kinder dazu, ganz außerordentliche künstlerische Arbeit zu leisten.

Florence Cane war eine der ersten, die Methoden entwickelte, um Produktionshemmungen und Neigungen zur stereotypen Wiederholung zu überwinden. Sie erfand Übungen, die ein intellektuelles Planen ausschlossen: sie ermutigte zu Bewegungen, die den ganzen Körper in die Handlung des Zeichnens einbezogen: das Projizieren von latenten

Vorstellungen auf zufällige Formen, die Konzentration auf Erinnerungen oder auf Stimmungen. Durch solche Übungen konnten die Abwehrmechanismen gemildert und eine freiere Produktion ermöglicht werden.

Das Einbeziehen von Affekten, Stimmungen und individuellen Phantasien als Themen der Kunst führte auch zu abstrakten Produktionen, in denen keine erkennbaren Dinge dargestellt wurden. Methoden, die auf die Selbstwahrnehmung gerichtet waren, eigneten sich besonders gut für die Arbeit mit seelisch gestörten Menschen, die von ihren eigenen Problemen besessen, und dadurch Anregungen von der Außenwelt nicht leicht zugänglich sind.

Das neue Wissen um die Methoden, die daraus entstanden sind, haben die Kunsterziehung unvergleichlich umfassender und anpassungsfähiger gemacht. Dadurch sind die fortschrittlichen Lehrmethoden zu unentbehrlichen Hilfsmitteln in der Kunsttherapie geworden. Wir müssen uns jetzt fragen: Werden die hier beschriebenen aufgeklärten Lehrmethoden auch wirklich verwendet? Wieviel davon ist schon mißbraucht oder ins Gegenteil verkehrt worden? Inwiefern sind die vor 40 Jahren entwickelten Methoden den Bedürfnissen der Kinder von heute angepaßt?

c) Die Kunst und das Problem der inneren Leere

Dieser Abschnitt bezieht sich vornehmlich auf die Zustände in den USA. Ich glaube, daß der Kunstunterricht in den deutschen Volksschulen mehr von altmodischen akademischen Methoden als von modernen beherrscht ist. Ich habe aber gelegentlich auch schon Spuren einer mißverstandenen »fortschrittlichen« Entwicklung gefunden. Ich lasse das Kapitel daher unverändert, denn die Welt ist so klein geworden, daß Mißstände in einem Kontinent sich sehr leicht auf andere Länder übertragen.

Keine neue Entdeckung ist gegen mechanische Anwendung und gegen Mißbrauch geschützt. Vernünftige Vorschläge verwandeln sich leicht in starre, unvernünftige Regeln. Die ersten Zeichnungen kleiner Kinder bestehen z. B. aus elliptischen und kreisförmigen Linien, während gerade Linien und Winkel erst etwas später auftreten. Das hat zu dem Vorschlag geführt, Kindern zu erlauben, sich an diesen Formen zu freuen, ohne daß man zu früh darauf dringt, daß erkennbare Gegenstände gezeichnet werden.

Der Lehrplan der Stadt New York sieht daher vor, daß sechsjährige Kinder nur Kreise und andere geometrische Figuren zeichnen sollen, aber nicht dazu ermutigt werden sollen, auch Menschen, Tiere oder Häuser zu zeichnen.

Löwenfeld hat Kinder dazu angeregt, sich selbst in einer gewohnten

Handlung darzustellen, und seine Methode mit einer Serie von Kinderzeichnungen illustriert. Das Thema war jedesmal das gleiche: ein Kind soll sich einen Apfel vom Baum herunterholen. Seitdem zeichnen Tausende von Stadtkindern, die Äpfel nur aus dem Laden kennen, wie sie einen Apfel vom Baum pflücken.

Aber diese Art von Phantasielosigkeit gibt es in jedem Zeitalter. Wir interessieren uns mehr für diejenigen Verwirrungen, die besondere Merkmale unserer Zeit sind. Als z. B. psychoanalytisches Denken fortschrittliche Erzieher zu beeinflussen begann, versuchten diese, Methoden zu entwickeln, um verdrängte Vorstellungen zum Bewußtsein zu bringen und schöpferisch zu verwerten. Projizierung und freie Assoziation wurden daher im Kunstunterricht verwendet. Der Mißbrauch psychoanalytischer Theorien in der Erziehung konnte sich aber erst ausbreiten, als die Psychoanalyse populär genug geworden war, um vielfach mißverstanden zu werden.

d) Gekritzel

Das Schicksal des von *Florence Cane* erfundenen »Kritzelns« ist ein gutes Beispiel vom Mißbrauch einer wertvollen Idee. Ursprünglich begann diese Übung mit dem Zeichnen in der Luft, mit weit ausholenden rhythmischen Bewegungen. Wenn genügend Freiheit und Intensität erreicht war, übertrug der Schüler diese Bewegungen auf ein großes Stück Papier, und arbeitete dabei mit geschlossenen Augen. Das daraus entstandene »Gekritzel« wurde dann auf den Boden gelegt und von allen Seiten her betrachtet, bis der Schüler Formen darin sah, die ihn zu einem Bild anregten. Er vervollständigte dann dieses Bild, indem er diejenigen Linien des Gekritzels verwandelte, die zu seinen Ideen paßten, und andere wieder auslöschte. Das fertige Bild hatte dann meist wenig Ähnlichkeit mit dem anfänglichen Gekritzel.

Die Übung hatte mehrere ineinandergreifende Funktionen. Am Anfang war ein radikaler Bruch mit allen stereotypen Gewohnheiten im Zeichnen, verbunden mit anregenden Bewegungserlebnissen. Der Schüler wurde ermutigt, etwas Kindisches und beinahe Verbotenes zu tun: planlose Gebilde zu produzieren, vielleicht eine Stimmung auszudrücken, aber nichts Gegenständliches zu zeichnen. Der dritte Schritt, das Finden von Vorstellungen in dem »Gekritzel« verwertet die Tatsache, daß projizierte Vorstellungen unweigerlich zu latenten Phantasien führen. Das Thema des Bildes enthielt daher meistens sehr persönliches Material.

Das letzte Stadium, die Ausführung der Idee, stellte die eigentliche schöpferische Leistung dar. Erst damit wurde Material, das durch spielerische Beschäftigung und durch Projektion ins Bewußtsein gebracht worden war, zur künstlerischen Mitteilung umgewandelt.

Diese Methode ist wertvoll für die Arbeit mit Erwachsenen und Jugendlichen, aber auch brauchbar für gehemmte Kinder in der Vorpubertät. Jüngere Kinder können meist wenig mit dem Gekritzel anfangen, weil ihre zeichnerischen Vorstellungen noch zu sehr an unveränderliche schematische Darstellungen gebunden sind, die sich nicht leicht in einem »Gekritzel« finden lassen.

Das Spielen mit Farben und anderem Material wurde für dieselben Zwecke benützt. Die Übung begann mit der Übertretung von Verboten (wie sich schmutzig zu machen, Material zu vergeuden, oder sich kindisch zu benehmen). Die zufällig hervorgebrachten farbigen Gebilde wurden dann auf dem Weg der Projektion latenter Phantasien durch zielgerichtete Arbeit in Bilder umgesetzt. Solche Bilder waren oft origineller und lebendiger als die mit konventionellen Methoden hervorgebrachten.

e) Stereotypes Chaos

Wenn wir diesen komplizierten Vorgang mit dem »Gekritzel« (Scribbles oder »Free Designs« sind in amerikanischen Volksschulen ungemein populär) vergleichen, die unsere Klassenzimmer schmücken, sehen wir, daß die Idee ins Gegenteil verkehrt worden ist. Die Prozedur ist einfach: Entweder die ganze Klasse oder diejenigen Kinder, denen nichts Besseres einfällt, zeichnen sich rasch eine planlos kurvig geschlungene Linie auf ein kleines Blatt Papier. Meistens hat es das Normalformat von 20 cm × 30 cm oder auch 30 cm × 45 cm. Dann füllen sie diese Schlingen und unregelmäßigen Felder emsig mit bunter Kreide oder mit Farben aus, bis das ganze Blatt voll ist. Die Prozedur ist gleich für alle Altersstufen, und bezieht alle Kinder ein, die gemäß ihrer Entwicklung dazu imstande sind, Gestalten in solche Zeichnungen hineinzusehen, aber auch solche, die dazu noch zu jung sind.

So ist das Gekritzel nicht länger ein Abenteuer, sondern Routine. Es wird nicht mehr durch eine freie rhythmische Bewegung des ganzen Körpers geschaffen, sondern entsteht durch freud- und planlos ausgeführte Handbewegungen. Die zweite Phase, das Projizieren einer Idee, ist ganz ausgelassen. Der letzte Schritt, durch den das Bild erst gestaltet wird, ist durch das farbige Ausfüllen der mechanisch produzierten Felder ersetzt. Das ganze ist dazu da, die Zeit auszufüllen. Es ersetzt die traditionellen Ausmalbücher. Nur regen diese wenigstens die Phantasie an und geben dem Kind Gelegenheit, Entscheidungen zu treffen. (Man kann ein Kleid oder ein Haus in verschiedenen Farben ausmalen.)

Die nach *Florence Canes* Methode entstandenen Bilder waren meistens ungewöhnlich originell, obwohl sie von Schlingen und Kurven ihren Ausgang nahmen, die bei fast allen Menschen ähnlich ausfallen. Die »Kritzel«-Bilder in unseren Klassenzimmern kann man aber kaum voneinander unterscheiden.

Das Spielen mit Farben und anderem Material ist etwas weniger stur als das Gekritzel. Kinder werden von den aufregenden Farben und Malereien, die sie zustande bringen, angeregt. Aber das Ganze bleibt wieder stecken. Man zeigt den Kindern, wie man Muster machen kann, indem man mit Farbe getränkte Schnüre auf Papier fallen läßt, wie man rorschachartige Figuren herstellt, indem man mit Farben beklextes Papier faltet und wieder aufklappt. Es gibt unzählige Tricks, bei denen man gar keinen Fehler machen kann und die selbst dem phantasielosesten Kind Erfolg garantieren. Aber die Kinder werden nicht dazu angeregt, aus diesen Experimenten auch Bilder zu entwickeln.

In beiden Fällen sind Methoden, die erfunden wurden, um zum unabhängigen persönlichen Ausdruck anzuregen, so verkehrt worden, daß sie zur Herstellung von Produkten dienen, die noch weniger Persönlichkeit haben als selbst die altmodischen dreiblättrigen Tulpen, oder die ewige Schale mit Früchten, die wir von früher her kennen. Diese älteren stereotypen Bilder gibt es immer noch in den Schulen, sie werden aber für weniger aufgeklärt gehalten als die mit neuen Methoden fabrizierten Produkte.

Eine andere Neueinführung war das Benützen von verschiedenem Material. Wenn er die allgemein bekannten Materialien verwendete, lernte der Schüler, daß jedes Material unendliche Möglichkeiten bietet. (Ein Stückchen Kohle, ein paar Farben, ein Klumpen Ton genügen, um die ganze große Welt darzustellen.) Wenn ungewöhnliches Material dazukommt, lernt der Schüler, wie ein Stoff den anderen ersetzen kann. Mosaiksteine, Glasscherben, Papier, bunte Flicken können die Farben ersetzen. Man kann nicht nur aus Ton, sondern auch aus Draht, Stein, Holz oder Gips etwas gestalten. Diese Erziehung zur künstlerischen Sparsamkeit und Erfindungsgabe wird oft in ein Suchen nach Neuem verkehrt. Die Erforschung der unbegrenzten Möglichkeiten jedes einzelnen Materials verwandelt sich in die oberflächliche Bekanntschaft mit verschiedenen Techniken. Kinder entwickeln einen Hang nach immer neuen Sensationen; sie verarmen inmitten eines Wusts von Materialien, die sie nicht schöpferisch zu verwerten gelernt haben.

Wie ist das gekommen? Sicher ist es leichter, auf mechanischem Weg Pseudo-Produkte herzustellen, als wirkliche Kunst zu schaffen; jede gute Idee wird schließlich mißbraucht. Aber das erklärt nicht die besondere Art des Mißbrauchs. Warum wurde das Kopieren von

Gipsabgüssen zugunsten von unfruchtbarem Gekritzel aufgegeben? Warum ersetzt man die alten harten Bleistifte, weichen, zerspalteten Pinsel und steinharten kleinen Wasserfarbenwürfel, die den schöpferischen Geist aushungern, mit einer Unmasse von wertlosem Material, in welchem die Phantasie erstickt?

Die besondere Qualität einer Korruption ist niemals reiner Zufall. Sie ist bestimmt von den Grundproblemen und inneren Widersprüchen der Kultur. In der Geschichte des Kitsches, die so alt ist, wie die Geschichte der Kunst selbst, hat unsere Zeit etwas Neues hervorgebracht. Der uralte Gegensatz zwischen Chaos und Konvention hat einem zusammengesetzten Gebilde, dem »stereotypen Chaos« Platz gemacht. Wie ist es dazu gekommen?

Einer der Gründe liegt in der Verwässerung der psychoanalytischen Theorie. Es scheint, als ob das neue Wissen von der Rolle des Unbewußten und den primitiven Trieben in der künstlerischen Produktion zu einer Verwirrung geführt hatte, so daß die Energiequelle mit ihrem Endprodukt gleichgesetzt wurde. Wir wollen das mit einer Geschichte in der Weise des *Jonathan Swift* illustrieren:

Auf seiner Reise nach Lagunta besucht Gulliver die Akademie der Erfinder im Land Barbibarbi. Dort trifft er einen wissenschaftlichen Gärtner, der zu dem folgenden Schluß gekommen ist: Keine Pflanze kann oberhalb der Erde leben, ohne von den tief in der Erde befindlichen Wurzeln ernährt zu werden. Wurzel und Blüte sind daher eins. Ja, weil es von der Wurzel abhängt, ist alles Wachstum oberhalb der Erde unwichtig und wertlos. So schmückt unser Gärtner sein Heim nur mit Wurzeln und schneidet alle jungen Triebe ab, weil ihr Wachstum die über alles wichtigen Wurzeln beeinträchtigen könnte. Das daraus folgende Absterben eben dieser Wurzeln bekämpft er mit immer größerer Wachsamkeit im Beschneiden aller jungen Triebe, die sich doch noch zeigen. Die entstandene Verwüstung in seinem Garten ist für ihn nur Zeichen des wunderbaren Wachstums unter der Erde.

Ganz wie unser Gärtner versteht der moderne Erzieher etwas von dem Ursprung des künstlerischen Schaffens. Allen beschriebenen Methoden gemeinsam ist die Duldung der primitiven spielerischen Behandlung des Materials. Regression wird akzeptiert, ja sogar ermutigt. Das bedeutet, daß eine der Bedingungen der künstlerischen Produktion sehr wohl erfüllt ist.

Zeitweise Regression ist eine notwendige Phase jedes schöpferischen Aktes. Wenn es also scheint, daß ein Kind die Fühlung mit seinen eigenen Ideen und Phantasien verloren hat, dann ist der Therapeut berechtigt, eine Herabsetzung der Abwehrmechanismen durch die verschiedenen hier beschriebenen Methoden herbeizuführen. Er kann so etwas aber nur dann wagen, wenn er dem Kinde die innere Kraft zutraut, die befreiten Phantasien und Affekte konstruktiv zu verarbeiten. Es darf nicht von ihnen überwältigt werden. Als diese Methoden entwickelt wurden, sah man die damit verbundenen Gefahren noch nicht voraus. Gegen einengende Regeln kämpfend suchte man nach Mitteln zur Überwindung der Hemmungen. Man wußte noch nicht, daß der Verlust der Kontrollen neue Probleme schaffen würde.

Seitdem haben wir gelernt, daß jede Erziehung und Therapie die Reifungsprozesse unterstützen muß, auch dann, wenn Regression ermutigt oder geduldet wird. Wenn der Erwachsene seine Funktion als Vorbild und Helfer im Reifungsprozeß des Kindes aufgibt, dann macht er gemeinsame Sache mit den Gewalten, die das Kind von innen her bedrohen. Wenn die Wände der Klassenzimmer mit Abbildern des Chaos und der leeren Verwirrung geschmückt sind, dann ist das nicht mehr Anregung zur schöpferischen Arbeit, sondern Verführung zur Regression.

Hier müssen wir feststellen, daß wir den Lehrern und Erziehern ein großes Unrecht tun. Wir beschreiben einen Zustand, der wohl in den Schulklassen existiert, aber dort nicht seinen Ursprung hat. Nicht nur, was man in den Volksschulen als Kunst lehrt, sondern der größte Teil der Pseudo-Kunst unserer Zeit erscheint als stereotypes Chaos. Leere und Verführung beherrschen einen großen Teil unseres kulturellen Lebens. Die Verwendung von »Gekritzel« und anderen absolut sicheren Methoden zur Erzeugung von Pseudo-Produkten, die als Kunst gelten können, sind oft die letzten Mittel verzweifelter Lehrer, die einer Schülerschaft gegenüberstehen, die leer, gelangweilt und chronisch unzufrieden ist. Da diese Auswege die Übel, welche die Lehrer zu bekämpfen suchen, nur nähren, entsteht ein Teufelskreis, der Lehrer und Schüler gleichermaßen gefangen hält.

In der therapeutischen Arbeit mit Kindern und Jugendlichen treffen wir auf ähnliche Schwierigkeiten. Die mehr traditionelle Abwehr gegen schöpferische Arbeit, die stereotypen Häuser, Bäume, Blumen, die Kopien von illustrierten Blättern und Postkarten sind nie ganz verschwunden. Immer mehr aber nimmt der Widerstand die Form von endlosem Gekritzel, planlosem Spiel mit Farben und anderem Material an. Es scheint fast, als ob es noch schwieriger wäre, mit Kindern, die kritzeln und schmieren, Kontakt zu nehmen, als mit denen, die mehr traditionsgemäß stereotype Bilder produzieren.

Das ist erstaunlich. Man würde doch meinen, daß die fortschrittliche Art des künstlerischen Schaffens, selbst mechanisch gehandhabt, weniger weit von der Kunst, oder doch von ihrem Ursprung entfernt wäre als die sinnlosen Übungen der alten Schule. Wer es aber einmal versucht hat, ein widerstrebendes Kind der neuen Schule dazu zu bewegen, ein Bild aus dem Gekritzel oder einem rorschachartigen Farbfleck zu entwickeln, weiß, daß er oft auf eine Mauer von Unverständnis trifft. Ja, der Widerstand gegen jeden Schritt zu einer persönlichen Aussage scheint noch unerschütterlicher als die alte Angst, die sicheren Häuser, Bäume und Blumen aufzugeben und etwas Neues zu versuchen. Sind die Schwierigkeiten, denen wir im Kunstunterricht begegnen, Symptome irgendeiner tiefen Änderung im Charakter der heutigen Kinder und Jugendlichen?

f) Das arme verwöhnte Kind

Wenn wir die heutigen gestörten Kinder der ärmsten Bevölkerung der Stadt New York mit denen vergleichen, die wir vor 10 oder 15 Jahren kannten, finden wir einen feinen Unterschied in der Art der Charakterstörung. Wir finden bei ihnen Eigenschaften, die wir sonst bei seelisch verarmten, reichen Kindern kannten, »armen, reichen Kindern«, die von gleichgültigem, bezahltem Personal aufgezogen wurden, und denen man die mangelnde Liebe durch materielle Güter zu ersetzen suchte.

Wir finden ein tiefes Mißtrauen, auch gegen freundliche Erwachsene; die Überzeugung, daß jede gute Handlung selbstsüchtige Hintergründe hat, eine zynische Bereitschaft, jede derartige Situation auszunützen; einen unersättlichen Hunger nach materiellen Gütern und den Zwang, diese, sobald gewonnen, wieder zu vergeuden oder zu zerstören.

Eine ähnliche Art der Störung ist durch ähnliche Erlebnisse bedingt. Ungeliebte Kinder, reich oder arm, werden heute hauptsächlich von bezahlten Kräften aufgezogen, verwöhnt, getröstet, belehrt und unterhalten. Sie haben im Personal des Fernsehens stets gegenwärtige Sklaven, die ihnen helfen, Einsamkeit, Angst, Kontaktlosigkeit zu ertragen. Der Hofnarr vom Fernsehen muß im Interesse seines Auftraggebers dafür sorgen, daß das Kind sich amüsiert und das Programm immer wieder aufdreht. Um zu gefallen, muß er schmeicheln und verführen, denn er kann keine echte Beziehung herstellen. Selbst das unintelligenteste Kind merkt bald, daß der Mann im Fernsehen übertreibt und lügt. So wird das vernachlässigte Kind von Menschen abhängig, denen es nicht vertrauen kann. Das bedeutet natürlich nicht, daß die Fernsehprogramme an sich seelische Störungen verursachen. Sie beeinflussen nur die Art der Störung. Die immer vorhandene Möglichkeit der Flucht in kommerziell hergestellte Tagträume macht es unnötig, selbständige Lösungen für Konflikte zu finden. Der gesunde Antrieb, Beziehungen zu suchen oder passive Erlebnisse in aktive Bewältigung zu verwandeln, wird dadurch geschwächt. Sogar die Neigung, klare neurotische Symptome zu bilden oder eigene Tagträume und Phantasien zu gestalten, ist verringert. Statt unter einem gewissen Druck eine Neurose zu entwickeln, werden Kinder, denen dieser Fluchtweg offen steht, sich eher zu einer ungeformten, abhängigen Persönlichkeit entwickeln, weil eigene innere Hilfsmittel fehlen.

Auch Bestechung durch materielle Güter ist heute nicht mehr ein Privileg der reichen Kinder. Kommerzielle Massenbestechung erreicht auch die Ärmsten. Vielen Haushaltswaren sind billiges Spielzeug und andere kleine Extrageschenke für Kinder beigegeben. Die amerikanischen »Breakfast Cereals« sind ein gutes Beispiel solcher Bestechung der Kinder. Die Schachteln enthalten immer kleine Geschenke, und oft solche, die zu einer Serie gehören, so daß das Kind dazu angehalten wird, die Mutter zu überreden, wieder dieselbe Marke zu kaufen. Da diese Sachen nicht mit Liebe ausgesuchte Geschenke, sondern nur Köder sind, bringen sie keine Befriedigung, sondern regen nur den Appetit nach noch mehr Gütern an. Damit wirken sie im Interesse des Geschäftsmannes. Man sieht, wo wirkliche Befriedigung fehlt, gibt es Ersatz, der sehr scharfsinnig auf die Bedürfnisse und Schwächen des Kindes abgestimmt ist. Oft ist er vom echten kaum zu unterscheiden, so daß Befriedigung lebenswichtiger Bedürfnisse, Mißtrauen, Enttäuschung unentwirrbar miteinander verquickt sind. Die gestörten und wirtschaftlich benachteiligten Kinder und Jugendlichen in unseren großen Städten sind heute nicht nur um Liebe und Verständnis, sondern auch um den Raum zum Leben und Spielen betrogen und der Brutalität der Straße ausgeliefert. Sie sind verführt, bestochen und schließlich innerlich leer gelassen worden. In gewissem Sinn sind alle süchtig, abhängig von synthetischen Genüssen, die ihnen den Antrieb nehmen, sich um echte Befriedigung zu bemühen. So erscheint der heutige Verwahrloste zugleich verarmt und verwöhnt. Er ist nicht nur gewalttätig und zerstörerisch, sondern auch kapriziös, tief davon überzeugt, daß einem alles Wünschenswerte von selbst in den Schoß zu fallen hat.

Die Aufgaben der Rehabilitierung haben sich geändert. Seitdem Brutalität gegen Kinder nicht mehr öffentlich geduldet wird, hat der durchschnittliche Verwahrloste weniger Angst vor der Grausamkeit von Autoritätspersonen. Er erlebt sie vielmehr als gelangweilte, unpersönliche Gestalten, die sogar an seiner Schlechtigkeit wenig Interesse haben. Das gestörte Kind glaubt nicht an den guten Willen des Erwachsenen. Es sieht in ihm einen Geschäftemacher, der ihm etwas einreden will, der es betrügen will und endlich enttäuschen wird. Es genügt darum nicht länger, unerfüllte Bedürfnisse zu befriedigen. Wir müssen gleichzeitig die schädlichen Ersatzbefriedigungen entziehen. Wir müssen nicht nur beweisen, daß wir keine Ungeheuer und Bestien, sondern auch, daß wir keine verlogenen Geschäftsleute sind.

g) Neue Abwehrmechanismen

Wir sind von unserem Hauptthema abgewichen, und haben uns mit der Veränderung im Charakter des heutigen gefährdeten Großstadtkindes befaßt. Wir meinen nämlich, daß die Verzerrung der alten fortschrittlichen Methoden des Kunstunterrichts mehrere Ursachen hat. Es ist nicht allein das Mißverstehen der psychoanalytischen Theorien und die allgemeine Tendenz aller revolutionären Ideen, schließlich zum Dogma zu erstarren. Die neuen Lebensbedingungen haben auch neue Abwehrmechanismen gegen künstlerische Erlebnisse hervorgebracht. Stereotype Formen, welche die Kunst ersetzen, werden niemals nur von außen aufgezwungen. Sie entstehen aus dem immer vorhandenen Bedürfnis, den seelischen Erschütterungen, welche die schöpferische Arbeit mit sich bringt, auszuweichen. Ein System von Verneinungen, Vermeidungen und Lügen bewahrt das seelische Gleichgewicht und schützt vor dem Auftauchen gefährlicher Erkenntnisse und Empfindungen.

Früher bestanden solche Abwehrmechanismen aus Regeln, die Form und Inhalt der Darstellung beschränkten. Die Wirklichkeit wurde verfälscht und zensuriert. Es war nicht erlaubt, Leidenschaften, Konflikte, Aggression, Häßlichkeit und andere unbequeme Tatsachen und Gefühle darzustellen.

Die von der Gesellschaft geforderten stereotypen Produkte waren nicht leicht herzustellen. Ihre Ausführung erforderte Fleiß, Geduld und Geschicklichkeit. So ein System war auf Menschen zugeschnitten, die gewohnt waren, zu gehorchen; die über verläßliche Hemmungen und Abwehrmechanismen verfügten; deren Aggressionen nach innen gekehrt, sich als Schuldgefühle ausdrückten oder sich in zwanghafte Arbeitsamkeit umsetzte.

Die neuen Abwehrmethoden vermeiden die schöpferischen Erlebnisse auf einfachere Weise. Die Wirklichkeit wird nicht verfälscht oder zensuriert, sondern verneint und übersehen. Es gibt keine unechten Werte, sondern der Wertbegriff geht überhaupt verloren, denn jedes Produkt wird wahllos aufgenommen.

Das Bewußtwerden unwillkommener Tatsachen und Gefühle wird durch wirre, zusammenhanglose Produktion vermieden. Die Lösung entspricht dem Charakter des verwöhnten, benachteiligten Kindes, das

Autorität und Kritik nicht kennt, sondern an Schmeichelei und Überredungskünste gewohnt ist. Die Abwehr richtet sich nicht gegen bestimmte verbotene oder gefährliche Vorstellungen. Sie drückt vielmehr eine allgemeine Angst vor der Realität aus, die junge Menschen beherrscht, die so viel mit Ersatz gefüttert worden sind, daß ihre Erlebnisfähigkeit daran verkümmert ist.

Wenn sich so ein Kind einem leeren Blatt Papier gegenübergestellt sieht und etwas darstellen soll, dann findet es sich vor einer erschrekkenden Leere. Seine eigene Beziehungslosigkeit und Kontaktarmut läßt auch die Umwelt sinnlos und verwirrt erscheinen, so daß man sich von ihr kein Bild machen kann. Zwar sind solche Kinder verhältnismäßig frei von Schuldgefühlen und von Gewissensangst. Dafür sind sie der namenlosen Angst, des Verlustes des Selbst und der völligen Vernichtung der autonomen Persönlichkeit durch die ungezähmten Triebe ausgeliefert. Verringert nun die Produktion von stereotypem Chaos die Angst dieser Kinder? Wir finden, daß die Angst vor dem Nichts und vor der Leere durch die Produktion von irgend etwas, selbst dem Unzulänglichsten, gemindert wird. Das Produkt bleibt aber unpersönlich und gestaltlos und kann daher nicht zur Festigung des Selbstgefühls beitragen. Die Beschäftigung wird also für den Augenblick helfen, hat aber wenig nachhaltige Wirkung.

Es ist bemerkenswert, wie jede Kultur, indem sie ihre charakteristischen Abwehrmechanismen aufbaut, auch Toleranz für die typischen Schwächen ihres Abwehrsystems entwickelt. Die Welt des 19. Jh. z. B. forderte außerordentliche Selbstkontrolle von Kindern, hatte aber viel Toleranz für Heuchelei, ja verlangte sie sogar von ihnen. Wir, die mehr durch Unterlassung sündigen, und es vernachlässigen, das Ich des Kindes genügend zu entwickeln und zu kräftigen, nehmen serviles, hypokritisches Betragen leicht übel; wir haben aber dagegen viel Toleranz für Aggressionen in Worten und Taten.

Wie soll man nun mit Kindern arbeiten, die aus Abwehr schmieren und kritzeln? Sicherlich müssen wir das Gekritzel und Geschmiere akzeptieren, ganz wie wir auch die altmodischen Blumen oder Häuser, oder was immer das Kind uns bringt, zunächst annehmen.

Wir können aber nicht erwarten, daß solche spielerischen Produktionen für diese Kinder so befreiend wirken, wie für solche, die gehemmt sind, aber ein starkes Ich besitzen. Das stereotype Chaos drückt den normalen Zustand dieser Kinder aus. Denn die innere Leere des heutigen Kindes ist nicht mehr dürftig und kahl, sondern mit intensiven, aber sinnlosen Reizen überladen.

Wir müssen daher das stereotype Chaos als den tragischen Ausdruck der Hilflosigkeit und der Ausweglosigkeit begreifen. Wenn wir von so einem Kind oder Jugendlichen verlangen, daß er eine Gestalt in seinem Gekritzel sehen soll, dann wollen wir etwas Unmögliches von ihm. Für ihn ist die Welt chaotisch, und er hat nicht gelernt, sie sich zu ordnen. Erst wenn er einen genügenden Vorrat von klaren Vorstellungen gebildet hat, kann er seine Ideen auch auf zufällige Formen projizieren.

Wenn die innere Leere zu groß ist, dann bleibt ein Gekritzel ein Farbfleck, ein »Schmetterling« oder eine »Explosion« oder einfach eine »Komposition« und weiter geht es nicht. Solche Kinder sind auch nicht dazu imstande, zufällige Formen in abstrakte Bilder umzuwandeln, indem sie sie zielbewußt verändern und ausbauen. Auch dazu braucht man ein relativ starkes Ich und reichhaltige Vorstellungen. Sie aber können sich nur passiv dem Zufall überlassen. Bestenfalls werden sie sich ein zufällig entstandenes Gebilde, das hübsch oder interessant aussieht, aneignen, indem sie ihren Namen daruntersetzen. Schlimmstenfalls aber werden sie ihren destruktiven Impulsen nachgeben und ein hoffnungsloses Geschmiere produzieren. Oft haben solche Kinder ein zynisches Wissen um den Betrug, bei dem sie mitmachen. Wie ein Junge es ausdrückte: »Du machst etwas, es schaut nichts gleich, du nennst es eine Komposition, das ist moderne Kunst.«

Verspannung und Perfektionismus gibt es auch bei diesen Kindern. Trotzdem ist es nicht unsere Hauptaufgabe, Hemmungen zu lösen. Vielmehr handelt es sich darum, aus chaotischen Phantasien Vorstellungen zu gestalten, und die Fähigkeit der Selbstbeobachtung wie der Beobachtung der Umwelt zu entwickeln.

Die Hindernisse in der schöpferischen Arbeit haben sich verschoben. Statt Hemmungen und Schuldgefühlen finden wir die Angst vor der Leere und vor der Vernichtung. Die Überwindung solcher Schwierigkeiten bringt uns keine schnellen Erfolge. Wenn es uns gelingt, ein Kind von Hemmungen und Schuldgefühlen zu befreien, werden wir mit einer Energiezufuhr und der Milderung von Depressionen belohnt. Wenn seelische Struktur aufgebaut wird, werden Energien gebunden und direkte Triebbefriedigungen verringert. Wenn alles gut geht, entsteht durch die gewonnene Ichstärke und die bessere Bewältigung der Triebe auch ein Siegesgefühl und eine gehobene Stimmung. Aber es ist ein langsamer, mühsamer Prozeß.

h) Überfluß und Leere

Kinder, die an innerer Leere leiden, haben leicht Angst vor einem weißen Stück Papier oder einem formlosen Klumpen Ton. Um dieser Furcht vorzubeugen, verlassen sich viele Lehrer auf Material, das von Anfang an schon eine Form hat. Bilder werden aus bunten Lappen,

Knöpfen, Steinchen, Stöpseln zusammengestellt. Skulpturen aus Schachteln, plastischen Behältern, Blechdosen gemacht. Mit Maß gehandhabt, können solche Hilfsmittel nützlich sein. In einem Wust von Dingen kann aber die Form auch leicht verschüttet werden. Und an Stelle der Erfindungsgabe wird dann die Gier nach Neuem angeregt. Das leere Kind ist ein bodenloser Abgrund, der Güter verschlingt, ohne dabei voller zu werden. Das verwöhnte, benachteiligte Kind lebt in einer Kultur, in der ein dauernder Druck von der Industrie ausgeht, die den Menschen zum passiven Verbraucher machen möchte, die uns überreden will, daß alles Neue auch gut und begehrenswert ist.

Das Interesse an der Erforschung und schöpferischen Verwendung von neuartigem Material hat aber seinen Ursprung nicht nur im Kommerziellen; nicht nur in den zahllosen Anleitungen zur Herstellung von Basteleien aller Art, selbst zur mechanischen Erzeugung von abstrakten Bildern. Angeregt vom Überfluß des Abfalls in der industrialisierten Gesellschaft, sozusagen in Gegenwehr gegen den Ansturm an unverwüstlichem Dreck, toten Autos, kaputten Waschmaschinen, Blechdosen, Plastikbehältern, Pappschachteln, Flugblättern, zerbrochenen Flaschen, haben moderne Künstler versucht, diesen Wust schöpferisch zu verwerten. Gelegentlich haben sie damit Erfolg, manchmal mißlingt der Versuch. Leider trägt ein großer Teil des Abfalls den Stempel der Massenproduktion, vieles ist aus synthetischem, leblosem und charakterlosem Material gemacht. Oft wird alter Trödel nur in neuen Trödel umgeschaffen.

Um schöpferischen Gebrauch vom Abfall zu machen, muß man gut auswählen können. Überflutet von Gütern aller Art, müssen wir nicht nur zwischen Schund und gediegener Ware unterscheiden lernen. Wir müssen das Überflüssige ablehnen, selbst wenn es an sich brauchbar wäre. Kinder des Überflusses lernen mit der Zeit, den übertriebenen Versprechungen des Geschäftsmannes zu mißtrauen und werden damit zu schlauen und gewiegten Käufern. Es ist viel schwieriger, die gefühlsbetonte Einstellung zur Erwerbung von Gütern ganz aufzugeben und die seelischen Energien anderen konstruktiveren Zielen zuzuwenden.

In dem Kampf gegen den Überfluß, der unser kulturelles Leben zu ersticken droht, hat die Kunst eine bedeutende Funktion. Kunst hat Respekt vor der Materie, ist aber nicht materialistisch. Der Künstler muß sein Material verstehen und lieben. Im schöpferischen Vorgang werden Idee und Material zur Einheit. Indem sie zum Träger des schöpferischen Gedankens wird, verliert die Materie ihre charakteristischen Eigenschaften aber nicht, sondern ihre Qualität steigert sich. Das Kind des Überflusses, das nicht länger aus der Not zur Sparsamkeit gezwungen ist, kann im ästhetischen Erlebnis von der Häßlichkeit des

Überflüssigen und von der Schönheit und Eleganz der Sparsamkeit lernen.

Das bedeutet natürlich nicht, daß wir Verschwendung um jeden Preis bekämpfen müssen. Benachteiligte, gestörte Kinder sind notorische Vergeuder. Wenn man Verschwendung nicht duldet, kann man gar nicht mit ihnen arbeiten. Man muß nur nicht vergessen, was man will. Es ist gut, verschiedenes Material zu verwenden, wenn die Kinder daran die Einheit von Materie und Idee erleben können. Wenn das Material zerstreuend wirkt, ist es besser, sich einzuschränken. In der Praxis kommt es darauf an, den richtigen Zeitpunkt und das richtige Material zu finden.

Junge Kinder von ungefähr drei bis fünf oder sechs Jahren haben ein großes Bedürfnis, die Welt mit Händen zu erfassen. Beschäftigung mit vielerlei Material ist darum in diesem Alter wertvoll. In der Latenz, ungefähr zwischen sechs und zehn Jahren, sind Kinder ganz besonders geneigt, das Material zur symbolischen, künstlerischen Mitteilung zu verwenden. Diese Fähigkeit wird am besten gefördert, wenn man sich auf wenige grundlegende Materialien beschränkt. Papier, Plakatfarben, bunte Kreiden, Ton sind am geeignetsten. Das bedeutet nicht, daß anderes Material unbedingt vermieden werden soll, aber es sollte, sparsam verwendet, die schöpferische Phantasie anregen und nicht zur täglichen Sensation werden.

In der Vorpubertät, ungefähr zwischen elf und dreizehn, besteht ein größeres Bedürfnis nach neuen Erlebnissen. Neues Material sollte aber auch in diesem Alter nicht die grundlegenden Materialien verdrängen. Denn gerade die einfachen, vertrauten Stoffe stellen die größten Anforderungen an die schöpferische Initiative und Erfindungsgabe.

In der Pubertät, wenn die Vorstellungskraft ins Schwanken kommt, und Selbstkritik besonders streng wird, ist neuartiges Material eine große Hilfe. Indem er sich auf die neuen handwerklichen Probleme konzentriert, wird der Jugendliche unbefangener und ausdrucksfähiger. Wenn wir aber schon zu früh allzuviel geboten haben, ist er oft blasiert. Was immer wir vorschlagen, »hat er schon in der ersten Klasse gehabt«. Diese Verachtung läßt uns vermuten, daß die Erlebnisse in der Volksschule nicht so recht befriedigend gewesen waren.

Was immer wir für Umwege einschlagen, letzten Endes können wir den kritischen Moment nicht vermeiden, in dem der junge Künstler selbständig handeln muß; wenn er die moralische Kraft haben muß sich zu präsentieren, indem er einem Klumpen Ton oder einer leeren Flasche entscheidende Gestalt gibt.

Die Betonung der Wichtigkeit der Entwicklung von Struktur in der Kunst entspricht den therapeutischen Notwendigkeiten im ganzen.

Die Kontrollen der jungen Menschen, die wir beschrieben haben, sind provisorisch und oberflächlich, nicht dazu geschaffen, unter Druck standzuhalten. Rehabilitierung muß mit der Festigung des Ichs und der Objektbeziehung beginnen. Identifizierungen und die Introjizierung von Werten muß unterstützt werden. Das Aufdecken und Deuten von unbewußtem Material muß langsam und vorsichtig gehandhabt werden.

Wir haben an anderer Stelle vorgeschlagen, daß die Kunsttherapie zum Verständnis der Beziehung zwischen sozial-kulturellen Zuständen und dem epidemischen Anwachsen spezieller seelischer Störungen beitragen sollte. Unser langer Umweg über die Probleme des Kunstunterrichts hat uns auch wirklich solche Erkenntnisse vermittelt. Wir haben die verschiedenen Methoden im Kunstunterricht betrachtet und gefunden, daß gewisse, an sich gute und einleuchtende Methoden vielfach mißbraucht wurden. Wir haben versucht, die Gründe für das Anwachsen dieser Mißbräuche zu verstehen. Wir haben einige ineinandergreifende Ursachen gefunden: Das Überhandnehmen von synthetischen Erlebnissen im täglichen Leben, die mechanische Anwendung der fortschrittlichen Prinzipien im Kunstunterricht, die Popularisierung und das Mißverstehen der psychoanalytischen Theorien. Wir haben einen neuen Charaktertypus beschrieben: Das arme, verwöhnte Kind.

Jeder gestörte Mensch steht unter dem Zwang, gerade diejenigen Situationen, die ihn krank gemacht haben, wieder herzustellen. Kinder, die durch Ersatz seelisch verarmt und verdorben worden sind, zwingen ihre Umwelt, ihre Süchtigkeit weiter zu unterstützen. Der Versuch, Ersatz durch Substanz zu ersetzen, und passiven Verbrauch in aktive Mitarbeit zu verwandeln, stößt auf Widerstand. In einer Umgebung, die das Problem erkennt und an seiner Lösung arbeitet, kann die Kunst dazu beitragen, das Leben der Kinder reicher und tiefer zu gestalten.

Meine eigenen Erfahrungen haben mir gezeigt, daß Kunsttherapie unter allen möglichen Schwierigkeiten bestehen kann. Sie kann Kälte, Hitze, Platzmangel, Unordnung und Gewalttätigkeit aushalten. Sie kann aber die Leere nicht vertragen. Wenn der Tag allzusehr mit synthetischen Erlebnissen ausgefüllt ist, dann geht die Kunst leicht zugrunde. Manchmal scheint der Kampf gegen die Leere hoffnungslos. Wir müssen aber bedenken, daß der Kampf gegen den etablierten Akademismus denjenigen, die ihn vor 35 Jahren durchgekämpft haben, oft genauso ermutigend erschienen sein muß.

II. Kunst, Kunsttherapie und die therapeutische Umwelt

Wir haben uns im ersten Kapitel mit dem Verhältnis der Kunsttherapie zur Gesellschaft beschäftigt und uns besonders mit ihrer Beziehung zur Kunsterziehung befaßt. Nun wollen wir die Funktion der Kunsttherapie innerhalb der therapeutischen Umwelt untersuchen. Zuerst aber müssen wir kurz über zwei prinzipiell verschiedene Auffassungen der Kunsttheorie berichten.

In unserem Buch trennen wir die Kunsttherapie von der Psychotherapie. Wir befassen uns hauptsächlich mit einer Form der Arbeit, in der die Kunst die entscheidende heilende Kraft darstellt. So, daß die therapeutische Wirkung von den psychologischen Prozessen ausgeht, welche bei der schöpferischen Arbeit aktiv werden.

Der Therapeut fungiert als Künstler und Erzieher, der es gelernt hat, seine Methoden den Bedürfnissen und der Pathologie der Patienten anzupassen. Er ist dazu ausgebildet, das Betragen und die Produktion des Kranken sowohl vom künstlerischen als auch vom psychologischen Standpunkt aus einzuschätzen. Er kann seine Beobachtungen dem Mitarbeiterstab darstellen und seinerseits die Ziele des Stabes innerhalb seines Gebietes fördern. Er benützt sein klinisches Verständnis aber im allgemeinen nicht dazu, tief unbewußtes Material aufzudecken oder zu deuten, und er bemüht sich nicht darum, eine Übertragungsbeziehung zu schaffen. Wenn visuelle Symbole hauptsächlich dazu dienen, das Wort in der Verständigung zwischen Psychotherapeuten und Patienten zu ersetzen oder zu ergänzen, ist der schöpferische Vorgang meist nebensächlich, und die Produktion bleibt ungeformt. Die bekannteste Vertreterin dieser Form der Kunsttherapie ist *Margaret Naumburg*. Diese Art der Therapie kann nur von ausgebildeten Psychotherapeuten, oder von Kunsttherapeuten, die unter strenger psychotherapeutischer Kontrolle arbeiten, betrieben werden.

Beide Arten der Arbeit können innerhalb der therapeutischen Umwelt wertvoll sein, und man kann nach den Umständen die eine oder die andere Arbeitsweise anwenden. In diesem Buch aber sprechen wir hauptsächlich von derjenigen Art der Kunsttherapie, in der die schöpferische Arbeit im Mittelpunkt steht.

Die meisten Kinder malen, zeichnen, modellieren gern. Ungefähr zwischen dem dritten und fünften Lebensjahr entwickelt sich visuelle

Gestaltung aus der undifferenzierten spielerischen Beschäftigung mit dem Material. Von diesem Zeitpunkt an, während der Latenzphase und Vorpubertät, bis ins elfte bis dreizehnte Jahr ist künstlerische Gestaltung eine selbstverständliche und befriedigende Art des Ausdruckes für sehr viele Kinder. So ist die Kunst in dieser Lebensperiode einem viel größeren Kreis der Bevölkerung zugänglich, als in späteren Jahren, und es scheint, daß sie eine wichtige Funktion im Entwicklungsprozeß erfüllt.

Vorausgesetzt, daß gewisse Ichfunktionen, die wir später genauer beschreiben werden, intakt sind, scheint es, daß die Kunst die Macht hat, Energien, die dem Kinde sonst nicht zur Verfügung stehen, zu mobilisieren, und zwar im Dienste einer hochdifferenzierten Funktion, die große Anforderungen an das Ich stellt. Weil die Kunst mit einem hohen Grad von Pathologie vereinbar ist, hat sie besonderen Wert für Kinder, deren Störung andere ähnlich entwicklungsfördernde Beschäftigungen behindert. Das gilt besonders für organisierte Spiele und Sport, die das normale Kind fördern, aber für viele gestörte Kinder nur qualvoll und entmutigend sind.

Was ist das besondere an der Kunst? Vorausgesetzt, daß nicht nur der Enthusiasmus des Spezialisten ihr besondere Tugenden andichtet. Worin unterscheidet sich Kunst von verwandten Beschäftigungen wie z. B. Basteln oder phantasievollen Spielen? Wenn es stimmt, daß die Kunst therapeutisch wirken kann, worin unterscheidet sich Kunsttherapie von Psychotherapie?

a) Kunst und Spiel

Die künstlerische Freiheit ist dem Spiel verwandt. Im Spiel und in der Kunst ist die Macht des Realitätsprinzipes teilweise aufgehoben. Verbotene Wünsche und Impulse können ausgedrückt werden. Schmerzliche oder erschreckende Erlebnisse, die passiv erlitten werden mußten, können im verkleinerten Maßstab aktiv wiederholt und bewältigt werden. Affekte können sich in der Kunst und im Spiel gefahrlos entladen.

Es gibt aber andere wesentliche Unterschiede. Im Spiel sind die Regeln einfach. Das Kind muß lernen, zwischen Spiel und Wirklichkeit zu unterscheiden. Es muß die Fähigkeit entwickeln, ein Spiel, wenn nötig, unterbrechen zu können.

Der verständnisvolle Erwachsene wird nicht mit unnötiger Härte auf diesen Anforderungen bestehen. Bausteine, die Gebäude, Garage, Brücken darstellen, wird er, wenn möglich stehen lassen. Einem kleinen Mädchen von drei, vier Jahren wird man es erlauben, die Phantasie, daß sie die Mutter eines Puppenkindes ist, weiterzuspinnen, solange nur das Spiel die wichtigen Funktionen des täglichen Lebens nicht zu sehr beeinträchtigt. Nur wenn es scheint, daß ein Kind sein Spiel ganz und gar nicht unterbrechen oder dem Leben anpassen kann, beginnen wir uns zu sorgen.

Kleine Kinder haben es oft gern, wenn der Erwachsene bei einem Phantasiespiel mitspielt. Wenn Kinder größer werden, fällt dem Erwachsenen nur mehr die Rolle des Beschützers zu, der das Spiel unterbricht, wenn es für Leben und Umwelt gefährlich zu werden droht, der Streit schlichtet und den Frieden bewahrt. Meistens soll er die magischen Kreise des Spiels nicht stören. Wenn er aber eingeladen wird, mitzuspielen, dann muß er ganz auf die Ideen der Kinder eingehen. Im allgemeinen aber erscheint der Erwachsene dem spielenden Kind als störend, als Realitätsprinzip in Person, und er ist nicht gerne gesehen.

In der Kunst ist das ganz anders. Da wird der erwachsene Gast mit dem Geschrei »Schau, was ich gemacht habe«, begrüßt, und er kann kaum wieder gehen, bevor er nicht die Arbeit jedes Kindes bewundert hat. Der Erwachsene muß auch nicht zum Kind werden, um an der künstlerischen Beschäftigung teilzunehmen. Ja, wenn die künstlerische Produktion zu voller Blüte kommen soll, ist Anleitung und Unterstützung vom Erwachsenen unbedingt notwendig. Er muß nur die Kunst des Kindes verstehen und helfen können, ohne dabei seine erwachsenen Vorstellungen und Arbeitsweisen aufzuzwingen.

In dem Ausruf »Schau, was ich gemacht habe« ist der ganze Unterschied zwischen Phantasiespiel und Kunst enthalten. Im Spiel wird den Gegenständen und Personen eine Rolle einfach zugeteilt. Es wird z. B. beschlossen, daß zwei Stühle ein Boot sind, oder daß ein Kind ein Löwe ist. Solche Erfindungen können durch geeignete Mittel eindringlich gemacht oder mit Spielzeug ausagiert werden. Ein Knabe mag einen Weltraum-Helm aufsetzen und Astronaut spielen oder sich in ein Leintuch wickeln, um zum Gespenst zu werden. Ein Mädchen kann Mutter spielen und dabei ein Puppenkind wiegen, sie kann sich aber auch mit einem Stück Holz oder einem Kissen begnügen. Der Zuhörer ist nicht unbedingt notwendig. Letzten Endes hängt alles davon ab, ob das Kind imstande ist, seine Erfindung aufrecht zu erhalten. Wenn die Vorstellungskraft erlahmt, dann ist das Spiel aus.

In der Kunst ist es anders. Es handelt sich darum, ein Symbol zu schaffen, welches eine Vorstellung so ausdrückt, daß sie anderen verständlich ist.

Das Thema des Kunstwerks ist von den Wünschen und Phantasien des Kindes bedingt. Die Formgebung aber ist eine hochdifferenzierte

Ichfunktion, welche große Ansprüche an die manuellen, geistigen und seelischen Kräfte des Kindes stellt. Das gilt auch für Kunstformen, bei denen kein bleibender Gegenstand entsteht. Wenn ein Kind z. B. spielt, daß es ein bestimmtes Tier ist, dann kann es sein Spiel unterstützen, indem es die geeigneten Laute von sich gibt oder auf allen Vieren geht. Das muß aber nicht sein, und das Spiel hängt nicht unbedingt davon ab. Wenn das Kind es aber unternimmt, in einem Theaterstück die Rolle eines solchen Tieres zu spielen, dann muß es jede Anstrengung machen, sich das Tier gut vorzustellen und diese Vorstellung allen Zuschauern zu vermitteln, sonst spielt es schlecht.

Spiel und Kunst gehen manchmal ineinander über, und wir können beobachten, wie Spiel für kurze Zeit zur Kunst wird. Ein kleines Mädchen singt ihre Puppe ein und macht dabei Musik. Ein Kind baut eine Burg im Sand, vertieft sich in sein Spiel, und es entstehen außerordentlich schöne Formen und Proportionen; eine Gruppe Kinder spielt Indianer und produziert eine wahrhaft erschreckend schöne Kriegsbemalung. Aber Kunst, die im Spiel enthalten ist, dauert nur kurze Zeit, und das Spiel geht weiter, wenn die Kunst aussetzt.

Die reine Kunst stellt unvergleichlich größere Anforderungen an die Fähigkeiten und moralischen Kräfte des Kindes als das Spiel. Spiel ist das Vorrecht des Kindes. Im erwachsenen Leben nimmt die Kunst die Stelle des Spieles ein. Sie bleibt eines der wenigen Gebiete, in dem das symbolische Leben auch dem Erwachsenen zugänglich ist.

b) Phantasie und Form

Wenn Materie gestaltet wird, ohne daß das Resultat und die Art der Arbeit genau vorgeschrieben sind, dann nimmt sie unweigerlich die Gestalt ihres Schöpfers an. Besonders deutlich zeigen sich dabei Störungen des Gefühls der Identität und der persönlichen Vollständigkeit. Sie führen in der bildnerischen Darstellung regelmäßig zu Verzerrungen und zur Fragmentation. Dieser Umstand setzt der Herrschaft des Lustprinzipes in der Kunst die Grenzen. Zwar ist das Kunstwerk meistens im Dienste einer Wunscherfüllung erfunden. Die Fähigkeit aber, die Sache auch so zu gestalten, daß sie den Wunsch erfüllt, hängt von dem Zustand des Ichs, der Geschicklichkeit, dem Talent evtl. auch der Pathologie des Kindes ab. Das Produkt stellt daher nie einfach eine Phantasie dar, es drückt vielmehr das Verhältnis des Kindes zu dieser Phantasie aus. Das folgende Beispiel illustriert diesen Gedanken:

Kenneth

Der sechsjährige, verlassene, kleine Junge, der bei vielen Pflegeeltern herumgestoßen worden war, hatte eine Neigung zu grandiosen Phantasien. Diese entschädigten ihn für sein wurzelloses, hilfloses Dasein. Eines Tages wollte er ein Bild von einem Riesen malen, der vom Boden bis zur Decke reichen sollte. Er kletterte also auf einen Schrank, von dem aus er die Decke erreichen konnte und riß sich ein langes Stück Packpapier ab, das wirklich bis zum Boden reichte. Während er sein Papier abmaß, erklärte er, daß er für seinen Riesen alle Farben brauchen würde, denn er würde ganz besonder schön werden. Er breitete dann sein Papier am Boden aus, wählte einen schwarzen Kreidestift und zeichnete ganz oben am Papier einen Kopf mit nur schwach sichtbaren Zügen. Dann zog er zwei lange Linien von beiden Seiten des Kopfes bis zum anderen Ende des Papiers, sie stellten Körper und Beine dar. In der Mitte zeichnete er ein kleines Rechteck »den Penis«, darüber einen ganz kleinen Kreis »den Nabel«. (Abb. 1) Das war alles. Ich fragte *Kenneth*, ob denn sein Riese keine Arme kriegen würde. Er antwortete nicht. Ich bot ihm eine Platte mit »allen Farben« an. Er wollte sie nicht haben. Er war für einen Augenblick traurig. Wir wußten beide, daß da gar nichts zu machen war. Wenn ich ihn gezwungen hätte, weiterzumachen, hätte ich sein Gefühl der Niederlage nur verstärkt. Wir rollten also das Papier auf und steckten es zu *Kenneths* übrigen Sachen. Vielleicht würde einmal die Zeit kommen, wo er die innere Kraft haben würde, seinen Riesen zu malen. Seinen grandiosen Phantasien zum Trotz blieb *Kenneths* Riese so körperlos, wie er sich wirklich fühlte. Kein Mensch hätte ihm die Fähigkeit verleihen können, den starken farbenfrohen Riesen seiner Träume auch wirklich darzustellen. In derselben Stunde modellierte *Kenneth* dann einen kleinen Hund und eine Hundehütte. Beides konnte er ohne Schwierigkeiten sehr fest und vollständig machen. Im Gegensatz zum Riesen, der das Produkt einer tröstenden Phantasie war, stellte die Skulptur *Kenneths* wirkliches Selbstgefühl dar. Er bietet sich als ein herziges kleines Haustier an, das zwar nicht ganz heimatlos ist, aber doch in eine einsame Hundehütte verwiesen bleibt. Die Skulptur ist der Ausdruck von *Kenneths* Not und von seiner inneren Kraft. Zurückgewiesen und abhängig kann er doch noch hoffen und sich nach einem besseren Leben sehnen.

Natürlich muß man kein Riese sein, um einen guten Riesen malen zu können. Gerade in der Kunst können Phantasien Gestalt annehmen.

Bob

Der Achtjährige hatte einen Großteil seiner Kindheit in Tuberkulose-Spitälern zugebracht. Er war klein und schmächtig, seine Vitalität aber war unverwüstlich. Er malte einen Schwergewichtler mit dem Gewicht in erhobenen Händen. Das Bild war einfach, aber überzeugend. Der ganze Mann stand fest auf seinen zwei Beinen, ein breites Lächeln im Gesicht. Die Armmuskeln waren besonders betont. (Abb. 2) Zweifellos entstammte das Bild dem Verlangen nach größerer Körperkraft. Man konnte auch voraussehen, daß *Bob* niemals ein Schwergewichtler werden würde. Seine Beziehung zu der Phantasie aber war unkompliziert und nicht gestört.

In der symbolischen Sprache eines Achtjährigen stellt der Schwergewichtler den potenten vollständigen Mann dar. In diesem Sinn entspricht Bobs Selbstdarstellung der Wahrheit. Das Leben hat sein Gefühl der Vollständigkeit nicht

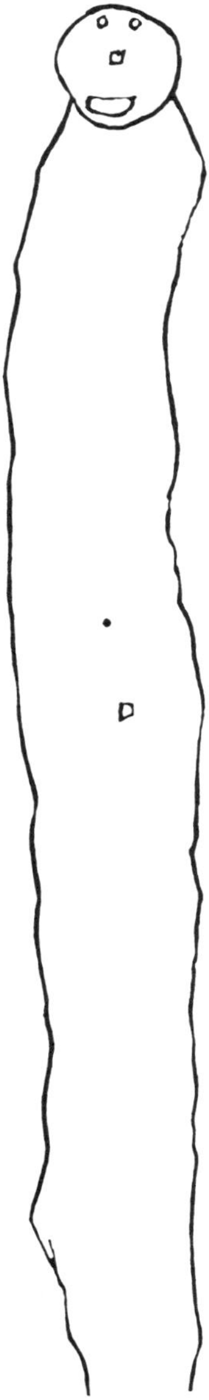

Abb. 1 *Kenneth*: Riese (5 × 23 cm)

Abb. 2 *Bob*: Schwergewichtler (45 × 60 cm)

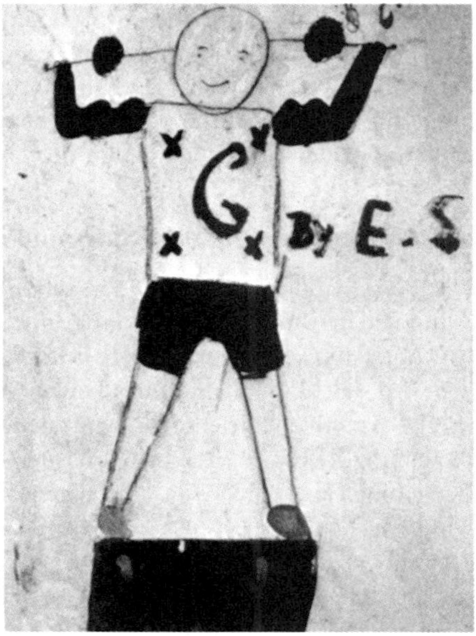

zerstört und seine männliche Identifizierung nicht beeinträchtigt. Seine innere Kraft erlaubt es ihm, seinen Helden überzeugend darzustellen.

Das Gegenteil kommt auch oft vor. Brutale Halbstarke produzieren oft schwache fragmentische Arbeiten. Sie stellen eine innere Schwäche bloß, die selbst größte Körperkraft nicht wettmachen kann.

Die Kunst untersteht nicht den Naturgesetzen, die unsere Handlungen beschränken, sie hat aber ihre eigenen Gesetze, die genauso bindend sind. Unser Beispiel hat eines dieser Gesetze aufgezeigt. Jeder schöpferische Vorgang bedeutet eine Auseinandersetzung mit einem Aspekt der Persönlichkeit des Künstlers. Als *Kenneth* den Riesen malte, war er dem vollen Ausmaß seiner Störungen gegenübergestellt. Indem er seinen Hund modellierte, traf er auf den gesünderen, besser integrierten Teil seines Wesens. Kunst enthält immer Wahrheit, aber nicht unbedingt die ganze Wahrheit. Verschiedene Arbeiten können verschiedene, oft widersprechende Seiten der Persönlichkeit bloßlegen.

c) Konfrontierung in der Kunst und in der Psychotherapie

Die Auseinandersetzung in der schöpferischen Arbeit hat gewisse Ähnlichkeiten mit der Konfrontierung in der Psychoanalyse und der psychoanalytisch orientierten Psychotherapie. Die anfängliche Formlosigkeit des Materials und das Fehlen von Vorlagen und Anleitungen in der Arbeit entspricht der neutralen Qualität der therapeutischen Beziehung. Diese Freiheit bringt das Kind dazu, dem Material oder der Beziehung seine eigene Gestalt zu geben. In beiden Situationen ist das Kind im Laufe der Zeit vielen Seiten seiner eigenen Persönlichkeit gegenübergestellt. Es erfährt, wer es ist, was es empfindet, und was es machen kann. Es gibt aber auch Unterschiede:

In der Psychotherapie agiert das Kind in mannigfacher Weise. Es kann reden, spielen, zeichnen, modellieren und anderes mehr. Konstant bleibt nur die Anwesenheit des Therapeuten. Das Kind kann isoliert bleiben und für lange Zeit außerstande sein, Kontakt zu nehmen. Trotzdem bildet sich im Laufe der Zeit irgendeine Art von Beziehung heraus und diese Beziehung stellt den Kern und das Hauptwerkzeug des Heilungsprozesses dar.

Die Arbeit mit Farbe, Ton und Buntstift hingegen lädt das Kind zur Erschaffung einer ganz selbstbezogenen Welt ein, in der alles, was geschaffen worden ist, ein Stück von seiner Person enthält. Die Angst vor der Auseinandersetzung mit dem Selbst wird durch diese narzißtische Befriedigung gemildert. Daher können große Energiemengen im Dienst einer Art von Arbeit mobilisiert werden, in der die Gefahr des Mißerfolges und der Konfrontation mit Konflikten immer gegeben ist.

Die Geschichte von *Kenneth* ist ein gutes Beispiel von der Art der Gefahren, denen ein Kind bei der künstlerischen Arbeit ausgesetzt ist. Ganz wie er sind viele Kinder imstande, in der künstlerischen Arbeit starke Spannungen zu ertragen. Und zwar auch zu Zeiten, wenn sie noch nicht bereit sind, ähnliche Anstrengungen auf anderen Gebieten zu machen oder sich in der Psychotherapie bloßzustellen.

Insofern die Stärkung des Ichs in einem beschränkten Gebiet zum allgemeinen Reifungsprozeß beiträgt, kann die Kunsttherapie allein positive Änderungen in der Persönlichkeit bewirken. Wenn z. B. eine Störung von einem traumatischen Erlebnis ausgegangen ist, dann kann symbolische Darstellung in der Kunst dem Kind helfen, das Erlebnis zu bewältigen. Das kann auch ohne Psychotherapie möglich sein. Bei tieferen, langdauernden Störungen aber hat Kunsttherapie allein selten genügende Auswirkungen.

Kunsttherapie und Psychotherapie ergänzen einander. Kunsttherapie bereitet das Kind auf den symbolischen Austausch in der Psychotherapie vor. Denn sie macht mit einer Art des Erlebens bekannt, in der Vorstellungen in verschiedener Weise immer neu dargestellt und ausgedrückt werden können. Andererseits sind Kinder, die in psychotherapeutischer Behandlung sind, eher dazu bereit, Arbeiten, die einen persönlichen Inhalt haben, zu produzieren, und starke Empfindungen darzustellen. Denn durch die Psychotherapie wurde das Kind mehr mit sich selbst bekannt und dadurch ausdrucksfähiger. Für solche Kinder wird die Kunst dann oft besonders wichtig. Die inneren Spannungen und die Veränderungen, die in der Psychotherapie bewirkt wurden, können hier wiedererlebt und besser bewältigt werden.

d) Kunst und Handwerk

Insofern die narzißtische Komponente am Produkt das Selbstgefühl hebt, ist Kunst aller produktiven Arbeit, besonders dem Handwerk, verwandt. Handwerk und Kunst entwickeln manuelle Geschicklichkeit und die Fähigkeit, Material intelligent und sachgemäß zu behandeln. Auch das Handwerk erlaubt viel persönlichen Ausdruck. Das Element der Konfrontierung aber ist nur in geringem Ausmaß vorhanden.

Gerade darum kann Handwerk das Selbstgefühl von Menschen stärken, die ihre künstlerische Produktion nicht akzeptieren können, weil sie zu deutlich den Stempel des Krankhaften tragen. Auch für Personen, die Regression und den Abbau von zwanghaften Abwehrmechanismen in der Kunst nicht ertragen können, kann das Handwerk besonders wertvoll sein.

Selbst ein schwer beeinträchtigtes Kind, dessen Kunstproduktion zerstückelt bleibt, kann einen ganzen Topflappen herstellen, wenn es nur imstande ist, Anleitungen zu folgen. Das kann unter Umständen sehr beruhigend wirken. Zwanghafter Perfektionismus, der in der Kunst ein Hindernis ist, kann im Handwerk zur Tugend werden.

e) Die Rolle des Kunsttherapeuten

Der Therapeut unterstützt die schöpferischen Versuche des Kindes in jeder Weise. Er wird sein Verbündeter, ermutigt und hilft. Dabei hält er die Grundregel aufrecht, daß das Material dazu verwendet werden soll, etwas darzustellen. Damit arbeitet er der Tendenz zur Flucht in Spiel und Phantasie entgegen.

Der Therapeut beobachtet die bewußt erbrachten wie die versteckten und unbewußten Aspekte des Gestalteten und des Verhaltens des Kindes. In der Regel wird er Unbewußtes nicht deuten, sondern sein Verständnis dazu verwenden, dem Kind zu helfen, konfliktreiches, emotionell besetztes Material künstlerisch darzustellen. Die drei folgenden Beispiele illustrieren diese Art der Arbeit:

Clyde

Der achtjährige *Clyde* war ein intelligentes, gehemmtes, deprimiertes Kind. Er hatte starke Zweifel an der Beständigkeit und Vollständigkeit seiner sexuellen Organe, trotzdem diese normal entwickelt waren. Er arbeitete gerne und gut mit Ton. Eines Tages modellierte er einen aufrecht stehenden Gorilla mit erhobenen Armen. Das ganze war ungefähr 30 cm hoch. Er wollte ihm einen Penis geben und fragte mich, wie groß er ihn denn machen sollte. Ich sagte, er sollte mir doch zeigen, was er selbst darüber denke. Darauf zeigte er mir sehr scheu eine Wurst aus Ton, so groß wie ein erwachsenes Geschlechtsorgan. Ich ließ ihn die Wurst gegen den Gorilla halten und wies darauf hin, daß der Penis so groß wäre wie das ganze Bein von seinem Gorilla. Ich fragte, ob er jemals jemanden gesehen hätte mit einem Penis so groß wie sein eigener Oberschenkel. *Clyde* lächelte und schüttelte seinen Kopf. Er schaute auf seinen Schoß und schien über das Größenverhältnis zwischen Bein und Penis nachzudenken. Dann machte er ohne weiteres Zögern sehr naturalistisch ein erigiertes Sexualorgan einschließlich der Hoden. Das Verhältnis von Körper und Penis war eher das eines Achtjährigen als das eines erwachsenen Mannes. Die ganze Figur erinnerte stark an *Clyde*, schwer und groß, aber irgendwie schwach und traurig. *Clyde* war aber sehr zufrieden mit seinem Gorilla. Später modellierte er einen Schimpansen und hatte keine Schwierigkeiten beim Modellieren des Sexualorganes.

Mein Verhalten auf *Clydes* Frage war vernünftig, aber auch seinen Problemen angepaßt. *Clyde* hatte den Ödipus-Konflikt nicht gelöst. Er hatte den Wunsch nach dem Penis seines Vaters nicht aufgegeben, und litt daher an Angst vor Vergeltung. *Clydes* eigener Penis erschien ihm so winzig, weil er ihn mit dem des Vaters verglich, der ihm wieder ungeheuer groß erschien.

Clyde war intelligent und hatte sich trotz seiner Störung in vieler Hinsicht normal entwickelt. Er war reif dazu, sich langsam mit seiner Stellung als kleiner Junge abzufinden, dessen Penis kleiner sein muß als der des Vaters, aber seinem Alter und seiner Größe entsprechend ist. Eine Antwort, die ihn dazu brachte, über das Größenverhältnis von Körper und Penis nachzudenken und ihm das Absurde seines ersten Einfalls zu demonstrieren, war daher richtig. Die Antwort bezog sich sowohl auf das Bewußte als auch auf das Unbewußte des Kindes.

Hätte ich *Clyde* dazu ermutigt, den übergroßen Penis seinem Gorilla anzukleben, dann würde das seine Angst nicht verringert, sondern eher verstärkt haben. Er hätte in mir eine Verführerin und auch eine Närrin gesehen. Verführerin, weil ich seine wildesten sexuellen Phantasien unterstützte, verrückt, weil mir anscheinend der gesunde Menschenverstand abging. – Mein Verhalten war für *Clyde* gut gewesen, dasselbe Verhalten aber vielleicht für ein anderes Kind ganz verfehlt.

Bernard

Als der sechsjährige, geistig etwas zurückgebliebene *Bernard* eine primitive Tonfigur modellierte und sie mit einem ungeheuren Penis schmückte, lobte ich die Figur ganz ohne weitere Einwände. *Bernard* war in einem Entwicklungsstadium, wo Größenverhältnisse die Wichtigkeit des Gegenstandes ausdrücken. Er war ein tief verunsichertes Kind, für das es eine äußerst mutige Handlung bedeutete, überhaupt einen Penis darzustellen. Naturalistische Größenverhältnisse waren noch nicht im Bereich seines Vorstellungsvermögens. Er hätte meine Einwände nur als Ablehnung aufgefaßt. *Bernard* war nicht psychotisch, und es fehlte ihm auch nicht an gesundem Menschenverstand. Er hatte nur das Stadium, in dem sich gerade diese Art des Denkens entwickelt, noch nicht erreicht.

Die nächste Geschichte zeigt, daß es notwendig sein kann, seine Argumente an die Störung eines Kindes anzupassen.

Judy

Der siebenjährigen *Judy* fehlte es an einem sicheren Gefühl der eigenen Identität. Da sie nicht wußte, wer sie eigentlich war, mußte sie zwanghaft unablässig andere kleine Mädchen nachahmen. Jedesmal, wenn *Judy* und *Martha* beide im Atelier waren, setzte *Judy* alles daran, es so einzurichten, daß *Martha* und sie beide am selben Tisch saßen und ganz gleiche Bilder malten. *Judy* malte viel besser und daher kopierte *Martha* sie meistens. Wenn *Martha* es sich aber einmal in den Kopf setzte, ihre eigenen Ideen auszuführen, dann war *Judy* gezwungen, sie zu kopieren, selbst wenn *Marthas* primitive, unzusammenhängende Produkte für sie ganz unverständlich waren. Sie wurde verwirrt und ängstlich, konnte aber nicht aufhören, mit aller Gewalt zu versuchen, ihr Bild ähnlich zu gestalten. Es wäre zwar vernünftig gewesen, *Judy* gut zuzureden, *Martha* nicht alles nachzumachen; es hätte aber nichts geholfen. *Judy* mangelte das Gefühl der eigenen Identität. Sie begriff gar nicht, daß Menschen getrennte Wesen sind, und daher war ihr auch die Vorstellung des Kopierens unverständlich. Ich mußte vielmehr *Judy* immer wieder versichern, daß sie eben *Judy* sei, und keine *Martha*, und daß nichts Schreckliches passieren würde, wenn sie, *Judy*, ein *Judy*-Bild malen würde und *Martha* ein *Martha*-Bild. Diese Bestätigung brachte *Judy* so weit, daß sie manchmal aufhören konnte, *Martha* ängstlich zu beobachten, wodurch sie sich besser auf ihre eigene Arbeit konzentrieren konnte.

In jeder dieser drei Geschichten wurde das Ich des Kindes in einer Funktion unterstützt, die eben gerade schon möglich, aber noch sehr unsicher war. Ich bestärkte *Clydes* beginnende Fähigkeit, die Realität zu verstehen und zu prüfen; ich unterstützte *Bernards* Versuch der Selbstbehauptung, ich half *Judy*, ihre eigene Idenität von anderen zu unterscheiden. Es war dabei nicht meine Absicht, Unbewußtes bewußt zu machen oder zu deuten. Ich beschränkte mich auf eine Art Erste Hilfe, die schöpferische Arbeit möglich macht. Wenn diese Art Hilfe erfolgreich ist, dann fühlt sich das Kind sehr tief verstanden. Das Gefühl, so verstanden zu sein, verringert die Notwendigkeit, sich mit starren Abwehrmechanismen zu schützen und fördert damit die schöpferischen Prozesse.

f) Die Deutung der Realität und des Verhaltens

Der Begriff der Deutung wird oft lose gebraucht. Wir müssen zwischen der Deutung oder Erklärung der Realität, dem Deuten oder Bewußtmachen von Verhaltensweisen und der Deutung unbewußter Phantasien und Prozesse unterscheiden.

Die Deutung der Realität ist ein fortlaufender Prozeß in der Kindererziehung. Der Realitätssinn des Kindes ist unsicher, primitives Denken und die magische Interpretation der Umwelt herrschen vor. Ein gewisses Ausmaß von Größenwahn und paranoiden Vorstellungen ist in der Kindheit normal. Bei gestörten Kindern ist natürlich das archaische Denken noch ausgeprägter. Aber auch hier sind Verhaltensweisen, die bei Erwachsenen schwer pathologisch wären, viel weniger besorgniserregend. Die folgenden Szenen sind nicht ungewöhnlich:

Fünf Kinder bereiten sich zum Malen vor. *Tommy* hat es übernommen, die Tassen mit den Farben auszuteilen. Als drei Kinder ihre Farben bekommen haben, bemerkt *Mark*, daß er das einzige Kind am Tisch ist, vor dem keine Farben stehen. Er schreit: »Ich hab' keine Farben, wer hat meine Farben gestohlen?« Ich fragte *Mark*: »Wer verteilt die Farben? Wie viele Tassen sind noch übrig, die *Tommy* verteilen soll?« Ich führe ihn so zum realistischen Verständnis einer Situation, die er paranoisch interpretiert hat.

Jonny, sieben Jahre alt, läßt einen Pinsel fallen, gerade während ich hinter ihm stehe. Er dreht sich um und sagt anklagend: »Schau, was du gemacht hast!« *Jonny* ist entwicklungsmäßig bestenfalls drei Jahre alt. Für ihn bin ich daher die Quelle alles Guten und Bösen, das ihm in dem Atelier zustoßen kann. Ich muß ihn daran erinnern, daß *er* es war, nicht ich, der den Pinsel fallen gelassen hat. Ich muß ihm aber auch beweisen, daß ich nichts Böses im Schilde führe – z. B., indem ich ihm helfe, seinen Pinsel wieder zu finden.

Kunst-Therapie eignet sich besonders gut dazu, Verhaltensweisen bewußt zu machen.

Clyde, derselbe, den wir schon vom Gorilla her kennen, erwartet z. B. immer das Schlimmste. Niemals unterläßt er es, vorauszusagen, daß seine Skulpturen diesmal im Töpferofen explodieren würden. Seine Prophezeihungen werden mit der Zeit zu einem stehenden Witz zwischen uns beiden. Das verhalf *Clyde* dazu, sein eigenes Verhalten mehr objektiv zu betrachten und ein bißchen zu verstehen.

Der elfjährige *Brian* hatte eine schöne Figur mit einem grünen Hintergrund gemalt. Als andere Kinder diesen Hintergrund beschmiert und befleckt hatten, erklärte er, daß sein ganzes Bild nichts wert ist. Er wollte es trotz meines Protestes zerreißen. Schließlich gelang es mir, ihm das Bild aus der Hand zu nehmen. Später malte ich alle störenden Flecken aus, rührte aber die Figur nicht an. Als ich *Brian* das wiederhergestellte Bild zeigte, verstand er, daß wirklich nichts von ihm daran schlecht gewesen war. Er gab zu, daß ich nicht versucht hatte, ihn mit einer Lüge zu trösten, als ich ihm versicherte, daß sein Bild zu retten wäre. Es gab einen Augenblick der Erleuchtung. Er verstand, wie sehr er bereit war, jeden, der ihm helfen wollte, für einen Lügner oder einen Narren zu halten.

Wenn *Allan* seine Skulpturen bemalt, fängt er zwar mit vielen Farben an, zuletzt aber wird alles unweigerlich schwarz. Wir sprechen über diese beunruhigende Erscheinung und beschließen, daß ich ihn, wenn er zu malen anfängt, im Auge behalten würde. Wenn ich dann sehen würde, daß wieder alles schwarz zu werden droht, würde ich ihn warnen. Ich würde ihm raten aufzuhören und zu warten, bis die schwarze Stimmung vorbei wäre. Es würde ihm aber freistehen, zu entscheiden, seine Arbeit eben schwarz anzumalen. Nur »zufällig« schwarz gewordene Sachen würden wir vermeiden.

Diese Art des Bewußtmachens macht vor dem Aufdecken tief unbewußter Vorgänge halt. Es kommt dem Kind nur zum Bewußtsein, wie sich gewisse Verhaltensweisen regelmäßig wiederholen. Damit ist es seinen zwanghaften Verhaltensweisen nicht mehr ganz so hilflos ausgeliefert. Es kann lernen, manches vorauszusehen und unter Umständen kann es sogar eine gewisse Kontrolle über sein Verhalten gewinnen.

g) Übertragung und Gegenübertragung

Schwer schädigende Erlebnisse erzeugen den Zwang zur Wiederholung. Der Mensch verliert die Fähigkeit, auf neue Situationen unvoreingenommen zu reagieren. Er hat die Tendenz, jeden Vorgang im Licht der vergangenen traumatischen Erlebnisse auszulegen, und ist geneigt, Situationen im Sinne seiner zwanghaften Bedürfnisse zu verzerren. Der Mensch, dessen frühe Beziehungen schädigend waren, bewahrt die Tendenz, die Affekte und Gefühle, die damals wachgerufen wurden, auf diejenigen Menschen, die ihm im späteren Leben bedeutend werden, besonders an seine späteren Liebesobjekte, zu übertragen.

Die psychoanalytische Heilmethode benützt diesen Prozeß in konstruktiver Weise. Die therapeutische Situation ladet dazu ein, infantile Affekte, Wünsche, Ängste auf den Psychoanalytiker zu übertragen. Innerhalb der sich daraus entwickelten »Übertragungs-Neurose« werden die Konflikte der Kindheit des Patienten wieder erlebt, diesmal unter besseren Bedingungen. Der Vorgang entkräftet mit der Zeit die zerstörende Wirkung der Kindheitstragödien.

In dieser Situation bewahrt der Psychoanalytiker oder der Psychotherapeut einen Zustand unvoreingenommener Aufgeschlossenheit gegenüber den Äußerungen des Patienten und läßt es zu, daß diese Mitteilungen in seinem eigenen Inneren ein Echo finden. Die Präzision und Sensitivität des Verhaltens zum Patienten hängt gleichermaßen von seinem Wissen und seiner Ausbildung und von seinem Einfühlungsvermögen ab. Es kann nun vorkommen, daß das affektive Verhalten eines Patienten sehr stark an empfindlich gebliebene Komplexe im Seelenleben des Therapeuten anklingt. Dann kann es geschehen, daß er darauf nicht im Sinne der Bedürfnisse des Patienten, sondern im Sinne seiner eigenen Vergangenheit reagiert. Die Gegenübertragung des Therapeuten stört dann die therapeutische Arbeit.

Obzwar eine Übertragung im vollsten Sinn in der Kunsttherapie nicht erwünscht ist, muß man doch den Prozeß verstehen. Die allgemein vorhandene Neigung, auf neue Erlebnisse im Sinne der Vergangenheit zu reagieren, ist bei gestörten Menschen besonders ausgeprägt. Jede Beziehung, die man anstrebt, wird daher unweigerlich von der Übertragung des Kindes beeinflußt und es ist auch wahrscheinlich, daß die Reaktionen des Therapeuten gelegentlich von seiner Gegenübertragung beeinträchtigt sind.

Ich bringe dafür zwei Beispiele: Mein erstes handelt von einem Kind, das auf gewisse, an sich gefahrlose Situationen mit Panik reagierte, die von einem früheren traumatischen Erlebnis bedingt war. Mein zweites Beispiel betrifft ein Ereignis, in dem Übertragung und Gegenübertragung allzugut ineinander paßten.

Henry

Henry, jetzt sechsjährig, war vor zwei Jahren das Opfer eines fast offenen Mordversuches seiner psychotischen Mutter gewesen. Nun hatten es alle Kinder in seiner Gruppe sehr gern, wenn sie sich auf ein großes Stück Packpapier legen durften, und ich dann ihre Umrisse mit Kohle nachzeichnete. Die so entstandenen Silhouetten benutzten sie, um sich in mannigfacher Verkleidung darzustellen. Besonders glücklich waren sie auch, wenn ich als besondere Belohnung Portraitskizzen von ihnen machte. Beides hatte einen beruhigenden Einfluß und stärkte das Gefühl der Identität bei den Kindern.

Nur bei *Henry* hatten diese Methoden entgegengesetzte Wirkung. Zwar bestand er darauf, daß ich auch seine Umrisse zeichnete, und daß ich auch ihn skizzierte. Aber was immer ich tat, fand er falsch. Jeder Versuch endete in zerrissenem Papier, Tränen und Wutausbrüchen. Trotzdem verlangte er immer wieder und heftiger, von mir abgezeichnet zu werden oder seine Umrisse gezeichnet zu haben.

Henry hatte sein fürchterliches Erlebnis mit der Mutter auf mich übertragen. Wenn ich ihn scharf ansah, oder wenn ich nahe an ihn herankam, um seine Umrisse zu zeichnen, empfand er das als einen Angriff. Trotzdem stand er unter dem Zwang, gerade diese Situation, die an das ursprüngliche Trauma anklang, immer wieder herbeizuführen. Um mit ihm weiter arbeiten zu können, mußte ich Situationen, die eine Übertragungsbedeutung angenommen hatten, vermeiden. Ich mußte es dazu bringen, daß *Henry* mich als eine von der Mutter getrennte Person erkennen lernte. Wir erreichten das, indem wir zusammen Bilder machten. Zuerst beschränkten wir uns dabei auf geometrische Figuren. Später schufen wir Tiere und zuletzt zeichneten wir sogar Menschen. Auf diese Weise wurde ich zu *Henrys* Hilfs-Ich. In dieser Rolle war ich für ihn eine viel weniger bedrohliche, übermächtige Erscheinung. Damit war ich auch nicht länger das Objekt einer Liebe und eines Hasses, der zu *Henrys* erster unglücklichen Beziehung gehörte.

Bei einem so schwer geschädigten Kind würde der Psychotherapeut es wahrscheinlich auch vermieden haben, zu bald an das traumatische Erlebnis in seiner ganzen Schrecklichkeit anzurühren. Er würde sich eher darauf konzentriert haben, zuerst das Ich des Kindes zu stärken. Irgendwann aber wäre der Zeitpunkt gekommen, in dem die Affekte und Ängste des Traumas in der Übertragung wieder erlebt worden wären. In der Kunsttherapie ist es wünschenswert, daß solches Material soweit wie möglich nicht in der Beziehung, sondern in der künstlerischen Produktion ausgedrückt wird.

Elemente der Übertragung sind notwendigerweise in allen menschlichen Beziehungen enthalten, und das gilt auch für die Beziehung in der Kunsttherapie. Wir werden erst aufmerksam, wenn es offensichtlich wird, daß die Beziehung viel wichtiger geworden ist, als die künstlerische Produktion. Besonders, wenn es dabei viele unerklärliche und übertriebene Gefühlsausbrüche gibt, und wenn sich gewisse Situationen immer wieder zwanghaft wiederholen, können wir annehmen, daß die Beziehung von der Übertragung beherrscht ist.

Der Mechanismus der Übertragung und Gegenübertragung wurde mir schon in meiner ersten Stellung in verheerender Weise klar. Ich arbeitete damals an der Wiltwyck-Schule, einem therapeutisch geführten Heim für gestörte Knaben.

Martin

Unter meinen Schülern an der eben erwähnten Schule war ein sehr begabter zehnjähriger Bub, dessen Schwierigkeiten hauptsächlich auf seiner Fixierung an die sehr gestörte Mutter beruhten. *Martin* provozierte sie zu grausamen Strafhandlungen, auf die dann eine große Versöhnung folgte, bis neue Provokationen zur neuerlichen Strafe führten. Die sadomasochistischen Erregungen wurden von Mutter und Sohn zwanghaft immer wieder heraufbeschworen.

Martin war einer meiner begabtesten Maler. Obzwar er manchmal unerträglich sein konnte, arbeitete ich doch besonders gern mit ihm. Ich konnte ihn gut verstehen, denn ich war auch ein isoliertes begabtes Kind gewesen, das mit einer starken Mutterfixierung belastet war.

Eines Tages malte *Martin* eine ungewöhnlich ähnliche boshafte Karikatur des Schuldirektors und der Präsidentin des Verwaltungsrates der Schule. Dann verschmierte er das Bild in einem Wutanfall mit schwarzer Farbe, so daß es unrettbar zerstört war. Wütend und aufs tiefste getroffen, nahm ich ihn bei den Schultern, stieß ihn hart gegen die Wand und gab ihm eine Ohrfeige. Darauf breitete sich ein irrsinniges Lächeln auf seinen Zügen aus, er griff nach seiner Hosentüre und sagte: »Wenn du das tust, dann juckt mich mein Schwanz.«

Da wurde mir klar, daß wir beide die ganze alte Tragödie, die sich sonst zwischen Mutter und Sohn abspielte, wiederholt hatten. Ich wußte auch, daß so etwas nur darum möglich gewesen war, weil seine Übertragung in meiner Gegenübertragung eine geeignete Reaktion gefunden hatte.

Ich hatte mich mit *Martin* identifiziert. In seinen Karikaturen hatte er auch meiner Feindseligkeit gegen die Respektspersonen in der Schule Ausdruck verliehen. Auf einer tieferen Ebene war damit auch meine infantile Rebellion gegen die Autorität der Eltern ausgedrückt worden. Solange seine Karikaturen gut waren, hatte *Martin* meine Aggressionen in einer für mich annehmbaren Weise befriedigt. Ich hatte mir aber mehr übertragene Befriedigung erlaubt, als dem Therapeuten zukommt und war darum doppelt gekränkt, als *Martin* in die primitive zerstörerische Aggression regredierte. Ich war nicht nur in meiner Rolle als *Martins* Lehrer angegriffen. Ich war tiefer getroffen. Da ich mit ihm identifiziert war, empfand ich seine Regression als die meinige. Da für mich der Zusammenbruch der Sublimierung die ernsteste Bedrohung meiner künstlerischen Persönlichkeit bedeutete, erlebte ich *Martins* Zerstörung seiner Malerei als einen persönlichen Angriff. Ich reagierte darauf mit Panik und Gegenwehr.

Daß *Martin* mir so gerade heraus von seiner sexuellen Erregung erzählte, hatte wahrscheinlich zwei entgegengesetzte Bedeutungen. Es war einerseits ein Verführungsversuch, der an mich als Repräsentantin des verführerischen weiblichen Geschlechtes gerichtet war. Andererseits war es auch eine Warnung an mich persönlich, an einen Menschen, von dem er wußte, daß er im Grunde vernünftig und keine Verführerin war. Dadurch, daß er mich darauf aufmerksam machte, was sich eigentlich zwischen uns abspielte, verhinderte er eine Wiederholung solcher Szenen.

Hier möchte ich den Leser gleich beruhigen: Die Episode hatte keine verheerenden Wirkungen. *Martin* und ich hatten beide unsere Lektion geplant. Unsere Beziehung war von dieser Stunde an viel besser unter Kontrolle. Ich zähle ihn zu meinen besten Erfolgen in einer langen Berufstätigkeit. Die Episode illustriert den Unterschied zwischen Einfühlung und Identifizierung. Es ist durchaus statthaft und auch notwendig, die eigenen Kindheitserfahrungen wachzurufen, um Kinder dadurch besser zu verstehen. Identifizierung aber, besonders, wenn sie unbewußt bleibt, kann das Verständnis hindern und zu irrationalem Verhalten führen.

Wenn affektgeladene Szenen sich immer in derselben Weise wiederholen, kann man vermuten, daß Übertragung und Gegenübertragung einander unterstützen, wie das zwischen mir und *Martin* geschehen war. Dann muß man sich sofort bemühen, diesen Teufelskreis zu durchbrechen.

In der Einschätzung des Schadens, den derartige Erlebnisse anrichten können, muß man nicht vergessen, daß das Leben des gestörten Kindes aus einer endlosen Kette von Katastrophen besteht, die durch das Ineinandergreifen seiner Störungen mit denen seiner Umwelt entsteht. Ein solches Erlebnis ist daher für das Kind nichts Ungewöhnliches. Bemerkenswert sind vielmehr die *wenigen* Erfahrungen, in denen es *nicht* zu einem solchen Ineinandergreifen kommt. Ein gelegentliches Ausgleiten richtet daher selten dauernden Schaden an, wenn nur die Beziehung die unglückliche Episode überlebt. Es ist anders, wenn eine Beziehung, die dem Kind wichtig geworden ist, durch die Gegenübertragung des Erwachsenen zerstört oder dauernd verzerrt wird. Ein solches Erlebnis, welches die schlimmsten Erwartungen des Kindes wieder einmal bestätigt, kann schwer schädigen.

Dauernder Schaden hätte z.B. dann entstehen können, wenn ich über die Heftigkeit meiner Reaktion so erschrocken wäre, daß ich *Martin* und seiner künstlerischen Produktion das Interesse entzogen hätte. (Als Beispiel eines solchen Ereignisses siehe *Rudolf Ekstein*, Grenzfallkinder). Oder auch, wenn ich – trotz *Martins* Warnung – nicht imstande gewesen wäre, ähnliche sadomasochistische Episoden in Zukunft zu vermeiden.

Im ganzen ist unsere Macht beschränkt, im guten wie im bösen. Wenn wir nur imstande sind, unsere Fehler zuzugeben, dann verzeihen uns Kinder viel leichter, als es Erwachsene tun.

h) Praktische Ratschläge

Wir haben jetzt einiges theoretisches Verständnis über Kunsttherapie gewonnen und müssen uns nun fragen: Was sind die praktischen Bedingungen, unter denen die Kunst zu einem wirksamen Element der therapeutischen Umwelt werden kann?

Vor allem brauchen wir einen eigenen Raum, der sowohl vom allgemeinen Spielraum als auch von der Beschäftigungstherapie, dem Handwerk und dem Basteln getrennt ist.

Nur allzu häufig muß ein zwitterhaftes Mischgebilde von Kunst und Bastelei den schöpferischen Bedürfnissen der Kinder genügen. Selbst vom rein praktischen Standpunkt aus ist eine derartige Situation für beide Gebiete ungünstig. Handwerk und handwerkliches Basteln brauchen Ordnung, Reinlichkeit, methodisches Vorgehen. Kunst ist notorisch schlampig und lebt von der Improvisation. Wenn so gegensätzlich gerichtete Beschäftigungen im engen Raum miteinander auskommen müssen, kommt es unweigerlich zu Konflikten. Meistens wird dann die Kunst nur für hochbegabte Kinder wichtig. Beschäftigungen, bei denen man einen bestimmten Gegenstand herstellen kann, und bei denen es Vorschriften gibt, denen man folgt, haben für das durchschnittlich begabte Kind mehr unmittelbare Anziehungskraft. Die Situation gibt wenig Gelegenheit, Geschmack an den nicht so leicht erreichbaren Freuden des künstlerischen Schaffens zu entwickeln.

Die größte Gefahr aber für Kunst und Handwerk liegt in kommerziell vertriebenen Produkten, die sowohl die schöpferische als auch die handwerkliche Arbeit umgehen, als da sind: fertige Formen zum Gipsgießen, vorgeschnittene Lederstücke zum Nähen von Brieftaschen, Anleitungen zur Herstellung künstlicher Blumen oder mit Mosaik geschmückte Aschenbecher und anderes mehr. In einem Raum, in dem mit solchen kommerziellen Hilfsmitteln gearbeitet wird, und in dem so hergestellte Dinge zu sehen sind, hat schöpferische Arbeit wenig Chancen.

Das Atelier für Kunsttherapie soll fließendes Wasser und einen großen Ausguß haben. Es soll viel Raum zum Aufbewahren der fertigen und unfertigen Arbeiten vorgesehen sein. Einfaches Material, das sich in vielfältiger Weise verwenden läßt, ist das beste. Dazu gehören Kohle, Plakatfarben, gute Pinsel, Paste, Töpferton und ein Töpferofen. Für die Arbeit mit Jugendlichen ist es ratsam, mehr verschiedenes Material zur Verfügung zu haben. Besonders wertvoll ist für solche Gruppen Werkzeug und Platz zur Konstruktion von großen Skulpturen.

Da man eine Betätigung mit tiefem persönlichen Erleben fördern will, führt man die Stunden möglichst ohne Anleitungen zu geben. Man ermutigt jedes Kind, sein eigenes Thema zu wählen. Vom Lehrer vorgeschlagene Themen oder Arbeitsweisen können zwar unter gewissen Umständen nützlich sein, z. B. während der ersten Stunden, wenn die Kinder noch nichts mit sich und ihrer Freiheit anzufangen wissen, wenn Kinder blasiert scheinen und ihnen nichts einfällt und um eine diszipliniertere Atmosphäre herzustellen, wenn es zu chaotisch zugegangen ist, oder um eine neue Technik zu demonstrieren. Diese Art der Arbeit sollte aber nur gelegentlich notwendig sein. Im ganzen soll eine Atmosphäre herrschen, in der das Kind empfindet, daß wir weder unsere eigenen Ideen aufzwingen wollen, noch darauf aus sind, irgendwelche bestimmten Reaktionen zu erzielen oder bestimmte Informationen herauszulocken; daß wir vielmehr nichts anderes wollen, als dem Kind in jeder Weise zu helfen, dasjenige, was es *selbst* will, auch zu erreichen. Alle Beispiele, die in diesem Buch vorkommen, wurden geschaffen, ohne daß ein bestimmtes Thema oder ein bestimmter Arbeitsvorgang verlangt wurde.

Ist Kunsttherapie für alle gestörten Kinder wünschenswert? Gibt es

Situationen, in denen es schädlich und sinnlos sein könnte, mit Kindern in dieser Weise zu arbeiten? Wir haben schon früher festgestellt, daß sich die Produktion von Gestaltungen, die symbolische Bedeutung haben, ungefähr zwischen dem dritten und fünften Jahr aus dem mehr undifferenzierten Spiel entwickelt. Daraus ergibt sich, daß Kinder, die sich nicht bis zu diesem Stadium entwickelt haben, oder die in das vorangegangene Stadium regrediert sind, zwar etwas davon haben können, mit Ton, Farbe oder Buntstiften zu spielen, dazu aber keinen Spezialisten brauchen. Eine verständnisvolle Kindergärtnerin kann die Beschäftigung ebenso gut leiten. Man wird uns aber heranziehen, wenn ein Kind im Begriff zu sein scheint, von der primitiven Art der Beschäftigung mit dem Material zur symbolischen Produktion überzugehen.

Kunsttherapie kann für manche gehirngeschädigte Kinder nicht brauchbar sein. Wenn nämlich der neurologische Schaden es unmöglich macht, sich innerhalb einer Fülle von Eindrücken auf eine Sache zu konzentrieren, oder wenn die Wahrnehmungsschädigung es dem Kind unmöglich macht, dem Material Form zu verleihen. Für solche Kinder kann das Material gebraucht werden, um Wahrnehmungsschwierigkeiten durch geeignete Übungen zu überwinden. Die Lehrmethode ist in diesem Fall strenger zu führen und freies Gestalten wird bestenfalls zum entfernten Ziel der Bestrebungen.

Man kann aber die besonderen Schwierigkeiten solcher Kinder umgehen und Wege finden, um auch ihnen eine schöpferische Arbeit möglich zu machen. Viele Kinder, z.B. die hoffnungslos verwirrt werden, wenn sie zeichnen oder malen sollen, können mit Ton oder Holz, wo der Tastsinn das Sehen ergänzt, viel freier arbeiten. Andere Kinder, die sich nicht konzentrieren können, wenn zu viele Eindrücke auf sie einstürmen, arbeiten gut, wenn das Material einfach gehalten ist, und zerstreuende Eindrücke vermieden werden.

Meine eigenen begrenzten Erfahrungen mit diesen Kindern haben mir gezeigt, daß es außerordentlich schwierig ist, mit Gruppen zu arbeiten, die aus hirngeschädigten und seelisch gestörten Kindern bestehen. Die Bedürfnisse dieser beiden Gruppen sind so entgegengesetzt, daß notwendigerweise entweder die eine oder die andere Gruppe zu kurz kommt. – Schöpferische Arbeit kann auch für Kinder, deren Abwehrmechanismen hauptsächlich zwanghaft sind, nicht geeignet sein. Solche Kinder werden in Situationen, in denen ihre gewohnten Abwehrmechanismen nicht anwendbar sind, oft ratlos und verzweifelt. Auch Kinder, die leicht vom Unbewußten überschwemmt werden, können häufig eine Beschäftigung nicht ertragen, in der die Phantasie zu sehr angeregt wird.

Man kann keine bestimmten Regeln dafür aufstellen, wann Zwangsvorstellungen oder psychische Desorganisation eine Kunsttherapie schädlich oder sinnlos macht. Glücklicherweise haben Kinder im allgemeinen ein gutes Gefühl dafür, was ihnen gut tut oder schadet. Ob man sie in die Kunsttherapie aufnimmt, oder es ihnen erlaubt, sich davon zurückzuziehen, sollte dem Verhalten der Kinder angepaßt sein.

III. Die Kunsttherapie und das Problem der Qualität in der Kunst

In der Kunsttherapie und in der Erziehung bezeichnet das Wort »Kunst« eine Mannigfaltigkeit von Arbeiten. Allen ist offensichtlich gemeinsam, daß ein Stoff in eine Form gebracht wird, mit der Idee, nicht einen nützlichen, sondern einen Gegenstand mit symbolischer Bedeutung zu schaffen. Wir sind uns dabei der enormen qualitativen Unterschiede dieser Arbeiten bewußt. Die Frage ergibt sich, ob es besser wäre, ein neues Wort zu formulieren, das frei vom üblichen Werturteil ist, das wir im allgemeinen mit »Kunst« verbinden für die Arbeiten, die in Kunstklassen mit dem Ziel geschaffen werden, seelische Störungen zu lindern oder eine gesündere Charakterentwicklung zu fördern.

Dem ausübenden Kunsttherapeuten oder dem Erzieher ordnet sich diese Mannigfaltigkeit in verschiedene, lose umrissene Kategorien. Er unterscheidet Arbeiten, die hauptsächlich formlos und chaotisch sind, solche konventioneller banaler Art, bildschriftliche Mitteilungen, die nur dann verständlich werden, wenn der Maler ihren Sinn erklärt und endlich auch differenzierte, ästhetisch wertvolle Arbeiten, die mehr oder weniger die Qualitäten besitzen, die wir intuitiv als Kunst empfinden.

Es ist nicht immer leicht, zwischen den verschiedenen Arbeiten zu unterscheiden. Zum Beispiel enthüllen sich manche anscheinend ungehemmt chaotischen Bilder nach genauerer Prüfung als banale Klischees in moderner Fassung, im Grunde genauso konventionell wie die altbekannten Blumen- und Früchtebilder. Andererseits wiederum mag ein Bild auf den ersten Blick stereotyp erscheinen, da sein Inhalt und seine Komposition einem bekannten Muster folgen; aber in Wirklichkeit hat der Künstler alte Formen mit neuen Erlebnissen erfüllt. Eine unfehlbare Methode, die verschiedenen Arten Kunst zu unterscheiden, kann es natürlich nicht geben.

Jedes Werturteil ist anfechtbar und Irrtümern ausgesetzt. Trotzdem sind wir davon überzeugt, daß solche Unterscheidungen gültig sind. Wir empfinden intuitiv, daß Gekritzel, Klischee, Bilderschrift und künstlerische Schöpfung auf psychischen Prozessen beruhen, die zwar einander verwandt, aber nicht identisch sind.

Unser Verhalten in der Arbeit zeigt, daß wir diese Unterschiede wahrnehmen. Zum Beispiel können wir annehmen, daß die Entdekkung der latenten Bedeutung einer schizophrenen Bilderschrift einen therapeutischen Sieg bedeutet. Wir wissen jedoch, daß es unsinnig wäre, dieselbe Symbol-Übersetzung an einem echten ästhetischen Kunstwerk vorzunehmen. Wenn ein Kritzler einigen Einzelheiten seines Gekritzels eine besondere Bedeutung zumißt, würden wir dies als eine Projektion ansehen, vergleichbar einer Antwort zu einer Rorschachtafel.

Die projizierte Idee ist für uns interessant; das Gekritzel selbst werden wir nicht für eine Bilderschrift ansehen, die gezeichnet wurde, um damit etwas Wichtiges auszudrücken.

Unserer Handlungsweise und Einstellung liegen gewisse allgemein gültige Voraussetzungen zu Grunde, die wir meistens als selbstverständlich hinnehmen. Wir nehmen z. B. an, daß Malereien oder Zeichnungen, die hauptsächlich aus einem Gewirr von Farben und Linien bestehen, zu einer Zeit geschaffen wurden, in denen die Impulse stärker waren als die hemmenden Kräfte. Es wäre falsch, noch weitere Schlüsse zu ziehen. Wenn wir nicht mehr über die besonderen Bedingungen erfahren, unter denen die Arbeit entstanden ist, können wir nicht erraten, ob der Künstler absichtlich auf seine Kontrollen verzichtete und seinen Impulsen volle Freiheit ließ, oder ob er von einer Aufwallung seiner Gefühle überwältigt wurde. Angenommen, daß letzteres der Fall ist, müssen wir bedenken, daß ein schwaches Ich schon durch einen relativ leichten Druck überwältigt und ein starkes Ich durch ein wuterregendes oder vernichtendes Erlebnis aus dem Gleichgewicht gebracht werden kann. Darüber hinaus dürfen wir nicht vergessen, daß Stärke und Schwäche unterschiedlich verteilt sind. Jemand, der in der Kunst leicht eine ärgerliche Haltung einnimmt, mag unter anderen Bedingungen eine beträchtliche Selbstkontrolle ausüben. Für einen anderen wiederum mag das Gegenteil stimmen.

Wir können mit ziemlicher Sicherheit sagen, daß das Kräfteverhältnis bei konventionellen, klischeebeflissenen Arbeiten umgekehrt ist und daß solche Arbeiten meistens der Abwehr dienen. Nicht alle Arbeiten dienen einer bestimmten Abwehr; manchmal erscheinen sie als Ausdruck einer allgemeinen Leere und Hilflosigkeit. Ich habe dies im Kapitel »Kunst und Leere« beschrieben. Auch in solchen Fällen ist die Stimmung eher unterwürfig als impulsiv. Der Maler von Klischees bestätigt das in der Einschätzung seiner Bilder. Er ist gewöhnlich am zufriedensten mit Arbeiten, die seinen Vorbildern am ähnlichsten sehen und seine eigene Persönlichkeit möglichst verbergen. Andrerseits gibt es Maler, die sehr bewußte Anstrengungen machen, originell zu sein und trotzdem mit dem Kopieren eines fremden Stiles enden. Wir vermuten, daß ein unbewußtes Bedürfnis nach dem allgemein Anerkannten stärker war als der bewußte Wunsch nach persönlichem Ausdruck, oder daß das Gefühl der eigenen Identität zu schwach war.

Wie wir bereits erwähnten, können wir nicht ohne weitere Kenntnis erraten, warum ein Klischee gemalt wurde oder welcher Aufgabe es dient. Vielleicht wurde es gemalt, weil jede Abweichung vom Konventionellen den Künstler in Angst versetzt oder aber, um einem Publikum zu gefallen, das herkömmliche Kunst vorzieht, oder aus vielen andern uns unbekannten Gründen.

Es ist recht schwierig, über Bilderschriften allgemeines auszusagen, sie müssen als persönliche Mitteilung betrachtet werden. In jedem Falle brauchen wir erst einen Schlüssel, der uns den Sinn verständlich macht.

Endlich gibt es Werke, die differenzierter sind als der chaotische Ausdruck, origineller als das Klischee, unmittelbarer verständlich als die Bilderschrift, Arbeiten, die zu einem gewissen Grade die Qualität der Kunst im eigentlichen Sinn besitzen. Wir müssen uns hier fragen, ob wir Eigenschaften erkennen, die allen diesen Arbeiten gemeinsam sind und ob wir ihre Funktion im seelischen Haushalt des Künstlers verstehen können.

Daß besondere Vorgänge echte Kunst von anderen bildhaften Darstellungen unterscheiden, scheint im Grunde strittig. Man kann argumentieren, daß Kunst immer gefühlsmäßig geladen ist: sie kommt von Gefühlen und erweckt Gefühle. Ein gefühlsmäßiger Ausbruch, auf Leinwand oder Papier eingefangen, kann sowohl für den Künstler als auch den Betrachter seelisch erregend sein. Was also ist der Unterschied zwischen Kunst und einem leidenschaftlichen Gekritzel? Und wo sollen wir die Linie ziehen zwischen Klischee und Kunst, da es ja eigentlich unmöglich ist, Kunst zu schaffen, die nicht von Tradition und Konvention beeinflußt ist? Könnte es nicht sein, daß derselbe Vorgang, der zur Schaffung einfacher Bilderschriften führt, gleichzeitig auch zur künstlerischen Schöpfung beiträgt? Jedes Kunstwerk enthält eine Geheimgeschichte, dem eigenen Schöpfer selbst verborgen, die Wahl und Anordnung der Bild-Symbole beeinflussen.

Die Argumente sind einleuchtend; dennoch sind wir sicher, daß die Kunst, nie ganz faßbar, widerspruchsvoll und der Kritik ausgesetzt, eine Wesenseinheit ist, die man von anderen Formen des bildhaften Ausdrucks unterscheiden kann. Kunst ist charakterisiert durch eine Ökonomie der Mittel, durch innere Konsistenz und darstellende Kraft. Das ist eine recht allgemeine Beschreibung, genauere Definition scheint immer verfehlt. Prominente Kritiker der Vergangenheit und Gegenwart haben Kitsch bewundert und große Kunst verurteilt und mehr als eine Gesellschaft hat den Stil und die Wesenheit bestimmter Kunstrichtungen abgelehnt. Sogar der Kunstkritiker, der an sein eigenes Urteil glaubt, kann niemals völlig seiner eigenen Wertung eines bestimmten Kunstwerkes trauen. Wir glauben trotzdem, daß in all diesen Widersprüchen ein Kern objektiver Wahrheit enthalten ist. Wir versuchen unser Verständnis zu bereichern, indem wir die psychologischen Prozesse, die bei der Entstehung von Kunstwerken beteiligt sind, untersuchen.

Bei der Kunst von Kindern ist diese Frage weniger kompliziert. Wir können vom Grad der Begabung, der Geschicklichkeit und von der allgemeinen Entwicklungsstufe absehen und hier alle Arbeiten als Kunst bewerten, die eine gewisse innere Einheit und Folgerichtigkeit erreichen und die, wiederum in den Grenzen kindlicher Fähigkeiten, eine überzeugende Ausdruckskraft zeigen.

a) Mißlingen und Erfolg in der Kunst

Herman

Farbbild I wurde von *Herman* kurz nach seiner Aufnahme in die Wiltwyck-Schule gemalt. Es zeigt eine beträchtliche Fertigkeit, ist aber beunruhigend. Zwei widersprechende Mitteilungen scheinen sich gegenseitig aufzuheben.

Die Gestalten im Bilde, ein Kaninchen, zwei Bäume, zwei Vögel, drei Engel und eine feenhafte weibliche Figur, wie auch eine Sonne sind sehr brav, etwas süßlich wiedergegeben und entsprechen mehr der Zeichnung eines guten kleinen Mädchens in einer Sonntagsschule, als der eines zehnjährigen Jungen. Der Hintergrund jedoch, in leidenschaftlichen, orange-farbenen Pinselstrichen, drückt etwas ganz anderes aus; die lebhafte Farbe und wilde Bewegung löschen die Figuren fast aus, isolieren sie voneinander, so daß das Gesamtbild einen fragmentarischen Eindruck erhält.

Hermans Gestalten scheinen jenen Teil seines Selbst darzustellen, den er zu zeigen bereit ist. Der Hintergrund verrät seinen unterdrückten Zorn und seine Leidenschaft. Die Figuren in seinem Bild würden eher einen rosa oder lichtblauen Hintergrund verlangen. Das Höllenfeuer ist in *Hermans* mädchenhaftem Paradies nicht am Platz. Die zerbrechlichen, isolierten, im feurigen Orange schwebenden Gestalten haben eine gewisse Beredtheit; alles in allem ist das Bild kein künstlerischer Erfolg.

Diagnostisch ist es interessant; aber die psychologische Wirklichkeit steht nicht im Einklang mit den künstlerischen Absichten des Kindes, sondern setzt sich unabhängig von ihr durch. Wir haben es hier mit einem Beispiel zu tun, das nicht Selbst-Ausdruck sondern Selbst-Verrat zeigt.

Hermans nächstes Bild (Farbbild II) behandelt wiederum einen Konflikt zwischen zwei Kräften. Diesmal dringt das Negative aber nicht gegen seinen Willen durch. Der Kampf zwischen den beiden Kräften ist vielmehr der augenscheinliche Inhalt der Malerei. *Hermans* frauenhafter Engel, der seine Harfe festhält, wird von einem roten Teufel verfolgt. Wir können dieser endlosen Jagd über den Himmel folgen, ein blaues Labyrinth, welches das ganze Bild ausfüllt. Wir brauchen keine weiteren diagnostischen Hinweise, um den Inhalt zu verstehen.

Bemerkenswert ist die Ökonomie der Künstlerischen Mittel. Die tiefste Bedeutung ist allein durch die Handhabung der Farben übermittelt. Sowohl des Engels Gewand wie auch das Labyrinth waren zuerst rot – das Blau wurde später darübergesetzt. Die Mischung beider Farben gaben dem Kleid ein dramatisches Purpur. Das Blau gewann die Oberhand im himmlischen Labyrinth, doch das zu Grunde liegende Rot blieb teilweise sichtbar. Wir sehen anschaulich, wie beide Kräfte in der Tat dasselbe Gebiet durchlaufen. Dadurch wird das kinästhetische Gefühl der endlosen, richtungslosen Verfolgung noch eindringlicher. Wir spüren, wie Engel und Teufel wahrhaftig und schicksalshaft untrennbar sind.

Man kann natürlich nicht annehmen, daß all dies bewußt geplant war. Vielmehr sieht man, wie bewußte Absicht und unbewußte Mitteilung zusammenlaufen und dadurch die intuitive Gestaltung des Werkes wirksamer und überzeugender machen. Dies im Gegensatz zum ersten Bild, wo bewußter und unbewußter Sinn einander widersprechen und dadurch die ästhetische Qualität und den gefühlsmäßigen Ausdruck schwächen.

Farbbild III hat *Herman* gemalt, als er elf Jahre war. Es zeigt noch immer den Zwiespalt zweier Kräfte, nun offen als männlich und weiblich dargestellt und nicht mehr ausschließlich als gut und böse gesehen, wie es im Bild von Engel und Teufel der Fall war.

Es sieht so aus, als ob *Hermans* Werte sich verschoben hätten: die Pferdestute ist nun schwarz, Hengst und Fohlen dagegen in goldener Farbe. Auch des Vaters Genital ist deutlich dargestellt, während das Euter der Mutter ausgelassen ist, obwohl es durch des Fohlens saugende Haltung inbegriffen ist. Der Palomino-Hengst und die schwarze Stute stehen sich gegenüber, getrennt durch zwei vertikale Pinselstriche in Grün; dies könnte der Versuch einer Aussöhnung sein. Das Fohlen vereinigt das Paar: es saugt an der schwarzen Mutter und hat selbst die Palominofärbung des Vaters. Die Pferde sind schön gezeichnet. Bei näherem Hinsehen bemerken wir aber, daß jedem der beiden Pferde ein Bein fehlt.

Wir sind nicht sicher, ob wir *Hermans* Begabung bewundern sollen, dessen schön gezeichnete Figuren unserer Vorstellung eines »Pferdes« entsprechen, trotz der fehlenden Beine. Oder sollen wir über die Konflikte, die er erkennen läßt, beunruhigt sein, nämlich seine scheinbar andauernden Kastrationsängste und innere Spaltung, die er sogar angesichts seiner eigenen heroischen Anstrengungen nicht meistern kann.

Künstlerisch ist dieses Bild ein Erfolg, jedoch mit Vorbehalt. Das Bild ist überzeugend und einheitlich. Die zweiseitige Komposition gibt den Figuren auf beiden Seiten des Bildes gleiches Gewicht und Bedeutung und vermittelt ein Gefühl von Ausgeglichenheit. Die Handhabung der Farben betont das noch. Der starke Kontrast zwischen Gold und Schwarz ist durch die schwarze Schattierung des goldenen Palomino-Hengstes und die goldene der schwarzen Stute in Einklang gebracht.

Durch die fehlenden Beine ist etwas aus dem Unbewußten aufgetaucht und obwohl gut verborgen, vermindert es die überzeugende Kraft des Bildes. *Hermans* Stil hat sich entwickelt. Seine Ideen sind realistischer und sein Sexualkonflikt offen dargestellt. Seine Störung ist besser versteckt. (Die fehlenden Beine bemerkt man nur bei genauerer Betrachtung!)

Wenn Verwirrung aus dem Unbewußten eine Arbeit durchdringt, wird die innere Einheit des Bildes zerstört. Verwirrung kann aber auch das Thema eines Bildes werden.

Max (Abb. 3)

Dieses Bild des neunjährigen *Max* (sein Vater kommt aus Puerto Rico, seine Mutter ist eine amerikanische Negerin) zeigt seine Verwirrung in Bezug auf Rasse und Hautfarbe. Er bringt zwei Köpfe: einer ist weiß und hat rote, der andere ist braun und hat rosa Gesichtszüge. Beide Köpfe sind formlosen Körpern aufgesetzt. Der Hintergrund wiederholt das Thema in einem richtigen Wirrwarr von weißen und rosa Punkten.

Max ist weniger begabt als *Herman*. Wenn wir jedoch die Grenzen seiner Begabung in Betracht ziehen, ist sein Bild erfolgreich. Es wirkt überzeugend und einheitlich und drückt seinen Inhalt in knapper Weise aus.

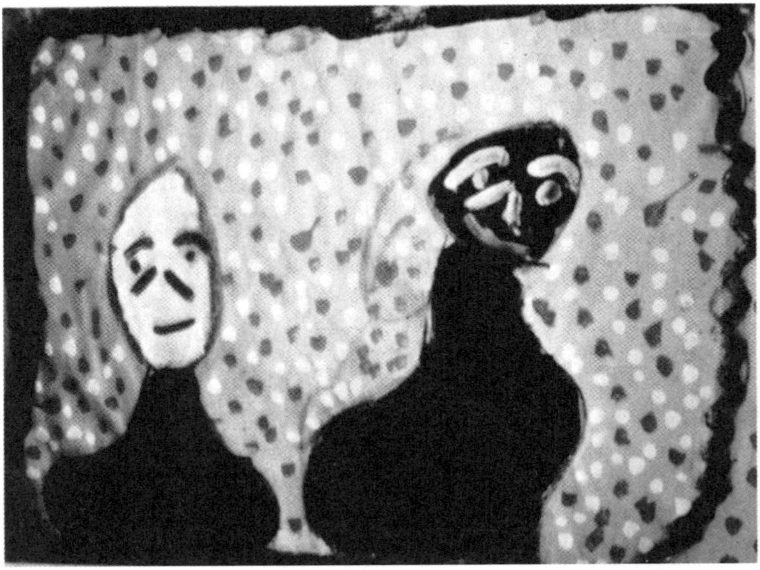

Abb. 3 *Max*: Schwarz und Weiß (45 × 60 cm)

Wir haben darzustellen versucht, was wir unter dem Begriff der »Qualität der Kunst« verstehen und können nun die Kräfte, welche Kunst fördern oder hindern, systematischer untersuchen.

b) Verschiedene Arten, Kunstmaterial zu benützen

Die Kräfte, die einander unterstützen, wenn der schöpferische Prozeß gelingt, wie auch die hemmenden Kräfte sind bei Kindern durchsichtiger als bei Erwachsenen. Das komplizierte Abwehrsystem, das im späteren Leben unentwirrbar mit der gesamten Charakterstruktur verflochten erscheint, ist im Kinde noch rudimentär. Besonders wenn wir mit Kindern arbeiten, die wir als Grenzfälle, d. h. als beinahe psychotisch bezeichnen, können wir beobachten, wie sie zwischen verschiedenen Verhaltensweisen hin und her pendeln. Zum Zwecke einer gewissen Systematisierung habe ich fünf Arten der Betätigung und des Materialgebrauchs herausgearbeitet:

1. *Einleitende Tätigkeiten*: Kritzeln, Schmieren, Erforschung der Eigenschaften von Material, was zwar noch nicht zur Erarbeitung symbolischer Formen führt, aber als positiv und ichgerecht erlebt wird.
2. *Chaotisches Entladen*: Planschen, Spritzen, Hämmern. Zerstörendes, negatives Verhalten, das zu Kontrollverlust führt.
3. *Kunst im Dienste der Abwehr*: Stereotypes Wiederholen, Kopieren, Durchpausen; banale konventionelle Arbeiten.
4. *Bilderschrift*: Bildmitteilungen, die entweder Worte ersetzen oder ergänzen. Diese Art Mitteilung kommt in der Psychotherapie oft vor, erscheint aber auch in anderen Beziehungen. Sie bleibt gewöhnlich für den Außenstehenden unverständlich. Bilderschriften sind im allgemeinen flüchtig ausgeführt und erreichen selten die Vollständigkeit und überzeugende Kraft wirklicher Kunst.
5. *Gestaltender Ausdruck oder Kunst im wahren Sinn des Wortes*: die Schaffung symbolischer Gebilde, die ein Ausdruck des Selbst und gleichzeitig eine Mitteilung an die Umwelt sind.

Die folgenden Fälle illustrieren den verschiedenen Gebrauch von Kunst-Materialien. Sie stammen von der Arbeit mit fünf- bis achtjährigen Kindern, die Patienten der kinderpsychiatrischen Station am Albert Einstein College of Medicine (New York) waren. Ich nenne sie hier *Tom, Michael, Robert* und *Billy*.

1. Einleitende Tätigkeiten

Tom ist sechs Jahre. Er betritt das Atelier das erste Mal seit seiner Aufnahme in das Spital. Er wählt Ton für seine Arbeit, klopft einen Klumpen zu einem Pfannkuchen, glättet ihn mit Wasser und freut sich an dem feuchtglitschigen Gefühl. Er sieht, wie ein anderes Kind aus so einem Pfannkuchen ein Gesicht macht. Er nimmt ein Modellierholz, zeichnet auch ein Gesicht in den Ton und versucht, Ohren anzufügen. Er glättet das Gesicht wieder zu einem Pfannkuchen und versucht es von neuem. Es will ihm aber nicht gelingen und er schmeißt schließlich den Ton ärgerlich an die Wand. Er gewinnt dann seine Kontrolle wieder, wäscht sich die Hände sehr sorgfältig und verläßt die Werkstatt.

Wir erleben eine spielerische Tätigkeit, die in dem Versuch gipfelt, eine ausdrucksvolle Form zu schaffen. Dabei kommt es zu einer Affekt-Entladung, dem schließlich ein für dieses Kind typisches Abwehrverhalten folgt. *Tom* benimmt sich wie ein drei- oder vierjähriges Kind. Mehr kann er offenbar in diesem Augenblick nicht leisten. Es wird nichts unternommen, um ihn dazu zu bringen, das Material in einer seinem Alter entsprechenden Art zu behandeln. Man kann aber erwarten, daß das Beispiel der anderen Kinder ihn bald zu weiteren Arbeiten anregen wird.

2. Chaotisches Entladen – Abfuhr von Affekten

Michael und *Robert*, zwei Siebenjährige, gehören derselben Gruppe an. Beide haben auch denselben Psychotherapeuten. Zwischen ihnen herrscht eine heftige Geschwister-Eifersucht.

Michael, der Stärkere der beiden, ist tonangebend. Er gießt eine größere Menge Farbe auf Papier, faltet und öffnet es und erzielt damit eine Anzahl von Rorschach-ähnlichen Klecksen, die sich über das Papier ausbreiten. Er bringt es auch fertig, den Tisch und sich selbst durch und durch mit Farbe zu beklecksen.

Mit lauter Stimme verlangt er, daß ich seine Arbeit bewundere. Gleichzeitig gelingt es ihm auch, *Roberts* Arbeit mit Farbe zu verschmieren. Dann wischt er seine Hände an meinem Kittel ab. *Robert* wird von *Michaels* Stimmung angesteckt und beide Jungen malen nun Hakenkreuze an die Wand. Er malt sie auch trotz meines Protestes auf meinen Kittel. *Robert* hingegen verziert meinen Kittel mit Sternen. Beide Jungen finden einen halbzerbrochenen, aus Ton modellierten Kopf eines Hundes, stecken ihn in eine leere Kaffeekanne, begießen dann alles mit Farbe. Sie nennen dies nun »Arsch-Kopf«. Jetzt sage ich ihnen mit großem Nachdruck, daß sie sich entweder anders benehmen oder das Atelier verlassen müssen. Sie nehmen sich etwas zusammen und begnügen sich mit einem mehr erträglichen spöttischen Hänseln. Konstruktive Arbeit kommt nicht zustande.

Wir sehen, daß diese Stunde völlig von der direkten Abfuhr sexueller und aggressiver Erregung beherrscht ist. Das Farb-Schmieren am Beginn der Stunde war nur ein Vorwand für aggressives Besudeln. Die gegen mich gerichtete Aggression hängt wahrscheinlich mit der Eifersucht der beiden Jungen zusammen, die gezwungen sind, viele Dinge, vor allem aber den Psychotherapeuten, zu teilen. Im gemeinsamen Angriff gegen mich finden die beiden eine Möglichkeit der Verständigung.

3. Zwanghafte Abwehr

Es gibt Zeiten, in denen schöpferische Arbeit unmöglich ist und chaotisches Benehmen nur durch Flucht in zwanghafte Tätigkeiten kontrolliert werden kann.

Robert, siebenjährig, kommt recht gestört in die Werkstatt. Er kann sich nicht beruhigen, klettert auf Möbel, wirft mit Ton, stört andere Kinder und versucht alles Denkbare, um sich wehzutun oder bestraft zu werden. Ich weiß bereits, daß er in einem solchen Zustand unfähig ist, schöpferische Arbeit zu leisten. Er kann aber innerhalb genauer Beschränkungen funktionieren. Ich schlage ihm daher vor, etwas zu machen, was mit seiner Schularbeit zu tun hat. Schließlich beruhigt er sich damit, Nummern aus Ton zu fertigen. Er arbeitet fleißig und ich lobe seine Arbeit.

Die Stunde begann mit einem Benehmen, das nur durch Flucht in eine zwanghafte, abwehrende Tätigkeit kontrolliert werden konnte. In dieser Notsituation unterstützte ich *Roberts* Abwehrmechanismen. Die zwangshafte Arbeit ist chaotischer Wildheit vorzuziehen, obgleich der erzieherische Wert gering ist.

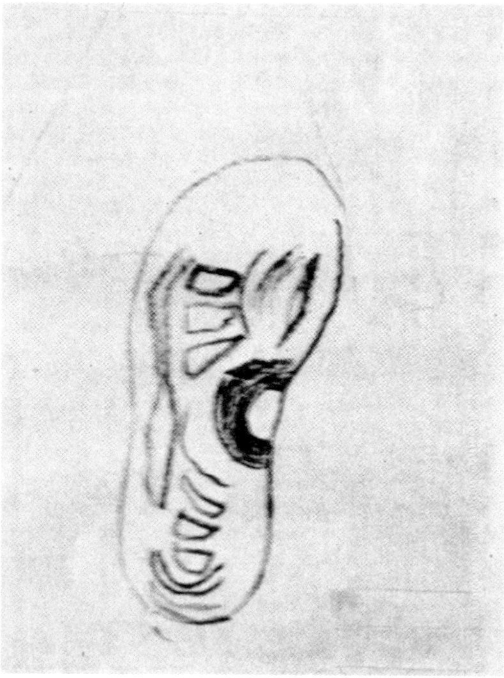

Abb. 4. *Robert*: Turnschuh (23 × 30 cm)

Manchmal muß schöpferische Arbeit nach vergeblichem Kampf aufgegeben werden. Um Kontrollen wiederum herzustellen, muß ein Kind auf zwanghaft konventionelle Arbeitsweisen zurückgreifen.

Robert möchte den Kopf eines Schäferhundes modellieren. Zuerst macht er einen klar und kräftig geformten Kopf und Hals. Dann will er den Hals noch stärker machen und drückt so viel mehr Ton an, daß der Hals seine Form verliert. Zur gleichen Zeit drückt und würgt er den Hals so fest, daß er wiederum zu dünn wird. Wiederholt versuche ich ihm zu helfen, die anfängliche Form wiederum herzustellen; er muß sie aber immer wieder zerstören. Schließlich bohrt er ein tiefes Loch, welches das Maul darstellen soll und versucht mit verbissener Hartnäckigkeit ein schmales Stück Ton als Zunge einzusetzen. Diese Zunge zerbröckelt wiederholt. Schließlich wird er wütend und zertrommelt mit seinen Fäusten den Kopf. Er beruhigt sich, nimmt ein Stück Papier, stellt seinen Fuß in seinen neuen Tennisschuhen darauf und zeichnet ihn nach. Er versucht dann, die komplizierte Spur seiner Gummisohlen ganz genau nachzuzeichnen (Abb. 4).

Mit dem Hundekopf versuchte *Robert*, eine ausdrucksvolle Form zu schaffen. Wenn es ihm gelungen wäre die Skulptur zu vollenden, dann hätte sie wahrscheinlich seine psycho-sexuelle Störung aufgezeigt, nämlich seine Verwirrung bezüglich der Körper-Öffnungen und Körper-Funktionen. Die sexuelle Erregung, die Ambivalenz und Angst, die offenbar bei dem Versuch, den Kopf zu modellieren, erweckt wurde, führte zu einander widersprechenden Handlungen (er machte den Hals gleichzeitig dick und dünn, usw.), die das Gestalten unmöglich machten und schließlich zu einem Wutausbruch führten. Nach dieser Affektentladung nahm *Robert* in die von ihm bevorzugte Abwehr seine Zuflucht, nämlich in zwanghaftes Zeichnen, das oft mit magischen, fast wahnhaften Phantasien verbunden ist. (Er glaubt z. B., daß seinen Tennisschuhen magische Kräfte innewohnen, daß er damit vielleicht fliegen kann.)

Billy, sechsjährig, zeichnet einen geschmückten dreieckigen Weihnachtsbaum. Über das Zeichenpapier zerstreut sind primitive schematische Darstellungen von Kindern mit hellrosa Buntstiften eingezeichnet. Jedes Kind hat einen Kopf mit rudimentären Zügen; zwei Linien stellen sowohl Beine wie auch den Körper dar. Im rechten Winkel zu diesen Linien sind zwei kurze Striche, welche die Arme darstellen. Die Fläche, die den Körper darstellen soll, ist leer und unbestimmt. Unterscheidende Merkmale zwischen männlich und weiblich sind nicht vorhanden.

Billy ist unzufrieden und zerreißt die Zeichnung. Er bittet mich, einen »richtigen« Weihnachtsbaum auszuschneiden und meint damit einen Baum genau so, wie er in seinen Ausmalbüchern vorgezeichnet ist. Meine ersten Versuche lehnt er ab. Er verlangt, daß die Bäume ganz genau symmetrisch sind. Dann paust er meine Vorlage sehr sorgsam durch. Er fügt noch eine sehr genau gezeichnete Reihe verschnürter Päckchen dazu und färbt den Baum mit grünem Wachsstift. Ich kann ihn nicht dazu bewegen Menschen hinzuzufügen.

Billys erster Versuch ist, obgleich infantil, recht ausdrucksvoll. Ein gutes Bild seiner Familie: eine Schar vernachlässigter Kinder in einem vernachlässigten Haushalt. Seine Art Menschen zu zeichnen drückt symptomatisch aus, wie unbedeutend, hilflos und wie kastriert er sich empfindet. Eine solche Projektion seines unvollständigen Selbst ist für ihn nicht tragbar. Darum hält er sich an sehr unpersönliche Klischees, bei denen er vor der Begegnung mit der unerträglichen Wirklichkeit sicher ist.

4. Bilderschrift

Die Therapie, die in diesem Buch beschrieben wird, ist nicht darauf aufgebaut, zur Produktion der Bilderschrift besonders zu ermutigen. Solche Bilderschriften gehören mehr in den Bereich der Psychotherapie. Doch gibt es Situationen, wo diese Art von Mitteilung auch in der Kunsttherapie wichtig ist.

Eine Notmaßnahme

Einige der Kinder waren psychologischen Prüfungen unterzogen worden, in denen auch ein Labyrinth vorkam. Eines der Kinder begann nun seine eigene Idee über dieses Labyrinth – in seinen Worten war es eine »Falle« – aufzuzeichnen. Er zeichnete ein Gewirr von Wegen mit einem Haus, das etwa in der Mitte stand; aber keiner der Wege führte zu dem Haus. Diese Idee verbreitete sich wie ein Lauffeuer. Bald waren alle Kinder dabei »Fallen« zu zeichnen. Sie fügten alle möglichen furchtbaren Gefahren hinzu, wie z. B. Ungeheuer, Gespenster und wilde Tiere. Sie zeichneten »Fallen« für einander und »Fallen« für mich und sie kamen und baten mich »Fallen« für sie zu zeichnen. Die ganze Klasse war plötzlich von Angst geladen und die Zeichnungen wurden immer verwirrter.

Es war klar, daß der Labyrinth-Test die ärgsten Befürchtungen der Kinder ausgelöst hatte und das war nicht schwer zu verstehen. Die Kinder waren weit von ihrem zu Hause, eingeschlossen in einem enorm großen Gebäude, in dem alle möglichen geheimnisvollen und unverständlichen Dinge vor sich gingen. In den Gängen des Spitals begegneten sie Kranken in Rollstühlen, auf Krücken, arm- und beinlosen Menschen. Ambulanzen fuhren ein und aus. Darüber hinaus war jedes der Kinder im Labyrinth seiner eigenen Verwirrungen und Ängste verloren.

Es war klar, daß ich etwas unternehmen mußte, um die unheimlichen Vorstellungen, die sich um die Labyrinth-Fallen gebildet hatten, unschädlich zu machen. Ich begann also den Kindern harmlose »Fallen« zu zeichnen; mit Wegen, auf denen sie nur milden Gefahren begegneten, die sie leicht überwinden konnten, so daß sie dann unversehrt nach Hause kamen. Z. B. führte einer der Wege zu einem Fluß, dessen Brücke zerbrochen war. Das Bild zeigt aber auch einen Pfad, der zu einem Baumstamm führte, der quer über dem Fluß lag, so daß man doch leicht hinüberlaufen konnte (Abb. 5).

Die Kinder waren entzückt. Jedes Kind erhielt seine harmlose »Falle«. Die Kinder wiederum zeichneten »Fallen« für mich, die mich sicher heimbrachten (Abb. 6). Die Stunde endete friedlich. Wir hatten keine künstlerische Arbeit geleistet; dazu waren die Zeichnungen zu flüchtig und schnell gemacht worden. Wir hatten mit Hilfe von zeichnerischer Darstellung unmittelbare Angst gemildert und das Vertrauen wiederum hergestellt. Ich hatte eine Art psychologischer »Erste Hilfe« geleistet. Da die Mitteilung der Kinder in Bilderschrift gefaßt war, hatte ich auch in Bildern geantwortet.

Versöhnung

Robert hatte sich während einer Stunde sehr zerstörerisch benommen. Schließlich wurde ich böse und schickte ihn für eine kurze Zeit aus dem Zimmer. Er weinte darauf den ganzen Nachmittag untröstlich. Nachdem ich mit den anderen Kindern fertig war, holte ich ihn für eine kurze Zeit allein in die

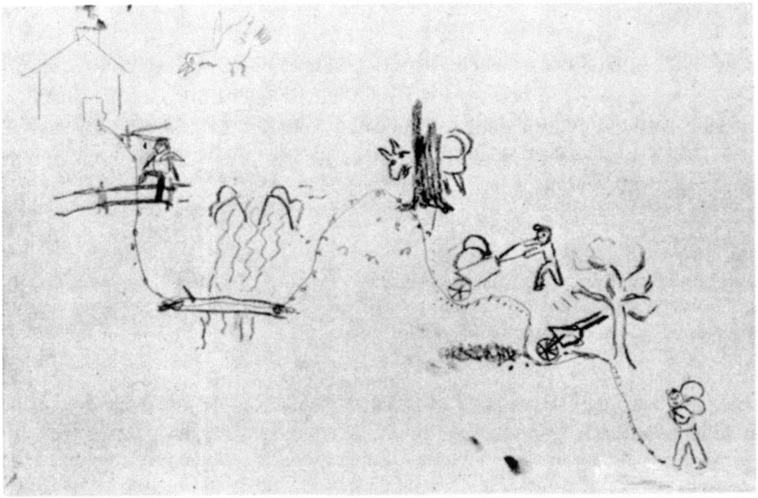

Abb. 5 *Kramer*: Harmlose Falle (30 × 45 cm)

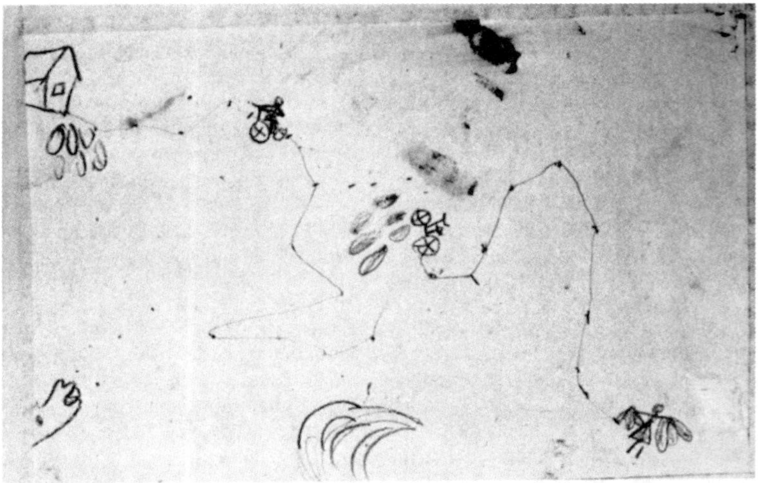

Abb. 6 *Angel*: Harmlose Falle (30 × 45 cm)

Werkstatt, unter der Bedingung, daß er sich zusammennehmen und nicht mehr weinen würde. Er hörte zu weinen auf und betrat den Arbeitsraum mit abgewandtem Gesicht. Er sagte kein Wort, sondern zeichnete ein Bild (Abb. 7), welches seinen Gemütszustand sehr lebendig ausdrückte:

Der hohe Stengel einer margeritenartigen Blume mit sehr dunklem Kern teilt das Papier in der Mitte. Die rechte Seite ist dunkel und zeigt ein schwach gezeichnetes Zickzack, das einen Blitz darstellt. Auf der lichten Seite sehen wir eine zweite kleinere Margerite, auch mit dunklem Kern, ein großes Wolkengesicht mit traurigem Mund, tränenvollen Augen, eine kleinere Wolke mit gleichem Gesichtsausdruck und eine Anzahl tränenförmiger Regentropfen, die über das Papier verstreut sind. *Robert* war nicht bereit, über seine Zeichnung zu sprechen, aber er verließ den Arbeitsraum gefaßt. Später lächelte er mir zu und sagte auch auf Wiedersehen.

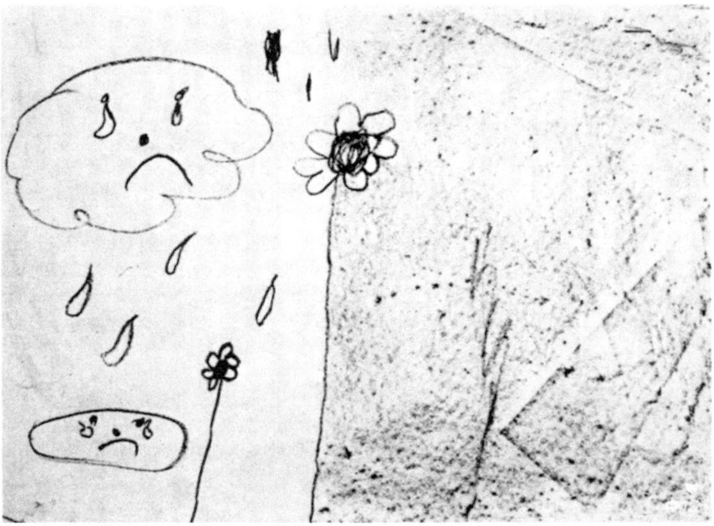

Abb. 7. *Robert*: Versöhnungsbild (45 × 60 cm)

Das Bild hält die Mitte zwischen Bilderschrift und Bild. Es ist mehr geformt und ausdrucksvoller als die meisten Bilderschriften. Die Mitteilung ist aber besonders an mich gerichtet und bezieht sich auf die gegenwärtige Situation.

Da *Robert* nicht über sein Bild sprechen wollte, wissen wir nichts über die bewußten Vorstellungen, die er damit verband. Er brachte auch keine Assoziationen, die zu Vermutungen über unbewußtes, im Bild enthaltenes Material hätten führen können. Wir können nicht wissen, ob die dunkle Hälfte des Bildes mit dem Blitz ein Abbild meines Ärger oder seiner Wut ist oder möglicherweise, eine Verdichtung beider. Wir wissen nicht, warum er zwei Wolken und zwei Blumen zeichnete: sind es die beiden Mitspieler in diesem Drama oder soll die Wiederholung der Geschichte Nachdruck verleihen?

Über den uns bekannten Inhalt hinaus ist das Bild selbst sowohl eine Mitteilung wie auch ein treues Bild von *Roberts* Persönlichkeit. Er war innerlich gespalten. Zorn und Tränen stehen eng beieinander. Er war ein Kind, das sich verzweifelt darum bemühte, Beziehungen aufrecht zu erhalten, trotzdem sein gestörtes Verhalten immer wieder durchbrach. Die Zeichnung handelt von schwarzer Wut, Tränen, Spaltung zwischen Hell und Dunkel und von Hoffnung. Zur Zeit, da er dieses beredte Bild zeichnete, wäre es ihm kaum möglich gewesen, solch komplizierte Ideen in Worte zu fassen, aber er konnte sie in bildlicher Sprache übermitteln.

5. Geformter Ausdruck

Des siebenjährigen *Roberts* Versuche sich auszudrücken endeten nicht immer in Chaos oder Flucht. Einmal, z. B., modellierte er die Figur eines Hundes. Er baute vier starke Beine auf und formte Kopf und Hals. Als er aber den Körper modellierte, quetschte er den Ton immer wiederum so stark, daß der Körper in der Mitte entzwei brach (Ähnlich wie es seiner Hundekopf-Skulptur ergangen war; s. S. 68). Mit meiner Hilfe machten wir den zerbrochenen Körper immer wiederum ganz und zuguterletzt waren wir erfolgreich. *Robert* stellte den Hund auf eine Scheibe Ton und legte kleine Tonstücke unter seine Hinterfüße als »Kaki« (sein Wort für Kot). Er gab dem Hund auch ein großes Halsband. Später bemalte er den Hund mit weißer Farbe. Augen, Nase und Ohren wurden schwarz eingezeichnet und zwischen die Vorderbeine kam ein roter Fleck: »Blut«. Das Halsband wurde grün. Das weiße kleine Hundegesicht mit den großen traurigen Augen, die Stirne umrahmt von schwarzem Haar, hatte eine erstaunliche Ähnlichkeit mit Roberts Gesichtsausdruck, besonders wenn er einen groß und herzzerbrechend anschaute. Diesen Hund gab er mir als ein Geschenk (Bild 8).

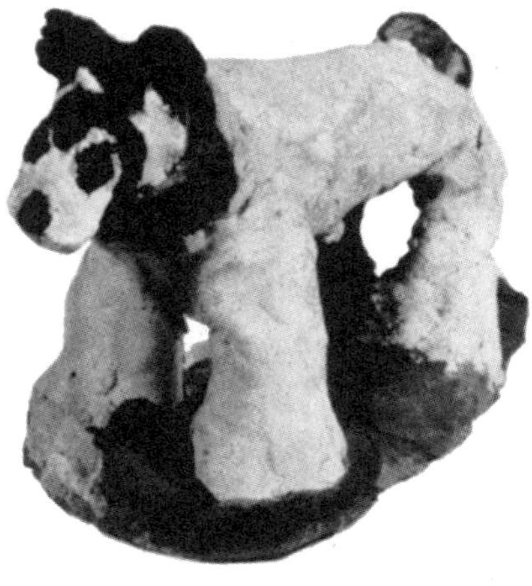

Abb. 8 *Robert*: Hund mit Blut und Kaki (15 cm hoch)

Die Plastik zeigt nicht nur Roberts Gestörtheit (sein Beschäftigtsein mit Blut und Exkrementen), sie gibt auch ein gutes Bild seiner ganzen Person. Wir sehen sein Bedürfnis nach Kontrolle, seine Versuche, sie sich zu schaffen (Halsband) und sein Verlangen trotz seiner, oder vielleicht auch mit all seinen Schwierigkeiten akzeptiert zu werden. Dies drückt er doppelt aus: er wählt ein Haustier als Thema und er bietet seinen Hund, samt Blut und Kaki, als Geschenk.

Seine Arbeit scheint bedroht, wenn er immer wieder den Körper des Hundes in der Mitte zerquetscht. Letzten Endes kann er aber meine Hilfe annehmen und es gelingt ihm, seine Impulse zu beherrschen. Im Gegensatz zu dem Versuch mit dem Hundekopf, wo seine sexuellen Phantasien die Fertigstellung der Arbeit verhinderten, war es *Robert* diesmal möglich, seine Phantasien in die schöpferische Arbeit einzubeziehen und bis zu einem gewissen Grad zu verarbeiten.

Robert stellt einen Grenzfall zwischen solchen Kindern dar, für die Kunst eine große Hilfe ist und denen, wo eine solche Tätigkeit eher schadet. Seine Kontrollen bestehen größtenteils in zwanghaften Abwehrmaßnahmen; schöpferische Arbeit führt oft zu wildem Ausagieren. Aber *Robert* ist außerordentlich glücklich, wenn es ihm gelingt, diszipliniert und schöpferisch zu arbeiten und er erinnert sich an jede dieser seltenen Gelegenheiten mit großem Stolz. Es ist daher sehr wichtig, daß wir ihm solche Möglichkeiten geben, trotz Schwierigkeiten und Zusammenbrüchen, die immer wieder vorkommen. Wenn die Arbeit in der Werkstatt zu aufregend wird, helfe ich *Robert*, sich mit einer mehr zwanghaft geordneten Beschäftigung zu beruhigen.

Es kommt vor, daß schöpferische Arbeit nur gelingt, nachdem drohende Gefühlsausbrüche mittels zwanghafter Tätigkeit abgewehrt wurden.

Nach einem Wutanfall in der Schule kommt der siebenjährige *Michael* in die Werkstatt. Er erklärt, daß er eine Zirkus-Szene malen möchte, ein Bild, das so gut werden soll, daß er es verkaufen und mit dem Geld seine Familie unterstützen kann. Er ordnet mit viel Sorgfalt seinen Arbeitstisch und bereitet seine Materialien vor. Er beginnt mit einer Leiter, die zu einem fliegenden Trapez führt. Er zeichnet nahe am Rande des Papiers und verbringt die ganze Stunde damit, geduldig die Sprossen der Leiter zu malen. In der darauffolgenden Stunde malt er sehr schnell einen Akrobaten, der im Begriff ist, seine Partnerin, die durch die Luft auf ihn zufliegt, aufzufangen. *Michael* ist ein sehr begabtes, aber impulsives Kind und hat gelernt, seine schöpferische Arbeit vor seinen Ausbrüchen zu beschützen. Dabei benützt er die sachgemäße Vorbereitung des Materials oft als Beruhigungsmittel.

Schöpferische Arbeit kann einem Kind helfen, sich innerlich auf eine neue Situation vorzubereiten oder Angst zu bewältigen. Übermächtige Angst jedoch zerstört den Arbeitsprozeß.

Zu einer Zeit, da *Michaels* Entlassung, er ist jetzt acht Jahre alt, vom Spital in ein Heim für psychisch gestörte Kinder näherrückt, verfertigt er die Figur eines Tiefseetauchers mit seinem Atmungsgerät. Er hatte die Absicht, auch die Figur seines Mitschülers *Angel* hinzuzufügen, ein Junge, der sein Rivale in Kunstarbeiten gewesen war und der vor kurzem in ein anderes Heim entlassen worden war. Nach seinem Plan hätte die Plastik beide Jungen, *Michael* und *Angel* in

Taucherausrüstungen darstellen sollen, wie sie sich die Hände schütteln. Die Arbeit dauerte einige Tage. Zuerst schien alles sehr gut vonstatten zu gehen. Die erste Figur, Michael, war fast fertig. Bloß die Sauerstoff-Maske mußte noch am Gesicht des Tauchers befestigt werden. *Michael* hatte große Schwierigkeiten, diesen kleinen Gegenstand zu verfertigen und ihn passend über Nase und Mund anzubringen. Er wurde sehr aufgeregt. Ich schlug ihm vor, die Maske auszulassen, als ob der Taucher wiederum am Land sei; doch er wollte davon nichts wissen. Plötzlich schlug er mit der Faust auf die Figur ein und zerstörte sie. Er brach in lautes Schluchzen aus, stieß den Tisch um und mußte mit Gewalt aus der Werkstatt entfernt werden.

Michael fürchtete sich entsetzlich vor seiner bevorstehenden Entlassung aus dem Spital und der ihm unbekannten neuen Umgebung und versuchte im Taucher seine Gefühle symbolisch auszudrücken. Er versuchte sich selbst in einer starken männlichen Idealfigur darzustellen und beschwört das Bild eines Knaben herauf, mit dem er sich früher identifiziert hatte. (*Angel* war ein guter Künstler gewesen und er wußte von ihm, daß er seine Versetzung gut überstanden hatte). Hier verhält sich *Michael* ganz so, wie wir es uns wünschen würden. Er schafft sich ein Symbol, das eine Analogie der bevorstehenden Gefahren darstellt und es gelingt ihm beinahe, seine Angst zu bewältigen.

Unglücklicherweise brechen Angst und Wut wiederum aus, als er versucht, den Sauerstoff-Apparat, der ja wirklich der zum Überleben wichtigste Gegenstand ist, richtig anzupassen. Am Ende zerstört er das Bild seines Hoffens und seiner Furcht. (Wir können uns vorstellen, daß sich seine Angst auch darum verschlimmerte, weil Nase und Sauerstoff-Maske auch eine sexuelle Bedeutung annahmen und der Versuch, beides zu verbinden, tiefer liegende Ängste und Ambivalenzen berührt haben mag). *Michael* ist besonders verzweifelt, weil es ihm nicht möglich war, durch schöpferische Arbeit seine Gefühle zu meistern, eine Art der Bewältigung, die ihm meistens verläßlich Beruhigung und Trost bringt. Er hat genügend Kraft zur schöpferischen Arbeit. Anders wie z. B. *Robert* und *Billy*, die es nur selten soweit bringen. Aber im Augenblick steht er unter außergewöhnlichem Druck, der selbst für sein bedeutendes künstlerisches Talent zu schwer ist.

Meine Beispiele sollen zeigen, wie die Kategorien, die wir am Beginn aufgestellt haben, helfen können, systematischer über die künstlerischen Arbeiten von Kindern zu denken, ohne damit ein starres System einzuführen. Ein Kind mag z. B. von spielerischen Experimenten mit dem Material zu einem geformten Ausdruck fortschreiten. Es mag dann wiederum in drastische Entladungen regredieren, sich in zwanghaft gebundene Produktion flüchten und von dort zur planvoll schöpferischen Arbeit zurückfinden.

Kunsttherapie hat im großen und ganzen die Aufgabe, Kindern zur schöpferisch geformten Produktion zu verhelfen. Wir sind uns aber bewußt, daß dieses Ziel nicht immer erreichbar ist. Manchmal liegt schöpferisches Gestalten nicht im Bereich der Möglichkeit und es gibt Situationen, in denen eine andere Art der Arbeit dem Kinde eher gerecht wird.

IV. Die Sublimierung

a) Der Begriff der Sublimierung

Wir haben zu Beginn von Kapitel III das Problem der Qualität in der Kunst erörtert, indem wir das fertige Werk zu analysieren versuchen. Wir erkannten in der überzeugenden Ausdruckskraft der inneren Einheit und der Ökonomie der künstlerischen Mittel die Echtheit guter Kunst. Die Harmonie in der Kunst wird durch Auflösung von Spannungen, niemals durch einfaches Weglassen der Dissonanzen erreicht, und spiegelt einen komplizierten Ausgleich innerer Kräfte wieder. In psychoanalytischer Sprache ist diese Harmonie vom Vorgang der Sublimierung bedingt.

Um den Begriff der Sublimierung zu verstehen, wollen wir vorerst ein grundlegendes Dilemma der Menschheit erötern. Allein den Menschen ist es nicht erlaubt, seinen Trieben unbedingt zu gehorchen und sich von seinen primitiven Affekten leiten zu lassen. Die Evolution der Intelligenz bei gleichzeitiger Rückbildung instinktiv regulierter Verhaltensmechanismen hat einen Grad erreicht, bei dem die instinktiv gesteuerten Mechanismen, welche das Verhalten der höher entwickelten Arten weitgehend lenken, nicht länger verläßlich wirksam sind. Um zu überleben, ist der Mensch daher gezwungen, diese Mechanismen durch ständiges Beurteilen jeder einzelnen Situation und durch immer neue Anpassung an die wechselnde Umwelt zu ersetzen. Dabei bleiben die Triebe aber die Hauptquelle aller Energie, und Triebbefriedigung die Urquelle aller Lust, auch beim Menschen. Da jedoch die Triebe nicht länger durch angeborene Mechanismen reguliert werden, die bestimmen, unter welchen Umständen sie befriedigt werden können oder wann Erfüllung versagt werden muß, sind sie den Menschen in ihrer Urform lebensgefährlich. Nach *Freuds* Theorien hat dieses unvermeidliche Dilemma zu einer tiefgehenden Spaltung in der psychischen Organisation des Menschen geführt: eine Teilung in die ursprünglich primitive Organisation, die wir als das »Es« bezeichnen und in das »Ich«, welches sich später daraus entwickelt hat. Das Ich ist eine organisierende Kraft, die in jedem Individuum von neuem entsteht und das unentbehrlichste Organ für das Überleben der Menschheit darstellt. Wir schreiben dem »Ich« alle höheren psychischen Funktionen zu, wie die Fähigkeit, die Umwelt wahrzunehmen und zu beeinflussen, Befriedigung aufzuschieben und die innere Einheit der Persönlichkeit zu erhalten. Letztlich dient das Ich den Trieben, die durch seine Anstrengungen Befriedigung erhalten, die sie durch impulsive Entladung niemals erreicht hätten. In diesem späten Entwicklungsstadium stehen dem primitiven System wenig andere Verhaltensweisen mehr zur Verfügung *(S. Freud 1911)*.

Das Über-Ich entwickelt sich mit dem Heranreifen des Individuums, wenn soziale Anforderungen und Hemmungen introjiziert werden. Die Fähigkeit des Über-Ichs, Verhaltensweisen zu erzwingen oder zu hemmen, erreicht niemals die Zuverlässigkeit oder Stärke der triebhaft hemmenden Mechanismen, die die sozialen Verhaltensweisen anderer Arten regelt. Es erfüllt jedoch ähnliche Funktionen, sorgt dafür, daß Verhalten voraussagbar bleibt und schützt damit das Bestehen der gesellschaftlichen Organisationen *(Lorenz 1963)*.

Das Ich könnte seine zahlreichen, einander widersprechenden Aufgaben, wie die Kontrolle der Impulse, das Vermeiden von Gefahren, die Abwehr von Angst und den Gewinn von Lust nicht ohne die Hilfe von einfacher Verdrängung und anderer komplizierterer Abwehrmechanismen erfüllen. Unter ihnen ist die Sublimierung einer der wirksamsten Prozesse zur Bewältigung der zerstörerischen Gewalt der Triebe und der konstruktiven Verwertung ihrer Kräfte. In diesem Vorgang wird Triebenergie vor ihrem ursprünglichen Ziel abgelenkt und einer Leistung zugeführt, die vom Ich geschätzt und meist sozial produktiv ist. Die starre und zwanghafte Qualität, welche die Triebe in ihrer ursprünglichen Form charakterisieren, wird durch die Sublimierung weitgehend gemäßigt, so daß Energien für Tätigkeiten frei werden, die über den beschränkten Kreis infantiler Konflikte und primitiver Bedürfnisse hinausgehen. Wir beobachten, daß die Stärke und Unabhängigkeit des Ichs in diesem Prozeß wächst und schließen daraus, daß Energiemengen dem Es entzogen und dem Ich zugeführt werden. Aggressive oder sexuell geladene Energien werden dabei weitgehend neutralisiert *(Hartmann 1955; Kris 1955)*. Ein wesentliches Merkmal der Sublimierung ist die echte und starke Befriedigung durch die gewonnene Ersatzhandlung.

Wir verstehen die Entwicklung des Ichs als solche und den Prozeß der Sublimierung nicht vollkommen. Es wäre gewiß eine zu große Vereinfachung, Sublimierung bloß als einen Ersatz zu bezeichnen. Es ist wohl richtig, daß sich die Sublimierungsfähigkeit nur entwickeln kann, wenn die menschliche Umgebung des Kindes dies begünstigt. Auch ist die Art und Weise der Sublimierungen weitgehend von der Gesellschaft bedingt. Die Anlage zur Sublimierung aber gehört wie die Notwendigkeit der Ich-Entwicklung selbst zur bio-psychischen menschlichen Erbschaft. Lustgewinn bei direkter Triebbefriedigung und Befriedigung bei Sublimierung sind von verschiedener Art. Hingabe an triebhafte Befriedigung gewährt intensiven Genuß, aber Übermaß ist gefährlich, und die nachfolgende Ernüchterung kann schädigen. Wenn die Erregung eine gewisse Schwelle überschreitet, entsteht Angst, denn der Verlust von Ich-Kontrolle gefährdet sowohl physische Sicherheit als auch menschliche Bindungen, von der das seelische Fortbestehen abhängt. Die Befriedigungen durch Sublimierung sind mehr differenziert und auch dauerhafter, aber sie können die Intensität direkter Triebbefriedigung nicht ganz erreichen. Sublimierung ist teilweise Verzicht. Bei vollkommener Triebbefriedigung ist keine Energie für neue modifizierte Leistungen vorhanden. Kein Trieb andererseits kann erfolgreich verändert und dem Leben angepaßt werden, wenn nicht zur Zeit seines ersten Erscheinens genügend direkte Befriedigung möglich war, und wenn nicht ein gewisses Maß direkter Befriedigung weiter möglich bleibt. Wenn solche Befriedigungen nicht gegeben sind, werden die triebhaften Bedürfnisse zu überwältigend und zwanghaft. Sollte der Mangel an Befriedigung äußere Ursachen haben, so finden die Triebe Ersatzbefriedigungen, mögen sie auch noch so abwegig sein. Falls die Verbote gegen triebhafte Befriedigungen vom Individuum selbst kommen, kostet die Anstrengung, Verdrängungen aufrechtzuerhalten, soviel Kraft, daß wenig Energie zur Sublimierung übrig bleibt.

Im allgemeinen gibt es wenige soziale Leistungen, die durch Sublimierung allein zustande kommen. Gehorsamkeit gegenüber sozialen Forderungen kann auch durch Angst vor Liebesverlust oder durch Kastrationsangst erzwungen werden. Solche Ängste führen aber eher zur neurotischen Abwehr als zur Sublimierung. Da jedoch soziale Anpassung für jede Entwicklung notwendig ist, können wir diese harten Mittel nicht ganz aufgeben. Bestenfalls können wir hoffen, daß in der Entwicklung des aufwachsenden Kindes der Anteil der Sublimierung überwiegt, und daß der Anteil der Abwehrmechanismen, welche geeignet sind, das Ich dauernd zu schwächen und einzuengen, kein allzu großer ist. Sublimierung stärkt das Ich, wogegen neurotische Abwehrmechanismen seine Kräfte verringern. Jeder Mensch hat Bereiche, wo die Sublimierung leicht erreicht wird und andere, wo dies schwieriger ist. Die Sublimierungsfähigkeit ist unterschiedlich. Es gibt Kinder, die mit einem Minimum von Aufmunterung sublimieren können, andere wiederum scheinen selbst unter den günstigsten Bedingungen fast unfähig zur Sublimierung.

b) Verschiebung und Sublimierung

Wenn wir in einem Wutanfall mit unserer Faust auf den Tisch schlagen, dann verschieben wir die Handlung von der Person auf den Tisch. Der mit aggressiven Kindern arbeitende Psychotherapeut hat ein Pfeilwurfspiel und ähnliche Dinge im Werkraum, um aggressive Handlungen in Bahnen zu lenken, die weder für ihn noch für den kleinen Patienten oder die Möbel gefährlich sind. Aber dies allein ist noch nicht Sublimierung. Ersatzhandlungen, welche Affekte in ungefährliche Bahnen lenken, ohne dabei ihre Gefühlswerte zu ändern, sind Sicherheitsventile, die uns durch das ganze Leben begleiten, und die wir mit anderen Lebewesen gemeinsam haben.

Bei Sublimierung erwarten wir, daß das Triebobjekt sich ändert, daß das Ziel der Handlung ein anderes wird, und daß die Qualität der Energie, mit der das Ziel erreicht wird, ebenfalls eine Änderung erfährt. Die folgenden Geschichten veranschaulichen den Prozeß:

Dany

Eine Gruppe von vernachlässigten, nicht allzu gestörten Jungen und Mädchen arbeitet mit Ton. Einer der Jungen verfertigt eine große Tonwurst und hält sie gegen seinen Körper, als wäre es ein Penis. Dann machen alle in der Gruppe einen Penis aus Ton. Die Stunde endet – wie nicht anders zu erwarten war – in wilder Heiterkeit, Zoten und Schlägereien. Ein gutes Maß sexuell gefärbter Aggressionen entlud sich auf mich. Was war geschehen? Die Heftigkeit der Aggression, der sexuellen Erregung und der dabei auftauchenden Schuldgefühle ist teilweise auf die übermäßige Abscheu vor der Entblößung der Geschlechtsteile zurückzuführen, die auch heute noch in der amerikanischen Kultur verwurzelt ist. Aber selbst in einem Milieu, in dem Nacktheit selbstverständlich ist, wäre es wohl zu Schwierigkeiten gekommen.

Der Versuch der Jungen, ihren kleinen Penis mit einem großen wie bei Erwachsenen auszutauschen, und der Mädchen, ihren fehlenden Penis mit einem aus Ton zu ersetzen, konfrontierte sie plötzlich mit der Absurdität ihres Wunsches. Während ihres Spieles brachte sie ihre Sehnsucht nach dem großen Penis in immer größere Erregung. Der weiche, abkrümelnde Ton demonstrierte unerbittlich die Ausweglosigkeit ihrer Anstrengungen. Ich hatte all dies erlaubt, oder besser, den Vorfall nicht verhindern können, und wurde so die Zielscheibe ihres Spottes.

Einige Zeit später fragte mich *Dany*, einer der Penismodellierer, scheu, ob es wohl für ihn möglich wäre, das Empire State Building aus Ton zu machen. Ich sagte aufmunternd, daß dies eine sehr gute Idee wäre. Er arbeitete sehr intensiv und brachte es zu einem Aufbau von ca. 25 cm Höhe, was ihn befriedigte. Er malte das Gebäude rot an und schmückte es mit einer Fahne über dem Tor. *Dany* war riesig stolz auf seine Arbeit. In den darauffolgenden Tagen kam er öfter in das Atelier, um seinen Bau zu besuchen. Er wurde ein enthusiastischer Modellierer und verfertigte nacheinander einen Dinosaurier, ein großes Schlachtschiff, ein Schwimmbasin mit Trampolin, eine Festung mit großen Kanonen usw.

Ohne Zweifel ist das Empire State Building ein Penis-Symbol, und die folgenden Skulpturen symbolisieren ebenfalls aggressive Männlichkeit. Wie haben wir es zu verstehen, daß das Modellieren eines Penis zu einer Katastrophe, das Modellieren eines Penis-Symbols aber zu schöpferischer Leistung, gutem Verhalten, Stolz in die vollbrachte Arbeit und einem positiven Verhältnis zum Lehrer führten? Weder der Wunsch nach einem größeren und besseren Penis, noch der Zusatz von Aggressivität sind verschwunden. Aber es scheint, daß der offene Wunsch nach dem Penis zumindest für die Dauer der Arbeit unwichtig geworden war oder unterdrückt wurde. *Danys* Interesse an der Größe des Penis wurde in einer psychischen Verschiebung auf mehr allgemeine Eigenschaften wie Größe, Pracht und Macht in verschiedener Gestalt gelenkt. Sein Ehrgeiz erwachte, er bemühte sich, ein guter Bildhauer und Baumeister zu sein. In dieser Weise gelingt es ihm, seinen Wunsch auf einem für einen kleinen Jungen gangbaren Weg zu erfüllen, nämlich Werke zu schaffen, die für ihn die Idee von Männlichkeit symbolisieren.

In dieser Reihenfolge ist der Ersatz eines Penis-Symbols für das wirkliche Glied der erste Schritt. Hätte *Dany* nicht mehr erreicht als die Verschiebung seines Wunsches, dann würde für ihn das Empire State Building zu einer Zwangsidee geworden sein, wie die zwanghafte Beschäftigung mit seinem Penis. Die neue Fixierung würde von der Umwelt besser aufgenommen werden, und das wäre der Gesamtgewinn. *Danys* wachsende Fähigkeit, seinen Gesichtskreis zu erweitern, sein Stolz in seine zunehmende Geschicklichkeit, zeigt uns, daß wir es hier mit einer grundlegenden Änderung und nicht mit einer bloßen Verschiebung zu tun haben.

Danys Versuch, mit seiner sexuellen Bedrängnis fertig zu werden, ist typisch für die Latenz-Periode. Bei einem ähnlichen Vorfall in einer Gruppe von Jugendlichen würde es kaum möglich gewesen sein, durch ein Abwenden vom menschlichen Körper zu einem mehr unpersönlichen sexuellen Symbol Sublimierung zu erreichen. Das Kind in der Latenz kann sich von seinen sexuellen Phantasien distanzieren. Der Jugendliche muß sich für seine erwachsene Liebesfunktion vorbereiten. Ich hätte versucht, das Interesse der Jugendlichen auf realistische Skulpturen und Zeichnungen des menschlichen Körpers zu lenken. Sublimierung wäre erreicht worden, wenn die sture Besessenheit von den Geschlechtsteilen in eine Würdigung der Eleganz und Schönheit des gesamten Körpers hätte umgewandelt werden können.

c) Symptom und Sublimierung

Dieselben Konflikte werden oft der Nährboden sowohl für Sublimierung, als auch für pathologische Formen der Bewältigung. Manchmal sind Symptome und Sublimierung so eng verschmolzen, daß es schwierig ist, sie zu unterscheiden. Verschiebung kann zur Entwicklung von Fähigkeiten führen, die letzten Endes eine Sublimierung möglich machen; Sublimierung kann neurotisch verzerrt werden. Wie können wir unterscheiden, ob der Vorgang, der das Verlangen nach sofortiger

Befriedigung in sozial produktive Bestrebungen umwandelt, Sublimierung ist oder bloß ein neurotisches Symptom?

Ich glaube, daß es möglich ist, trotz Ähnlichkeiten und Überschneidungen, zwischen Sublimierung und anderen psychischen Prozessen zu unterscheiden. In meinem nächsten Beispiel können wir beobachten, wie Verschiebung, symptomatisches Verhalten und Sublimierung sich im Bereich eines dauernden und tiefen Konfliktes mischen.

Das hier wiedergegebene Material kommt von der Guild School of the Jewish Guild for the Blind, einer Tagesschule für psychisch gestörte blinde Kinder, der auch eine psychiatrische Klinik angegliedert ist. Die Kunsttherapie-Klasse wird vom Autor geleitet und ist ein Teil eines vielseitigen Programmes von Gruppen und individuellen Tätigkeiten, die intellektuelle, soziale und physische Fähigkeiten entwickeln sollen.

Christopher

kam halbblind zur Welt. Eine geringe Sehfähigkeit verkümmerte langsam, so daß er mit sieben Jahren völlig blind war. Eine gewisse Lichtempfindlichkeit blieb jedoch zurück. Er war ein uneheliches Kind, das zeitlebens mit denselben Pflegeeltern lebte. Er war dauernd in Kontakt mit seiner Mutter, hatte aber seinen Vater nie gekannt. Im Alter von elf Jahren wurde er aufgrund seiner Lernschwierigkeiten und seines aggressiven Verhaltens in die Guild-Schule aufgenommen. Seine Aggressivität besserte sich. Er begann zu lernen und wurde der Psychotherapie zugänglich.

Kurz nach seiner Aufnahme in die Schule begann ich mit *Christopher* zu arbeiten. In der ersten Stunde erzählte er mir von seiner Liebe zu Vögeln, und er modellierte ein deutlich erkennbares Vogelpaar in Ton. Seine Vorstellung war realistisch und klar. Er konnte Formen gut unterscheiden und im Gedächtnis behalten und hatte die Fähigkeit, den Ton nach seinen Vorstellungen zu formen. Was immer *Christophers* Schwierigkeiten waren, seine Wahrnehmungsfähigkeit, Vorstellungskraft und Arbeitsfähigkeit waren intakt. Obgleich sein Interesse an Vögeln von Beginn an vorhanden war, verbrachte er den größten Teil des ersten Jahres damit, Bildnisse von lebendigen und mechanischen Machtsymbolen, wie Autos, Autobussen, Flugzeugen, wilden Tieren usw. zu modellieren. Er wählte seine Tiere immer wegen einer besonderen Fähigkeit, z. B. den Leoparden wegen seiner Schnelligkeit, den Wolf wegen seiner Wildheit, den Stier wegen seiner Hörner usw.

Ungefähr ein Jahr später, als *Christopher* zwölf Jahre alt war, entwickelte er eine Methode, aus Pfeifenreinigern, Papier und Klebeband Vögel herzustellen. Er konnte dies bald so gut, daß er sie zu Hause ohne Hilfe machen konnte. Er produzierte unzählige Vögel, Insekten, Fledermäuse und geflügelte Geschöpfe seiner eigenen Phantasie, immer in Paaren, ein Männchen und ein Weibchen. Mit zunehmender Geschicklichkeit wuchs seine Leidenschaft und Erfindungsgabe, so daß seine Freizeit zu Hause ganz mit der Herstellung solcher Wesen ausgefüllt war. Seine Vögel wurden sehr bewundert und gaben schöne Geschenke ab. Obgleich die ununterbrochene Produktion etwas Zwanghaftes hatte, war das ganze dennoch sehr befriedigend für ihn und für seine Umwelt.

Zur selben Zeit entwickelte *Christopher* ein zwanghaftes Interesse an der

Schnelligkeit, Ausdauer und Stärke der Vögel; er fragt ununterbrochen: »Ist ein Adler schneller als eine Gans?« »Kann eine Gans weitere Strecken fliegen als eine Ente?« »Kann eine Ente einem verfolgenden Adler entkommen?« »Wie lange kann sich ein Kolibri in der Luft halten?« Und so ging es unentwegt weiter.

Die Fragen waren zwanghaft, unvernünftig und freudlos. Sie zeigten denselben Charakter von zwanghaften Fragen, die wir bei manchen Kindern beobachten, die über das Rätsel der Geburt und des Gschlechtsunterschieds grübeln. *Christophers* Neigung, die Vögel in Paaren zu fertigen, weist darauf hin, daß auch er damit beschäftigt war.

Es schien, als ob *Christopher* auch ein Bedürfnis nach mehr Allgemeinwissen entwickelte. Er hatte damals große Schwierigkeiten, irgendeine Unwissenheit einzugestehen, die ihn gegenüber den sehenden Menschen benachteiligen könnte. Er entwickelte viele erfindungsreiche Wege, um seine Behinderung zu bemänteln. Diese machte es ihm unmöglich, unterscheiden zu lernen, welche Dinge ihm durch seine Blindheit entgingen, und welche Dinge sogar ein sehender Junge nicht verstehen würde, ohne erst fragen zu müssen.

Die ununterbrochenen Fragen über Vögel, mit denen er seine Lehrer und Schulkameraden quälte, gaben ihm eine beträchtliche sadistische Befriedigung. Es schien, als ob Vögel für ihn nicht nur ein Symbol für alles Gute und Wünschenswerte, sondern auch für Unerreichbares geworden waren.

In der Zeit, in der *Christopher* im Banne seines Vogelwahns stand, verfertigte er eine sehr gute Tonskulptur eines zweihörnigen Nashorns. Es war so groß, daß er darauf sitzen konnte, und er war ungeheuer stolz darauf. Er brachte es im Triumph nach Hause und stellte es im Garten auf, wo es von seiner Familie und seinen Freunden sehr bewundert wurde. Wenn wir annehmen, daß *Christophers* zwanghafte Fragen Zorn und den Wunsch, unverwundbar und stark zu sein, ausdrückten, so können wir sagen, daß das dickhäutige, wilde Tier in einer ähnlichen Stimmung geschaffen wurde, nur mit dem Unterschied, daß er in dieser Arbeit seine inneren Schwierigkeiten in einer positiven, nicht neurotischen Weise, zu bewältigen suchte. Das Nashorn war sowohl der Höhepunkt als auch das Ende einer Phase in *Christophers* künstlerischer Entwicklung. Von nun an stand er nicht mehr unter dem Zwang, wilde Tiere zu modellieren.

Christophers Fragen waren in der Zwischenzeit immer unerträglicher geworden; sie zu beantworten, schien das Symptom nur zu verstärken. Wir versuchten daher, ihn zu zwingen, nur vernünftige Fragen zu stellen, die auch vernünftig beantwortet werden konnten. Dadurch wurde die sadistische Befriedigung dieses Fragens aufgehoben. Wir nehmen an, daß der Entzug dieser Befriedigung zu einer Besserung beitrug. Denn in dieser Zeit, in der Lehrer, Psychotherapeut und Kunsttherapeut gemeinsam daran arbeiteten, wurde *Christopher* tatsächlich vernünftig. Sein Interesse, das vorher ausschließlich auf die Macht und Geschwindigkeit der Vögel gerichtet war, wurde zu echter Wißbegierde über das Leben der einheimischen Vögel, die er in seinem Hausgarten singen hörte.

Er dachte sich einen Baum aus Ton aus, auf dessen Ästen all die kleinen einheimischen Vögel, die er kannte, sitzen würden. Der Baum sollte ein Geschenk für seine Klassenlehrerin sein. Es war ein großes Unternehmen, und er mußte dazu ein Holzgerüst bauen. Die Skulptur bestand anfangs aus einem grob verfertigten Stamm, von welchem Äste mit großen Blättern sich nach allen Richtungen ausbreiteten. Etwa 6 Vogelpaare saßen auf den Zweigen und auf dem Boden unter dem Baum. Obgleich *Christopher* die Stellung und Art jedes

Abb. 9 *Christopher*: Frühlingsbaum (38 cm hoch)

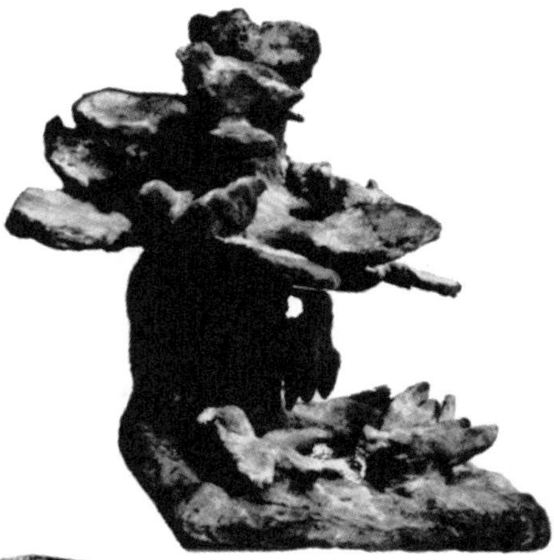

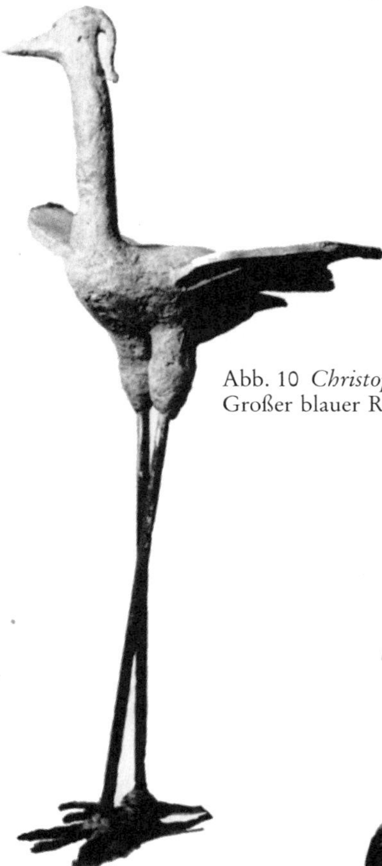

Abb. 10 *Christopher*:
Großer blauer Reiher (150 cm hoch)

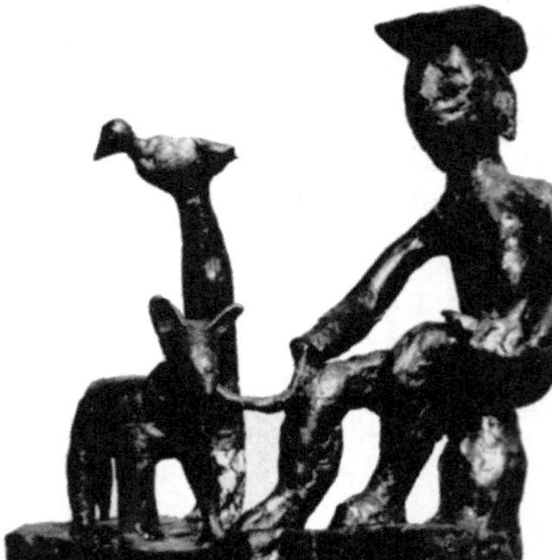

Abb. 11 *Christopher*: Mann mit Hund und Vogel (25 cm hoch)

Vogels genau im Kopf hatte, war alles recht grob ausgeführt. Einige der Vögel hatte er aus ihrer Form gequetscht, als er sie aufsetzte. Er war aber in einer solchen Eile, seine Arbeit fertig zu machen, daß er sich nicht die Mühe nehmen wollte, den Schaden zu reparieren. An diesem Punkt besuchte *Christophers* Klassenlehrerin unsere Werkstatt und bot sich an, ihm zu helfen, die Arbeit zu verbessern, wenn er und ich ihr sagen würden, was zu tun wäre.

Während *Christopher* und die Lehrerin am Baum arbeiteten, schlug ich vor, einige Nester und Eier hinzuzufügen. Etwas widerwillig begann er ein Nest zu modellieren; bald hatte jedes Vogelpaar ein Nest mit Jungen oder Eiern. Lebhaft dachte er sich die Form und Stellung jedes Nestes und der Mitglieder jeder Familie aus. Die grobe, etwas unzusammenhängende Konstruktion gewann eine neue Gestalt. Da gab es ein Paar, das bloß Eier hatte, ein anderes hatte sowohl Eier als kleine Junge. Ein Specht-Vater war damit beschäftigt, ein Loch in den Baum zu picken, um seine Familie unterzubringen. Ein anderer Vater war daran, einen Wurm aus dem Boden unter dem Baum herauszuziehen. Auf diese Art baute sich *Christopher* eine Vergegenwärtigung des Familienlebens in vielen verschiedenen Konstellationen. Es war sehr eindrucksvoll zu sehen, wie die Skulptur Schönheit gewann, nicht weil er sich bewußt um ästhetische Vollkommenheit bemühte, sondern weil er ganz darauf konzentriert war, seinen lebendigen Vorstellungen Form zu verleihen. Er nannte seine Arbeit den »Frühlingsbaum« (Abb. 9). Es gelang ihm hier der Übergang von schneller Massenproduktion zum Beginn eines Verständnisses für Qualität. Die Herstellung des Baums wurde möglich, nachdem er sein symptomatisches Verhalten zumindest teilweise aufgegeben hatte.

Wir können annehmen, daß er bis zu einem gewissen Grad die Unsinnigkeit seiner Beschäftigung mit Ungeheuern und Kraftleistungen eingesehen hatte; sein neues Interesse für wirkliche Vögel bedeutete, daß er seine Phantasien zumindest bis zu einem gewissen Punkt aufgegeben hatte. (Da *Christophers* gefühlsmäßige Entwicklung im Alter von 13 Jahren in vieler Weise der eines Zehnjährigen entsprach, gehörte ein gewisses Maß von grandiosen Phantasien zu seinem Alter.)

Der Verzicht auf die sadistische Befriedigung hatte ihm wahrscheinlich geholfen, den Übergang von der aggressiven Komponente seiner Sexualität zum Erlebnis der Liebe und der ödipalen Phantasien zu finden. Es ist leicht verständlich, daß *Christopher*, nachdem er ihr das große Geschenk des »Frühlingsbaums« gemacht hatte, seiner Lehrerin für eine Weile Schwierigkeiten bereitete, sie quälte und ihr Widerstand leistete. In einigen wenigen Wochen erlebte *Christopher* symbolisch bei der Erschaffung des »Frühlingsbaumes« und in Wirklichkeit in seinem Verhältnis zur Lehrerin die Befriedigungen und Enttäuschungen, die zur ödipalen Phase gehören, noch einmal. Letzten Endes hatte er so wie jedes Kind den Wunsch nach dem völligen Besitz des geliebten Objekts aufzugeben; dies konnte nicht ohne Kampf erreicht werden.

Es schien, daß sich *Christophers* Gefühle in jener kritischen Zeit auf zweierlei Weise ausdrückten: durch schöpferische Arbeit und in seinem Verhalten. Seinem erneuten Verzicht folgte wieder schöpferische Gestaltung. Nach der idyllischen Familienszene mit dem »Frühlingsbaum« bewies er seine Unabhängigkeit mit einer lebensgroßen Plastik eines blauen Fischreihers, welchen er nur für sich selbst verfertigte, und nicht als ein Geschenk für andere. Die Skulptur war so groß wie er, mit weit ausgestreckten Flügeln (Abb. 10). Der blaue Fischreiher sollte dem großen Nashorn zu Hause zugesellt werden. Die Verschiedenheit zwischen dem grob ausgeführten Ungeheuer und dem langhalsig-graziösen Vogel zeigt eindrucksvoll den Übergang von kindlicher, trotzig-aggressiver Kampfbereitschaft zu reiferer, stolzer Männlichkeit. Diese groß angelegte Arbeit beschäftigte ihn fast ein Jahr. (Die Geschichte dieser Schöpfung ist ausführlich im nächsten Kapitel beschrieben.)

Bei der ungewöhnlichen Situation durch *Christophers* Blindheit zeigt sich hier besonders gut, wie ein gesundes Ich Konflikte und Verletzungen überwindet. Wir haben eine größere Anzahl von Mechanismen aufgezeigt; manche waren positiv, manche unter Umständen schädlich. Die Verquickung dieser Mechanismen führte zu neuen und unerwarteten Konstellationen.

Als der elfjährige *Christopher* in die Guild School aufgenommen wurde, war seine Liebe für Vögel schon fixiert. Er hatte auch bereits einen großen Widerstand, Personen zu modellieren; die wenigen Versuche, zu denen er gebracht werden konnte, zeigten, daß seine bildliche Vorstellung des Körpers intakt war und keine wesentlichen Entstellungen aufwies. Wir nehmen an, daß die Kunst der Kinder vor allem Selbstdarstellung ist und schließen daher, daß er sich mit Vögeln identifizierte.

Wir können annehmen, daß für *Christopher* diese nicht greifbaren Kreaturen Fähigkeiten besaßen, die selbst die Sehenden nicht hatten; d. h. was Sehen nach seiner Vorstellung bedeutete. Wir sind auch sicher, daß wir es hier mit einer unbewußten Gleichung zu tun haben, nämlich Blindheit = Kastration und Sehen = Potenz. Weiter können wir annehmen, daß die Idee des Sehens auch in gewisser Weise mit all den unerfüllbaren Kindheitswünschen verkettet ist, die *Christopher* mit allen Kindern teilt. Wir wissen jedoch nichts genaues über das Wesen dieser Beziehungen.

Wenn unsere Ansicht richtig ist, so bedeutet *Christophers* Modellieren der Vögel einen Versuch, seine Blindheit zu verneinen und seine Sehkraft, wie alles, was sie für ihn symbolisiert, wieder herzustellen. Wir müssen jedoch verstehen, daß er seine Blindheit nicht ableugnet. Im Gegenteil! Nachdem er eine Plastik fertiggestellt hatte, auf die er besonders stolz war, rief er aus, er wünschte, sie sehen zu können.

Verschiebung hilft Problemen, denen wir nicht gewachsen sind, auszuweichen, und das kann gefährlich sein. Es kann aber auch ein guter Umweg werden. Seine große Liebe zu Vögeln half *Christopher*, seine Kräfte und schöpferischen Fähigkeiten zum Aufbau seiner Psyche zu mobilisieren. Dieses wiederum stärkte sein Selbstgefühl und half ihm, sich als ein Blinder zu akzeptieren. Bevor er in eine andere Schule für normale blinde Kinder umgeschult wurde, macht dies eine letzte Plastik glaubwürdig. Er modellierte aus Bildhauerwachs einen sitzenden Mann mit einem Hund an der Leine und einem Vogel, der auf einem Baum sitzt (Abb. 11). Wenn alles gut geht, können wir hoffen, daß seine ungewöhnliche Maßnahme zur Überwindung von Enttäuschungen und Entbehrungen schließlich zu außergewöhnlichen schöpferischen Leistungen führen. Gegenwärtig fallen Verschiebung, Verneinung, Sublimierung und zwanghaftes Verhalten zusammen und beeinflussen einander gegenseitig. Wir können das Endergebnis nicht voraussagen.

d) Der Prozeß der Sublimierung

Die Entwicklung der Sublimierung ist meist ein unbewußter Prozeß. Es ist selten möglich, eine fertige Arbeit zu ihrer gefühlsmäßigen Quelle zu verfolgen. Die Geschichte von *Christophers* Frühlingsbaum beleuchtet das letzte Stadium in der Umwandlung von Gefühl in Form. In anderen Vorkommnissen, die hier beschrieben sind, können wir den Weg der Sublimierung vermuten, viel aber bleibt uns verborgen. Ich will nun drei Begebenheiten beschreiben, wo ich unmittelbarer als dies gewöhnlich möglich ist, die Umwandlung eines Gefühlserlebnisses in ein Bild beobachten konnte.

Mary,

acht Jahre alt, war ein energisches, intelligentes Mädchen, das unter vielen neurotischen Schwierigkeiten litt. Sie war impulsiv, hatte Weinkrämpfe und Wutanfälle. Da sie viel Begabung und Interesse für Kunst hatte, wurden Malstunden in *Marys* Haus arrangiert, hauptsächlich, um ihr schwaches Ich zu stärken. Zur Zeit, da sie das Farbbild IV malte, kämpfte sie um Selbstkontrolle. *Mary* begann die Stunde, indem sie Farben mischte, ohne sich ein Thema für ihr Bild ausgedacht zu haben. Zuerst ging alles gut. *Mary* freute sich, neue Farben und Farbkombinationen zu finden. Aber bald wurde diese völlige Freiheit für sie zu viel. Sie mischte immer wilder und produzierte ein braunes Misch-Masch. Ihre Stimmung wurde zerstörerisch, und es war vorauszusehen, daß sie bald nicht nur das ganze Papier, sondern auch die Möbel und sich selbst mit Farbe beklecksen würde. Ich mußte schnell handeln, damit die Stunde nicht in Wutausbrüchen und Tränen endete.

Mary hatte ihr Malpapier zu zwei Dritteln mit Farbklecksen verschiedener Braunschattierungen bedeckt, in die rote und orange Flecken hier und da eingetupft waren. Ich unterbrach ihr Malen und ließ sie das Bild für einen Augenblick betrachten. Dann sagte ich zu ihr: »Das schaut so aus wie die Berge in New Hampshire im Herbst.« Ich hatte *Mary*, als sie im Sommer in den Bergen war, besucht und wußte, daß sie dort eine glückliche Zeit verbracht hatte. Die wilden Kleckse erinnerten mich wirklich an die feurigen wilden Farben des Neu-England-Herbstes.

Marys Gesichtsausdruck änderte sich. Ja, sagte sie, sie würde die Berge malen. Sie umgrenzte das Auf- und Absteigen ihrer Farbmassen mit einem starken, klaren Pinselstrich, der die Bergkette andeutete. Dann setzte sie leuchtend gelbe und graublaue Farbflecken auf, um die Herbstfarben besser herauszubringen. Zuletzt malte sie vorsichtig und ruhig den blauen Himmel und die gelbe Sonne und gab acht, daß die blaue Farbe die Sonne nicht grün machen würde. Als das Bild fertig war, war sie strahlend und stolz.

Wie können wir uns all dies erklären? Jede Arbeit mit Farben, zumal in formloser Weise, ist aufregend. Das Mischen und Klecksen von Farben, die immer mehr braun wurden, führten zu einem Auftauchen anal-aggressiver Affekte, die bei *Mary* immer sehr nah an der Oberfläche waren. Ihre schwachen Kontrollen waren drauf und dran, überschwemmt zu werden.

Als ich *Marys* Kleckserei Einhalt gebot, und sie an ihre geliebten Berge erinnerte, konnte sie ihren inneren Tumult und das auf ihrem Malpapier geschaffene Durcheinander mit einer von positiven Gefühlen besetzten Erinnerung verbinden. Indem sie ihre wilde und verkleckste Malerei in das Bild einer herbstlichen Berglandschaft verwandelte, setzte sie ihre chaotischen aggressiven Energien in eine konstruktive Handlung um. *Mary* beendete ihr Bild mit Himmel und Sonne, dem Ausdruck beruhigender, beschützender Kräfte, welche die Oberhand gewonnen hatten.

Wir dürfen nicht vergessen, daß die Anregung des Lehrers zur Aufgabe destruktiven Benehmens nicht immer befolgt wird. Der Vorschlag, eine bildliche Vorstellung in einer Kleckserei zu sehen, muß nicht unbedingt verstanden oder angenommen werden. Wir vermuten daher, daß *Mary* im Grunde zu diesem Schritt bereit war, und daß der Lehrer ihr nur einen kleinen Anstoß zu geben hatte. Daß ich eine gemeinsame Erinnerung erwecken konnte, dürfte ihr das Gefühl einer besonderen Gemeinsamkeit gegeben haben, und dies wiederum trug zur erfolgreichen Beendigung des Bildes bei.

Während der Stunde übernahm ich sowohl die Funktionen des Ichs und Über-Ichs. Indem ich die zerstörenden Bestrebungen hemmte, unterstützte ich *Marys* schwaches Über-Ich. Und als ich dem Kinde half, eine befriedigende Alternative zu finden, wurde ich der Verbündete ihres Ichs.

Wir müssen uns nun fragen, in welcher Weise die Vorgänge, die sich während des Malens abspielten, die Endform des Bildes bestimmten. Was würden wir zum Beispiel sehen oder fühlen, wenn wir die Geheimnisse dieses Bildes nicht wüßten? Der Pinselstrich, der die Berge umreißt und sie vom Himmel trennt, ist das dynamischste Element der Komposition. Diese Linie entstand im Augenblick des Übergangs von zielloser Aktivität zu schöpferischer Arbeit.

Wir sehen einen ausgesprochenen Kontrast zwischen Himmel und Sonne, gemalt in einer schematisch kindhaften Weise, und den Bergen, die im ersten Augenblick auf einen reiferen Stil hinweisen. Sonne und Himmel sind aber dennoch nicht konventionell. Die Form der Sonne ist kindhaft, aber die Stellung, nämlich ihr Aufstieg über einer kleinen Höhensenkung in der Bergkette scheint unkonventionell und dramatisch.

Die augenscheinlich sehr reife Handhabung der Farben in den Bergen ist teilweise täuschend, denn *Mary* ist während ihrer Kleckserei zu zufälligen Wirkungen gekommen. Später aber hat sie die Farben mehr zielbewußt gesetzt. Obwohl sie nicht alle ihre Ergebnisse plante, konnte sie die visuellen Möglichkeiten dieser zufälligen Kleckserei wahrnehmen und ausnützen.

Wir sehen also eine klare Verbindung zwischen dem Bild und seiner Entstehung. Der entscheidende schöpferische Akt wurde das wichtigste Element in der Komposition. Das Gleichgewicht zwischen negativen und positiven Kräften spiegelt sich in dem Verhältnis zwischen Erde, Sonne und Himmel. Niemand könnte die besonderen Vorfälle erraten, die zu dieser Arbeit führten und doch drückt die Malerei die Eigenart des Erlebnisses aus.

Lillian

Das nächste Bild (Farbbild V) war die direkte Antwort auf einen dramatischen Vorfall. Eine Kindergruppe in einem Ferienlager arbeitete in einer Hütte an einem heißen schwülen Sommertag, als ein wildes Gewitter losbrach. Während der Regen niederprasselte, rannte die Gruppe hinaus ins Freie und kugelte sich im nassen Gras. Bloß die neun Jahre alte *Lillian* blieb ziemlich erschreckt in der Hütte. Ich forderte sie auf, ein Bild dieses Sturmes zu malen. Sie wählte daraufhin ein gelbbraunes Zeichenpapier und malte einen Baum, der vom Blitz getroffen war.

Das Bild besteht vollständig aus rhythmischen Linien. Der dunkelbraune Baum, der in roten und gelben Flammen brennt, strebt in diagonaler Richtung bis zur Mitte des Papiers. Dort ist er durch den blauen Blitz abgeschnitten, der in die entgegengesetzte diagonale Richtung einfällt. Diese Bewegung wird in einer gelben Linie wiederholt und durch weißes Gekritzel betont. Nur das grüne Gras wächst gerade in die Höhe und die schwarzen Regentropfen, die herunterfallen, beruhigen die dramatische Bewegung des Baumes, der Flammen und des Blitzes.

Die Malerei zeigt uns nicht den wirklichen Sturm, sondern ein Ereignis mit viel größerer zerstörender Kraft. Wir können annehmen, daß der Ausbruch der Elemente in *Lillians* Phantasien von Leidenschaft und Gewalttätigkeit einen Widerhall fand, so daß ihre Angst vor diesen unkontrollierbaren Kräften wachgerufen wurde. Die symbolische Gestalt des Baumes, die Stellung der Zweige, die roten Flammen, die am dichtesten sind, wo die Baumkrone sich gabelt – all dies deutet blutige, gewalttätige sexuelle Phantasien an. Die besondere Bedeutung dieser Phantasie in *Lillians* Leben kann natürlich nicht erraten werden. Aber wir sind hier nicht in erster Linie darauf aus, unbewußten Inhalt aufzudecken; wir sind an der Eigenart von *Lillians* Bild interessiert und wie sie dazu kam, es zu malen.

Erschreckt durch den Sturm könnte *Lillian* verschiedenes unternommen haben: Zum Beispiel könnte sie sich entschlossen haben, ein tapferes kleines Mädchen zu sein und mit den anderen Kindern in den Regen zu laufen; um dies zu tun, hätte sie ihre Furcht überwinden müssen, indem sie ihre Ängste verleugnete. Um so handeln zu können, müßte sie die Wahrnehmung ihrer inneren Welt verdrängen. Andererseits hätte sie sich helfen können, indem sie den Sturm aus ihrem Bewußtsein ausgeschaltet hätte, vielleicht durch die Konzentration auf ein Bild, das nichts mit dem Sturm zu tun gehabt hätte. So hätte sie einen Teil ihrer Wahrnehmung der Außenwelt unterdrückt. Eine andere Möglichkeit war, sich passiv ihrer Furcht zu überlassen.

Indem *Lillian* ihren eigenen Sturm auf dem Papier erschuf, erhöhte sie sowohl die Wahrnehmung ihres Innenlebens als die Wahrnehmung der Umwelt. Unbewußtes Material konnte in den Bereich des Vorbewußten dringen und symbolischen Ausdruck finden, ohne ihre notwendigen Abwehrmechanismen zu gefährden. Sie konnte es sich leisten, die dramatische Größe des Unwetters auf sich wirken zu lassen, ohne dadurch von unkontrollierbaren inneren Aufregungen überwältigt zu werden. In ihrer Malerei war sie im vollen Besitz ihrer Beobachtungsfähigkeit, ihrer Vorstellungskraft und ihrer schöpferischen Handlungen. Sie hat ein in sich selbst beunruhigendes Erlebnis in ein schöpferisches Abenteuer umgewandelt. – Der Vorschlag der Lehrerin, das Unwetter zu malen, zeigte *Lillian*, daß der Erwachsene keine Furcht hatte, und dies mag sie angeregt haben, es ihm gleichzutun. Von größerer Wichtigkeit waren die früheren Erlebnisse des Kindes, die sie gelehrt hatten, daß Kunst eine große Hilfe bei inneren Schwierigkeiten sein kann.

Wir fragen uns wiederum, wieviel von all dem im Bilde zu sehen ist. Niemand würde erraten, daß die Malerei die direkte Antwort auf einen Sturm ist; sichtbar ist, daß das Bild von einem schnellen, kräftigen inneren Rhythmus getragen ist. Wir fühlen, daß der Maler sehr stark von Stimmungen in der Natur beeinflußt ist und sehr gut beobachtet. Kein Laie würde den brennenden Baum mit der »Urscene« verbinden; aber Gewalttätigkeit ist sichtbar in Linie und Farbe ausgedrückt. Das Bild kann natürlich nicht ausdrücken, welche Angst *Lillian* zu Beginn fühlte oder wie sehr sie sich über die fertige Arbeit freute.

Die Fähigkeit des jungen Malers, ein Thema, das so viele Spannungen zeigt, zu einer Einheit werden zu lassen, ist eindrucksvoll. In einem Bild, das so viele widerstreitende Kräfte einschließt wie Feuer, Blitz und Regen, könnte eine dieser Gewalten die anderen leicht überwältigen und austilgen. Das Feuer könnte den Baum verzehren, der Regen das Feuer auslöschen, der Blitz das Papier zerreißen. In *Lillians* Malerei ist ein Gleichgewicht geschaffen, in dem jede Kraft freies Spiel hat.

Gordon

Das dritte Beispiel »Moby Dick« (Farbbild VI), wurde von *Gordon* verfertigt, einem zwölf Jahre alten, psychisch gestörten Jungen. Er malte es während der Kunsttherapiestunde, als nur er und sein Freund *John* in der Werkstätte waren. Im Laufe dieser Sitzung begannen die beiden Jungen mit einer rituell festgelegten Runde gegenseitiger Beschimpfungen, in der jeder der Jungen des anderen Mutter oder Großmutter aller aus- und unausdenkbarer sexueller Perversionen und Promiskuitäten anschuldigte.

Dieser Austausch von rituellen Beschuldigungen ist New Yorker Slum-Kindern geläufig, deren Mütter meist sexuell verwahrlost sind. Das Thema kann durch allerlei phantastische Neuerfindungen ausgeschmückt werden. Die größte Beleidigung ist jedoch der verächtliche Ausruf: »Du hast ja nicht einmal eine Mutter!« Der Gewinn in diesem Austausch kommt aus der Projizierung. Niemand kann seine eigene Mutter der Unsittlichkeit und des böswilligen Verlassens beschuldigen. Aber jeder kann die Mutter des anderen anklagen und die Anklage zurückgeworfen bekommen. Solche anzüglichen Späße können unter Freunden scherzhaft bleiben, aber viel öfter enden sie in handgreiflichen Raufereien.

Dieses Mal ging es friedlich aus. Während die Beschimpfungen fast mechanisch hin und her flogen, begann *Gordon* sein großes Bild des Moby Dick (Größe 50 × 130 cm). Der Name selbst spornte zu Ideen für neue Schlüpfrigkeiten an durch die Zweideutigkeit des Wortes »Dick« (im Englischen eine vulgäre Bezeichnung für den Penis). Man möchte annehmen, daß ein in zotiger Atmosphäre entstandenes Bild rein obszön sein würde. Statt dessen entstand ein Bild, wuchtig und schön ausgeführt, das in seiner Verkörperung der Macht des Bösen der symbolischen Behandlung von *Melvilles* Meisterwerk nahekam.

Der weiße Wal gleitet an der Oberfläche eines lichtblauen Meeres und spritzt einen blauen Wasserstrahl aus. Der Himmel ist durch lose blaue Pinselstriche angedeutet. Der Körper des Wales ist in feinen Schattierungen von grau mit dunkelgrauer Tönung gemalt. Die leichte silbrige Atmosphäre der Malerei kontrastiert scharf mit dem bösen Ausdruck des Wales. Sein Maul steht mit einem schiefen Hohnlächeln offen, das eine dunkelrote Höhlung enthüllt, die von scharfen weißen Zähnen umrandet ist. Der Blick in seinem kleinen schwarzen Auge ist hinterlistig und böse. Der Körper im ganzen wirkt nackt.

Der sexuelle Symbolismus des Bildes ist augenfällig. Wir sehen eine Mischung von männlichen und weiblichen Elementen. Wir können den Wal als einen gigantischen Penis ansehen, dargestellt als gefährliche Waffe mit Zähnen. Das Maul des Wales wiederum kann als vagina dentata, das männliche Organ auffressend, gedeutet werden. Der Wal in seiner Gesamtheit erinnert auch an den Körper einer Frau, der gegabelte Schwanz stellt dann Schenkel und Vulva dar.

Das Bild symbolisiert ein Konglomerat von gefährlichen, bösen sexuellen Phantasien, die den onanierenden Knaben plagen, besonders einen Jungen, dessen Erfahrungen in der Wirklichkeit nicht dazu beitragen, seine verwirrt-infantilen sexuellen Theorien zu korrigieren, sondern sie viel eher bestätigen. Trotz all dieser einander widersprechenden Symbole stellt das Gemälde doch ein einheitliches Bild des weißen Wales Moby Dick dar.

Es war eindrucksvoll, die Intensität zu beobachten, mit der *Gordon* den Körper des Wales malte. Immer wieder strich er über die Oberfläche und erzeugte feinere Schattierungen. Obgleich seine Art des Malens an Onanie erinnerte, wurde es weder zwanghaft noch rein wiederholend. *Gordon* verlor niemals die Führung über Farbe und Pinsel. Er wußte genau, was er vorhatte, und wann er aufzuhören hatte. Er war stolz auf das fertige Bild, und sein Freund und Raufbruder war voller Bewunderung. Die Stunde endete in großer Zufriedenheit.

Wenn wir die Gespräche, welche die Arbeit begleiteten, mit der symbolischen Bedeutung des Bildes vergleichen, so erkennen wir, daß beide zu derselben schmerzhaften Situation in Beziehung stehen: Die unerfüllte Sehnsucht der beiden Jungen nach ihrer Mutter, ihre Wut über deren Treulosigkeit, Scham über ihr Verhalten und Schuldgefühle und Scham über ihre eigenen erniedrigenden Wünsche und Phantasien.

An der Oberfläche erscheint all das im Gerede der Jungen direkter ausgedrückt. »Deine Mutter«, scheint es zu sagen, »ist promiskuös, dazu kommt, daß du, ihr Sohn, bereit bist, sie zu erniedrigen, indem du sie sexuell angreifst.« Wenn wir diesen unbarmherzigen Worten genau zuhören, finden wir, daß die Beschimpfungen unpersönlich, fast mechanisch hervorgebracht werden, so daß sie ihren Sinn beinahe verlieren. Endloses Gerede kreist um der Jungen tiefe Sehnsucht und Kummer, bringt aber weder Einsicht noch Erleichterung. Die Sehnsucht nach der Mutter wird verneint, ertränkt, in der Flut gegenseitiger Beschimpfungen.

Gordons gigantisches Gebilde, halb Fisch, halb Tier, furchterregend, faszinierend und unergründlich hat seine Wurzel in denselben ambivalenten Gefühlen, denselben Ängsten und Nöten, die ihn und seine Schulkameraden zu Beleidigungen, Drohungen und Raufereien drängen. Aber er ist nicht länger besessen, nicht mehr gezwungen, sich einem stereotypen Verhalten willenlos hinzugeben. Bei der Verschiebung seiner Konflikte von den engen Grenzen seines eigenen Lebens zur weiteren Welt der Phantasien und der Abenteuer, befreit er sich von sinnloser Wiederholung. Malen ändert nichts an der Natur seiner Schwierigkeiten. Er ist zu tief verwundet, um eine Vorstellung von etwas Gutem schaffen zu können. Er kann bloß ein Ungeheuer, eine Zusammensetzung von Liebe und Haß, männlich und weiblich schaffen; aber während er daran arbeitet, ist er zumindest für die Dauer des schöpferischen Aktes nicht länger ein hilfloses Opfer seiner Konflikte.

Wiederum müssen wir uns fragen, wieviel von dem, was wir hier aus verschiedenen Informationsquellen zusammengestellt haben, wirklich im Bild sichtbar ist. Überaus auffallend sind die Proportionen des Bildes: die Länge ist mehr als zweimal die Höhe, eine ungewöhnliche, extravagante Länge, dem Wal angemessen. Dadurch entsteht ein Eindruck von ungeheurer Größe und Kraft. Die zwanghaften überwältigenden Gefühle, die der weiße Wal symbolisiert, sind in der räumlichen Komposition des Bildes ausgedrückt.

Bemerkenswert ist auch die plastische Anschaulichkeit des Körpers. Dieser Wal ist kein dekoratives Symbol; er ist ein dreidimensionales lebendiges Wesen, das sinnlich und sexuell geladen erscheint. Schließlich haben wir den bösen Ausdruck, den halboffenen Mund, der durch die plastische Anschaulichkeit besonders drohend wirkt. Der Wal lädt ein, ihn zu betasten, aber droht gleichzeitig zuzubeißen. Obwohl das Bild nichts über die genauen Umstände seiner Entstehung aussagt, zeigt es deutlich Besessenheit, Ambivalenz, Aggression und sexuelle Erregung.

In jedem der drei Beispiele finden wir starke Gefühle, die nach einer direkten Entladung drängen. In jedem dieser Fälle war diese Entladung gehemmt, aber keines der drei Kinder unterdrückte seine gefährlichen Gefühle vollständig. Stattdessen verband jedes Kind seinen gefühlsmäßigen Zustand mit einer bildhaften Idee von ähnlichen Eigenschaften: eine Stimmung in der Natur, eine dramatische Begebenheit, eine Figur aus einer Geschichte. Aus dieser Verbindung schuf das Kind eine Gestalt, das seine Gefühle enthielt und symbolisierte. In jedem der Beispiele war es möglich, die Umformung von Gefühlsinhalt in bildhafte Form im Detail nachzuweisen. Wir beobachten, wie die Einheit von Form und Inhalt die wesentlichen Eigenschaften der Kunst hervorbrachten: innere Einheit, Ökonomie der künstlerischen Mittel, darstellende Kraft.

In diesem Prozeß wurde das psychische Kräfteverhältnis verändert, so daß das Ich des Kindes zumindest für einige Zeit Kontrolle über Energien erlangte, die anfänglich den Triebimpulsen angehörten. Die Gefühle und Konflikte, die wir beobachten oder auf die wir schließen konnten, erschienen fast unverändert in zwei der fertigen Bilder: in *Lillians* brennendem Baum und in *Gordons* Moby Dick. Die Neutralisierung von aggressiven und sexuellen Energien, die wir bei der Sublimierung voraussetzen, erstreckt sich nicht auf den gefühlsmäßigen Inhalt dieser Bilder. *Marys* Berge hingegen drücken nicht ihre anfängliche Stimmung aus. Das Bild, das sie in einem Zustand von Aggression begann, endet mit der Wiederherstellung eines Liebesobjektes, das dem Chaos und der Vernichtung entrissen wurde. *Mary* gab in ihrem Bild unterdrückten positiven Gefühlen Raum.

In allen drei Fällen erreichen die Gefühle einen Gipfelpunkt und die Unterdrückungsschwelle senkt sich. Die Abschwächung der Abwehr hat aber keine Herabsetzung der künstlerischen Leistung zur Folge. Im Gegenteil, die intensiven Gefühle, die *Gordon* in seinen weißen Wal steckt, geben dem Bild seine fesselnde Kraft. Der symbolische Gehalt von *Lillians* Baum macht ihr Bild lebendiger und *Marys* dramatische Stimmungsänderung findet ihren Ausdruck in der Dramatik ihrer Berge. In jedem dieser Bilder steigern persönlicher Inhalt und allgemeine Mitteilung einander. Dieser Vorgang erweitert den Horizont und öffnet neue Wege des Wachstums, die über die Begrenzungen persönlicher Schwierigkeiten hinausführen.

Die Ersetzung des ursprünglichen Konfliktes mit einer Darstellung durch ein Gleichnis erleichtern die Sublimierung; aber dies ist bloß der Anfang. Nach der dramatischen Entdeckung des künstlerischen Themas kommt das Ringen um die Ausführung. Obgleich das Bild jede Art von Gefühlen ausdrücken kann, wie beunruhigend und negativ sie auch sein mögen, verlangt der Prozeß des Malens selbst ein gewisses Maß von Ruhe und Fassung. *Mary* war nur dann imstande, ihre Berge zu malen, als sie ihr wütendes Schmieren beenden konnte. Wir bewundern Lillian, wie sie mit den Urgewalten von Blitz, Feuer und Regen umgeht, ohne ins Maßlose zu verfallen. Wir sind beeindruckt, wenn es *Gordon* gelingt, den Körper seines Wals zu malen, ohne von seiner Erregung überwältigt zu werden. In einem früheren Abschnitt sahen wir, wie *Danys* sexuelle Erregung sich in ruhige handwerkliche Geschicklichkeit verwandelte, als es ihm gelang, von der Verfertigung von Tonwürsten zur Konstruktion von Penis-Symbolen überzugehen. Die für die Sublimierung charakteristische Umwandlung von aggressiver und sexueller Energie beschränkt sich auf das Gebiet der künstlerischen Ausführung. Der Maler hat die Freiheit, jede Art von Leidenschaften darzustellen. Seine Beziehung zur Arbeit des Malens und zu seinem Material aber muß positiv sein und darf weder von primitiver zwanghafter Sexualität noch von destruktiver Aggression beherrscht sein. Es ist nicht leicht, einen derartigen Gemütszustand aufrecht zu erhalten. Er ist nicht nur von Trieben bedroht, sondern auch gefährdet durch die Tendenz des Ichs, radikal hemmende Abwehrmechanismen zu mobilisieren.

Wir finden daher unter Künstlern – seien es Kinder oder Erwachsene – zwei Hauptschwierigkeiten. Einmal ist es die Suche nach einem Entwurf, nach einem Zugang zu diesem Gebiet des inneren Lebens, wo sich Erfahrung und Affekt treffen und Gleichnisse gefunden werden, die beides enthalten und ausdrücken. Der Künstler kommt hier in Konflikt mit der Neigung des Ichs, ohne Unterschied alles, was das Gegebene stören könnte, abzuwehren. Andererseits geht es um das Ringen um Form. Die Idee ist gefunden, aber die Ausführung ist mit Ängsten und Ärger verbunden, denn ungenügend neutralisierte Energien drängen nach direkter Entladung.

Als Psychotherapeuten sind wir eher an Mißlingen als an Erfolg gewöhnt. Wir sehen Bilder von Vulkanen zu einem Mischmasch von Rot und Schwarz werden, denn die explodierenden Gefühle wurden nicht dargestellt, sondern ausagiert. Wir sehen Schnitzereien in Holzsplittern enden, denn die Handlung des Schneidens entfesselte Aggressionen, die nicht dazu umgewertet werden konnten, bestimmte Formen zu produzieren. Vor unseren Augen werden Zeichnungen zu einem Gewirr von halb ausradierten Linien, denn Ambivalenz lähmt die Fähigkeit, Entscheidungen zu treffen. Wir sehen symptomatische Verhaltensweisen öfter als Sublimierung.

Die Arbeiten von *Mary, Lillian* und *Gordon* sind Ausnahmen. Der Vorgang der Ausführung verläuft ungewöhnlich glatt. Wir sehen, daß Form und Inhalt eins werden, ohne daß wir ein Ringen um die Form beobachten können. Wir wissen eigentlich nicht, warum alles so gut ging, da alles genauso leicht hätte schlecht gehen können. Dieses sind Wunder, die der Therapeut erhofft, aber nur von Zeit zu Zeit erlebt.

Echte Kunst trotzt einer einfachen Definition. Chaotische Impulse, traditionelle Formen, bildschriftliche Symbole – nichts davon ist der Kunst fremd und doch sind sie allein nicht Kunst. Der Gefühlsinhalt der Kunst wurzelt in denselben primitiven Energien, die auch sofortigen Ausdruck in der impulsiven Handhabung des Kunstmaterials finden. Der Künstler jedoch zwingt diese unverarbeiteten Gefühle in bestimmte Formen, er arbeitet dabei mit Abwehrmechanismen, die auch zur Produktion von Klischees führen können. Der Maler von Klischees benützt jedoch herkömmliche Techniken, Symbole und feste Regeln, um Konflikte zu verleugnen und abzuwehren, dieselben Mittel werden von dem Künstler benützt, um den Konflikt klarer zu sehen und auszudrücken. Zuletzt finden wir in den meisten künstlerischen Arbeiten Spuren einer persönlichen Mitteilung, die sie mit der einfacheren Bilderschrift verbinden. Während jedoch Bilderschriften meistens eine private Geheimschrift bleiben, ist in dem Kunstwerk jedes Element, das einen individuellen Sinn enthält, in solcher Weise dem Ganzen eingeordnet, daß es zur allgemeinen Mitteilung wird.

Gibt es einen wesentlichen Unterschied zwischen Kunst und anderen Arten der Sublimierung? Die Betrachtung aller außerordentlichen Leistungen der Sublimierung kann Gefühle auslösen, die ähnlich denen sind, die ein Kunstwerk in uns erregt. Wenn wir eine Brücke bewundern, einen wunderschönen Teppich, ein Präzisionsinstrument, eine heroische Tat, eine mathematische Gleichung oder irgendeine andere wertvolle Leistung, so ist es nicht nur deren Nutzeffekt, der unsere Bewunderung hervorruft.

Jeder von uns hat mit Schwierigkeiten zu kämpfen gehabt, seine Instinkte zu bezähmen, das Ich aufzubauen, Mensch zu werden. Wir kennen daher den Kampf und den Triumph der Sublimierung, selbst wenn wir dadurch keine persönlichen Vorteile gewinnen konnten und wenn wir kein technisches Verständnis für die Überwindung spezifischer Schwierigkeiten besitzen.

Die meisten Produkte der Sublimierung sind in sich selbst gefühlsmäßig neutral, obwohl sie ästhetisches Vergnügen und auch Ehrfurcht erwecken können. Die Untersuchungen eines Forschers z. B. erweitern das Gebiet des objektiven Wissens, ungeachtet der primitiven sexuellen Neugierde, die an der Wurzel dieser Untersuchungen gestanden haben mag. Die Forschungsberichte werden den Vorgang so einer gefühlsmäßigen und geistigen Entwicklung nicht enthalten. Unser Gewinn bezieht sich vor allem auf die Resultate der Forschung, während wir nur dunkel die Größe des Ringens um die Erkenntnis empfinden.

Kunst hingegen erzählt uns immer die Geschichte einer Metamorphose. Sie bietet vor allem die Freude, diesen Vorgang mitzuerleben. Der Wert der Kunst für die Gesellschaft besteht darin, zur Sublimierung anzuregen und neue Wege der Sublimierung zu eröffnen. In »Leonardo da Vinci« sagt *Kurt Eissler (1961)*: »Eine der objektiven Funktionen alles künstlerischen Schaffens, besonders in der bildenden Kunst, ist nicht nur, eine besondere Art von Freude zu geben, sondern neue Ich-Differenzierungen in der Persönlichkeit des Zuschauers anzuregen.«

Künstler und Publikum reisen zusammen in zwei Richtungen vom Ausgangspunkt des schöpferischen Impulses zu ihrer endgültigen Form und von der Betrachtung der Form zu der Tiefe komplizierter widersprechender primitiver Gefühle. In diesem Erlebnis unterstützen bewußte, vorbewußte und unbewußte Prozesse einander gegenseitig. Es scheint daher wahrscheinlich, daß das Vorhandensein von durch die Form gebundenen, aber nicht neutralisierten Affekten zum Wesen der Kunst gehört, im Gegensatz zu anderen Sublimierungsprozessen, welche durch das Eindringen derartiger ungezähmter libidinöser oder aggressiv-primitiver Energien zerstört werden.

V. Die Rolle des Kunsttherapeuten in der Sublimierung

> ... aber es ging ihm, wie's den Kindern öfters zu gehen pflegt, sie fassen weite Pläne, machen große Anstalten, auch wohl einige Versuche, und es bleibt alles zusammen liegen ... Wilhelm überließ sich seiner Phantasie, probierte und bereitete ewig, ohne was zu Stande zu bringen, baute tausend Luftschlösser und spürte nicht, daß er noch keinen Grund zum ersten gelegt hatte.
> *Goethe, »Wilhelm Meisters theatralische Mission«*

In der Kunst, wie auf anderen Gebieten des Lebens, kann sich der Sublimierungsprozeß in der Kindheit nicht ohne äußere Hilfe entfalten. Der Drang zu gestalten ist stark, aber wenn ihm nicht von Erwachsenen Richtung und Nahrung gegeben wird, dann geht es mit der Kunst von Kindern wie mit Bohnen, die aus einem Wattebett sprießen: eine Zeitlang wachsen sie, dann gehen sie ein. Die organisierende Kraft, die nötig ist, um die Kunst von Kindern über Spiel und Phantasie hinauswachsen zu lassen, muß von Erwachsenen kommen. Da dies ganz allgemein gültig ist, gelten die in diesem Kapitel entwikkelten Prinzipien auch für Kinder, die nicht ernstlich gestört sind. Der gestörte Zustand der Kinder, deren Geschichten hier als Beispiele angeführt werden, bestimmt nur einige der Methoden, die gefunden werden mußten, und erklärt das Ausmaß der Hilfe und Aufmerksamkeit, die gegeben wurden.

Wie schon erwähnt, ist der Therapeut mehr an künstlerische Mißerfolge gewöhnt, als an Erfolge. Unvollständige Sublimierung, symptomatische Verhaltensweisen oder das Versagen der Sublimierungen kommen häufiger vor als erfolgreiche Sublimierungen.

Eine der wichtigsten Vorbedingungen für den Beruf ist die Fähigkeit, das Nicht-Kunstwerk, das Beinahe-Kunstwerk, ja sogar das Anti-Kunstwerk zu dulden. Andererseits muß der Kunsttherapeut imstande sein, auch die schwachen Ansätze der Sublimierung zu erkennen; er darf seine unterstützende Rolle nie aufgeben. Wie ist das zu erreichen?

Gehen wir einmal auf unsere letzten drei Beispiel zurück. Was war meine Funktion in jedem dieser Fälle? Bei *Mary, Lillian* und *Gordon* hatte ich nicht viel zu tun: Ich spielte die Rolle eines wohlwollenden Über-Ichs, welches Grenzen setzt, aber den Ausdruck der Triebe nicht gänzlich unterdrückt. Für *Mary* und *Lillian* übte ich eine Ich-Funktion aus, indem ich ihnen Themen vorschlug, die ihnen als Rahmen und Inhalt für ihre Affekte dienen konnten. Die Gegenwart der Person, die ihre künstlerische Entwicklung geleitet hatte, bedeutete eine Stütze für das Ich aller drei Kinder, selbst wenn ich verhältnismäßig passiv blieb. Das Fehlen des Ringens um die *Form*, macht diese drei Beispiele selbst für außerordentlich begabte und höchst geübte jugendliche Künstler ungewöhnlich.

a) Die Rolle des Kunsttherapeuten als Stütze des Ichs

Christophers Geschichte ist ein wenig anders. Obwohl auch er mit einem schon früher entwickelten Kunstinteresse in die Therapie kam und eine ungewöhnliche Sublimierungsfähigkeit besaß, mußte ich wegen seiner Blindheit weitgehend an seinen schöpferischen Unternehmungen teilnehmen. Gleichzeitig mußte ich natürlich besonders vorsichtig sein, ihm nicht meine Ideen aufzuzwingen. Gerade weil diese Situation so ungewöhnlich ist, zeigt sie besonders gut die Rolle des Kunsttherapeuten als Hilfs-Ich, und deshalb möchte ich diesen Prozeß ausführlich beschreiben.

Christophers Interesse an wilden Tieren war realistisch und im Einklang mit dem Entwicklungsstadium der Vorpubertät. Aber er konnte seine Ideen nicht aus Abbildungen oder aus Besuchen des zoologischen Gartens beziehen. Er konnte sie sich nur durch Abtasten von Haustieren und zahmer Tiere im Kinder-Zoo verschaffen. Wenn er Skulpturen von wilden Tieren machen wollte, mußte ich ihm die fehlenden Informationen verschaffen, indem ich rasch Tonskizzen für ihn anfertigte, wobei ich darauf Acht haben mußte, die Modelle so zu formen, daß sie durch Abtasten verständlich waren. Gleichzeitig erklärte ich ihm, welchem der ihm bekannten Haustiere die wilde Gattung verwandt sei. Er bildete sich dann seine Vorstellung, indem er diese aus verschiedenen Quellen stammenden Informationen zusammensetzte.

Anfangs wollte *Christopher* meine Modelle als seine eigenen verwenden. Als ich gegen solches Schwindeln Einspruch erhob, machte er es sich zur Gewohnheit, das Modell erst abzutasten und dann zu zerstören, indem er die weiche Tonfigur in seiner Hand zerdrückte. Oft verwendete er danach denselben Ton für seine eigene Skulptur.

Drei Prozesse folgten einander. Zuerst übernahm er meine Idee. Dann zerstörte er, was mein und nicht sein war. In diesem zerstörerischen Akt konnte er auch der Hilflosigkeit seiner körperlichen Behinderung und seiner Wut auf die Sehenden ein wenig Luft machen. Schließlich einverleibte er sich meinen Anteil als körperliche Substanz: Phantasie, Erfahrung und Information vereinten sich auf diese Weise zu einem bildhauerischen Ganzen.

Christopher brauchte nicht nur Hilfe, um sich über die Formen der Dinge zu informieren, er brauchte auch Hilfe beim Aufbauen seiner großen Ton-Skulpturen. Blinde neigen dazu, groß angelegte Arbeiten zu bauen, da die einzelnen Details noch groß genug sein müssen, um durch Abtasten wahrnehmbar zu sein. Und überdies ist in einer Welt, in der ihnen vieles entgeht und in der sie sich viele Vorstellungen über den Umweg von verkleinerten Modellen aufbauen müssen, das Handhaben von lebensgroßen Gegenständen an sich wertvoll.

Große Keramik-Skulpturen erfordern aber komplizierte technische Vorgänge. Sie müssen entweder hohl geformt werden, wie ein Topf, oder es muß ein Gerüst konstruiert werden, das man vor dem Brennen entfernen kann oder das beim Brennen mitverbrennt. Kompakte Tonmassen müssen vor dem Brennen ausgehöhlt werden. Außerdem müssen große Skulpturen in Teile geschnitten werden, um in den Brennofen zu passen. Unser Brennofen maß 50 cm in jeder Richtung, was für einen Schul-Brennofen eher groß, für *Christophers* Bedürfnisse aber zu klein war.

Christopher hätte weder seinen »Frühlingsbaum« (Abb. 9) noch seinen »großen blauen Fischreiher« (Abb. 10) gestalten können, wenn ich gewartet hätte, bis er alle notwendigen technischen Verfahren hätte meistern können. Daher half ich ihm zu erreichen, was er in jenem gegebenen Stadium sich vorzustellen imstande war und improvisierte fortwährend im Laufe unserer Arbeit. Eine ausführliche Schilderung des Zustandekommens des blauen Fischreihers soll unsere Zusammenarbeit veranschaulichen.

Zuerst hatte *Christopher* sich einen kleineren Vogel vorgestellt; so konstruierte ich ein Gerüst, das stark genug war, ein solches Gewicht zu tragen. Aber sobald er anfing, Körper und Hals des Vogels zu formen, begann er auch mehr und mehr Ton aufzubauen, bis sich die Größe des Vogels beinahe verdoppelt hatte. Das Erlebnis, den Vogel unter seiner Hand wachsen zu spüren, begeisterte ihn, und als er mehr und mehr Ton anfügte, nahm der Vogel immer bestimmtere und elegantere Form an. Dies überzeugte mich davon, daß das Anwachsen des Vogels nicht nur der Ausdruck ungezügelter Phantasie, sondern ein wahrhaft schöpferischer Vorgang war. Daher entmutigte ich *Christopher* nicht, obwohl die Figur so schwer wurde, daß das Gerüst nachzugeben begann und der Vogel zusammengebrochen wäre, wenn ich nicht ein neues Gerüst improvisiert hätte, das ihn von außen aufrecht hielt.

Christopher brachte die Flügel des Vogels zustande, indem er erst ein Modell aus Pappe anfertigte, das er leicht selbst heben und an den Leib des Vogels halten konnte, um Form und Größe richtig abzuschätzen.

Dann formte er die Flügel aus Ton, indem er die Pappenschablone als Muster verwandte.

Im Laufe der Monate, die *Christopher* an diesem Vogel arbeitete, wuchs er über viele seiner ursprünglichen Ideen hinaus. Im Anfang war der Fischreiher steif, Hals und Körper bildeten eine gerade, vorwärtsstrebende Linie. Eines Tages erklärte er, der Vogel sei zu steif. Der Hals sollte mehr gebogen sein, und der Vogel sollte seitwärts schauen, wie das wirkliche Vögel tun. Daraufhin nahm er den Vogelhals in seine Hände und bog ihn mit Gewalt in die neue Stellung; dann kippte er den Kopf ein wenig zur Seite. Der Vogel sah nun tatsächlich viel lebensechter aus, aber Gerüst und Ton hielten diesem gewaltsamen Eingriff nicht stand. Ich mußte also wieder zu Hilfe eilen, um die neue Stellung stabil zu machen.

So wurde während der Arbeit, die ein Jahr dauerte, immer wieder improvisiert, bis es dann so weit war: Die einzelnen Teile wurden gebrannt, Sockel und Gerüst gebaut, um die fertige Skulptur tragen zu können, und der Vogel wurde erfolgreich wieder zusammengefügt. Als wir so weit waren, fragte ich *Christopher*, ob er geglaubt hätte, daß der Vogel wirklich jemals fertig würde. *Christopher* sagte, nein, er hätte nicht wirklich daran geglaubt, daß dieser Tag je kommen würde. (*Christopher* kam nur einmal in der Woche zur Kunsttherapie und arbeitete dann nicht nur an dem Fischreiher, sondern auch an anderen Dingen.)

Wir sehen, daß ich mir große Mühe genommen hatte, es einem Kind möglich zu machen, ein ehrgeiziges – vielleicht allzu ehrgeiziges – Projekt erfolgreich zu Ende zu führen. Das soll nicht heißen, daß ich dafür bin, es einem Kind zu ermöglichen, jede noch so tolle Idee erfolgreich zu verwirklichen. Ich half *Christopher*, weil ich sehen konnte, daß sein Plan auf einer festen Vorstellung beruhte, die nicht nur eine unbestimmte Phantasie war. Gewiß, er änderte seine Ideen im Laufe der Arbeit, aber nicht im Sinne eines grandiosen, wild umherschweifenden Phantasierens; im Gegenteil, seine Vorstellungen wurden dabei klarer und differenzierter.

Als er den Hals des Fischreihers in die neue Stellung zwang, kam *Christopher* nahe daran, den Vogel ganz zu zerstören. Den Ton so gewaltsam zu mißhandeln, widerspricht der Liebe und Achtung vor dem Material, die der Künstler eigentlich nie verlieren darf. Aber da sich *Christophers* Vorstellung des Vogels so radikal geändert hatte, blieb ihm nichts anderes übrig, als die Form zu ändern – oder ganz von neuem anzufangen. Daß er das Risiko auf sich nahm, die Skulptur zu vernichten, war eine sittlich mutige Tat. Die Gewalttätigkeit der Handlung und die phallische Symbolik des Vogelhalses luden zur Regression ein, aber zum Schluß sah der Fischreiher viel sanfter aus, viel mehr wie ein wirklicher Vogel und weniger wie ein Penis-Symbol wie zuvor.

Insofern als ich *Christopher* vor Unheil beschützte, spielte ich Vorsehung, aber meine Rettungsaktionen stellten auch an ihn immer wieder neue Anforderungen. Solange ich ihm half, fühlte er sich moralisch verpflichtet, fleißig an einer Aufgabe zu arbeiten, die seine Vorstellungskraft und Ausdauer aufs äußerste beanspruchten.

Christophers Beispiel zeigt deutlich, wie viele Funktionen der Kunsttherapeut zu erfüllen hat. Ich mußte mich in die schöpferische Vorstellung eines anderen so sehr hineindenken, daß ich seine Ideen vorausahnen und eingreifen konnte, ohne ihm meine eigenen Ideen aufzuzwingen; ich mußte dem Kind seine eigenen Absichten verdeutlichen, ohne sie zu verändern. Ich mußte den Mut haben, Gefühlsausbrüche zu erlauben, Regression zu riskieren und beides, wenn nötig, im Zaum halten. Außerdem mußte ich entscheiden, worum es sich handelte: Ließ *Christopher* sich von seinen Phantasien hinreißen oder verfolgte er eine schöpferische Idee? Der Unterschied zwischen diesen beiden Verhaltensweisen wird deutlich, wenn wir *Christophers* »blauen Fischreiher« mit *Kenneths* »Riesen« vergleichen (siehe Abb. 1).

Der Riese des sechsjährigen *Kenneth* war eine grandiose Phantasie, die ihn für sein wurzelloses Dasein im Spital entschädigte, es war eine Flucht vor der Wirklichkeit; er konnte sich von seinem Riesen keine klare Vorstellung machen. Daher konnte er ihn, der vom Boden bis zur Decke reichen und in allen Farben spielen sollte, nicht malen. Es wäre sinnlos gewesen, wenn ich versucht hätte, ihm bei etwas zu helfen, was er sich nicht richtig vorgestellt hatte und nicht vorstellen konnte. Denn um ein Kunstwerk zu schaffen, muß die Phantasie in Vorstellung umgesetzt werden. Um das zu erreichen, hätte *Kenneth* seine Flucht-Träume aufgeben und anfangen müssen, sich mit seinem wirklichen Leben auseinanderzusetzen. Erinnern wir uns daran, was seine nächste Arbeit war: ein Hund in seiner Hundehütte, aus Ton modelliert.

Christophers wilde Phantasien von der Macht des Vogels im Flug störten eine Zeitlang auf ähnliche Weise seine Fähigkeit, sich Vögel richtig vorzustellen und sie zu modellieren. Zu der Zeit aber, als er den Fischreiher baute, hatten diese Phantasien ihre Gewalt über ihn verloren. Obwohl er sie immer noch hegte, wirkten sie nicht mehr störend auf seine Kunst.

Das nächste Beispiel – auch ein blindes Kind – zeigt deutlich den Übergangsprozeß von Phantasie zu Vorstellung.

Tonio

Tonio war ein in der Entwicklung zurückgebliebenes, aber nicht schwachsinniges Kind, von Geburt blind. Als ich ihn kennenlernte, war er elf Jahre alt, passiv, verschlossen, mit fixierten Gewohnheiten. Obwohl es schien, daß seine Vorstellung des Körpers recht vollständig war und er manuell sehr geschickt war, konnte er nicht zum Modellieren gebracht werden, weil es ihn ekelte, Ton anzugreifen. Das ist nichts Ungewöhnliches. Blinden, die ein besonders feines Fingerspitzengefühl haben, ist eingetrockneter Ton an den Händen oft unangenehm. *Tonios* Einstellung zeigte ein besonders stark ausgeprägtes Tastgefühl und eine sinnliche Persönlichkeit, die es ablehnte, um eines fernen Zieles willen Unbehagen auf sich zu nehmen. *Tonio* hatte eine zwanghafte Fixierung an elektrische Drähte und kleine Maschinen, die zu seiner Beziehung zum Vater gehörte, der Elektriker war. Obwohl diese Fixierung ihn im allgemeinen am Leben hinderte, hatte er eine große Geschicklichkeit im Handhaben von elektrischen Geräten entwickelt.

Seine erste darstellende Arbeit kam zustande, indem ich seine Freude am Handhaben von Drähten ausnützte. Er lernte, aus Pfeifenreinigern kleine Stäbchen-Figuren zu machen. Die Figuren waren einfach und sterotyp, sie ließen sich nicht aufstellen, da *Tonio* es nicht lernte, die Pfeifenreiniger-Beinchen steif genug am Körper zu befestigen. Er gab allen seinen Männchen Spazierstöcke, auch aus Pfeifenreinigern gemacht, konnte aber nicht erklären, warum das so sein mußte. Waren die Männchen blind oder lahm? Diente der Stock als Verzierung oder zur Selbstverteidigung? Er konnte es nicht sagen.

Endlich kam es zu einer Veränderung. *Tonio* wollte seinen Pfeifenreiniger-Männchen Zähne geben. Ich bot ihm kleine Mosaik-Steinchen an, und er fand, daß sie sich sehr ähnlich anfühlten wie wirkliche Zähne. Dann besprachen wir die Notwendigkeit, einen Kopf zu konstruieren, der groß genug für diese Zähne wäre. Ich gab ihm einen Strang Wolle, die er um den Draht wand, bis der Wollball groß genug war, um die Mosaik-Steinchen daran zu kleben. Das gab *Tonio* die Idee, Ohren und Nasenlöcher hinzuzufügen, indem er Ringe aus Pfeifenreinigern anklebte, Augen ließ er weg. Da das bei Blinden ein besonders sensitives Gebiet ist, erwähnte ich es gar nicht. Nun beschloß *Tonio*, seine Männchen sollten Arme haben, so lang wie seine eigenen. Es gelang ihm, zwei lange Drahtarme anzufertigen, indem er mehrere Pfeifenreiniger aneinander befestigte. Jeder dieser Arme endete in *acht* Pfeifenreiniger-Fingern. Diese Überfülle an Fingern entdeckte *Tonio*. In seiner Begeisterung beschloß er, seinem Männchen nicht nur einen sondern zwei Penisse zu geben. *Tonio* war geradezu überschwenglich. Er versprach, für seinen Mann eine Frau mit zwei Vaginen zu schaffen. Von da verstieg er sich in grandiose Phantasien, Männer mit hunderttausenden von Penissen und Fingern zu machen.

Ich antwortete auf all das, indem ich *Tonios* verzerrte Darstellung des Körpers bedingungslos akzeptierte. Der große, augenlose Kopf mit großen Ohren und Zähnen, die überlangen Arme mit einer Überzahl an Fingern, der große Penis und die winzigen Beine drückten das Körpergefühl des Blinden aus. Er ist wegen seiner Blindheit mehr auf seine eigene Sinneswahrnehmung, wie z.B. das Gefühl der Zähne im Mund oder das Gefühl seiner Genitalien angewiesen. Er begreift die Welt hauptsächlich mit seinen Armen und Fingern und muß den Wunsch zu laufen, unterdrücken. Die zwei Penisse und acht Finger akzeptierte ich bedingt, als Phantasie im Gegensatz zur Wirklichkeit, indem ich das Recht des Künstlers auf Erfindung betonte. Das wilde Gerede von hunderttausenden von Penissen nahm ich hin als Phantasie, die man zwar aussprechen darf, die man aber nicht gut verwirklichen kann –, nicht einmal in der Kunst.

Nach diesem Vorfall machte *Tonio* keine Stäbchen-Männer aus Pfeifenreinigern mehr. Er erklärte, er wolle einen lebensgroßen Mann, so groß wie er selbst, bauen. Der Mann müsse aber ohne Ton hergestellt werden können, nur aus Draht und anderen trockenen Materialien, sofern sie seine Zustimmung fanden.

Zu meinem Erstaunen begann er die Figur mit dem *Oberarm*. Er machte einen »Knochen«, indem er etliche Stränge Draht zusammenwand, dann wikkelte er systematisch Zeitungspapier darum, bis das Ganze den Umfang eines Arms hatte. Dann ging er zum Unterarm über, den er ebenso anfertigte, und an den er dann acht Pfeifenreiniger als Finger befestigte. Die ganze Prozedur nahm mehrere Stunden in Anspruch. Eine Zeitlang war *Tonio* unzertrennlich von dem Arm, er nahm ihn sogar übers Wochenende nach Hause mit.

Warum war der Oberarm so wichtig? *Tonio* hatte die Gewohnheit, Menschen sanft auf den Oberarm zu klopfen, wenn er mit ihnen sprechen oder sonstwie ihre Aufmerksamkeit auf sich lenken wollte. Später erklärte er dann seiner Klassenlehrerin, daß sich der Oberarm der anderen so ähnlich anfühle wie sein eigener Penis, wenn er damit spielte. So schien es, daß sein künstlerisches Unternehmen von jenem Punkt ausging, in dem Selbstbefriedigung und Kontakt mit der Außenwelt zusammenliefen. Als nächstes machte er den zweiten Arm, dann den Leib, die Beine, einen Penis mit beiden Hoden, und zum Schluß den Kopf.

Die Konstruktion des Mannes dauerte ein Jahr. (Kunsttherapie-Stunden fanden während des Schuljahres einmal wöchentlich statt.) *Tonio* verwendete eine ganze Menge von Materialien, z. B. ganz dünnen, biegsamen Draht, Wellpappe, Schaumgummi, Zellstoff-Schwämme und Klebestreifen. Er probierte jedes neue Material aus, indem er es vorsichtig abtastete. Wenn ihm die Konsistenz unangenehm war, mußte ich es sofort aus seiner Reichweite entfernen. Mit der Zeit akzeptierte er immer williger neues Material, indem er sich der technischen Schwierigkeiten der Konstruktion dieses Mannes bewußt wurde. Gewisse Arten von Draht mußten jedoch immer vorhanden sein, um sein Interesse wachzuhalten. Wir verwendeten Pfeifenreiniger, elektrischen Draht, weichen Eisendraht und verschiedene Arten von Aluminium-Draht. Ein Teil jeder Stunde wurde mit der zwanghaften Manipulation von Drähten zugebracht und ich mußte ihm erlauben, einige kleine Stücke davon in sein Klassenzimmer mitzunehmen.

Seine zwanghafte Vorliebe für Draht zeigte sich in besonders eindringlicher Weise in der Konstruktion des Kopfes. Er bestand aus fest zusammengerollter Wellpappe. Daran waren kleine Mosaik-Steinchen als Zähne befestigt. Die Lippen waren aus Zellstoff-Schwamm, die Wangen aus Schaumgummi, der fleischige Teil der Nase auch aus Schwamm hergestellt, die Nasenlöcher waren Ringe aus Aluminium-Draht. Wieder fehlten die Augen. *Tonio* wußte nicht, woraus er das Haar anfertigen sollte. Ich schlug Pelz vor, Wolle, Stricke, – nichts davon schien das Richtige zu sein. Schließlich beschloß er, das Haar aus dickem Aluminium-Draht zu machen. Er schnitt 16 gleich lange Stücke ab und steckte sie einzeln in den Wellpappe-Schädel hinein. Auf diese Art wuchs die Draht-Besessenheit tatsächlich direkt aus dem Gehirn des Mannes (Abb. 12)!

Zum Schluß wurde der ganze Mann mit einer Schicht von Schaumgummi überzogen, welche die Muskulatur darstellte (Abb. 13). Auf diese Art fühlte er sich richtig an. Den anderen blinden Kindern gefiel der Mann sehr gut und es

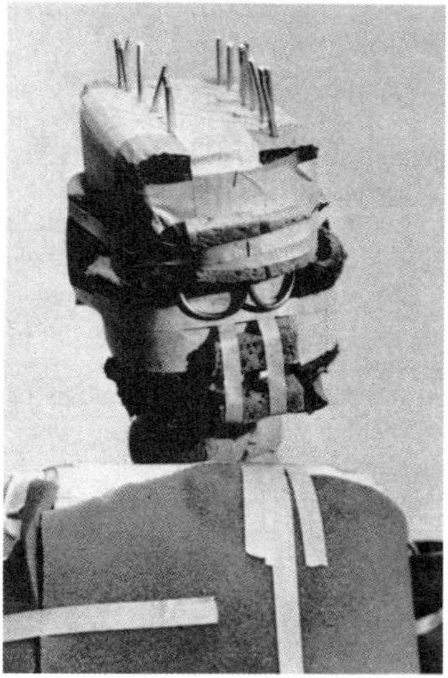

Abb. 12 *Tonio*: Mann (Ausschnitt; die zwei Aluminiumringe stellen die Nasenflügel dar)

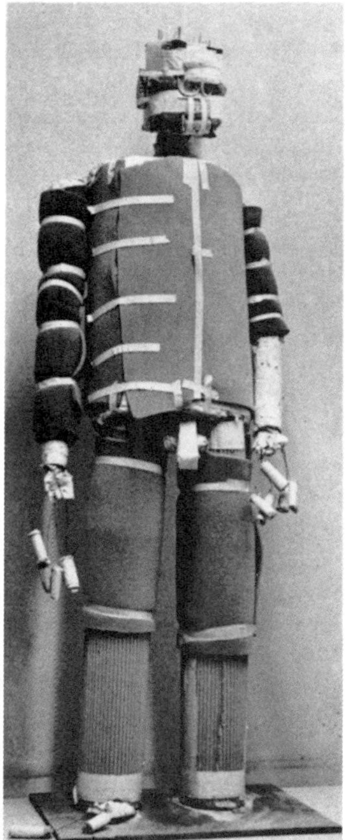

Abb. 13 *Tonio*: Mann (ca. 165 cm hoch)

fiel ihnen ganz leicht, die Bedeutungen der einzelnen Körperteile zu verstehen, da sie ja ganz der Vorstellungswelt der Blinden entsprachen.

In mancher Beziehung spielte ich bei *Tonios* schöpferischer Arbeit eine ähnliche Rolle wie bei *Christopher*. Beiden diente ich als Hilfs-Ich, immer dort eingreifend, wo sie selbst nicht hätten weiter können. Vor allem ermöglichte ich es ihnen, ihre Ideen zu entwickeln, zu korrigieren und zu ändern, wann immer das notwendig war. Das bedeutete, daß ich bereit sein mußte, meine Vorschläge zurückgewiesen zu sehen, wie z. B. in *Tonios* Fall, als ich ihm alles mögliche Material fürs Haar vorschlug, das ihm alles nicht gefiel, bis er sich selber für Aluminium-Haare entschied, was mir bestimmt nicht eingefallen wäre.

Tonios Beispiel zeigt, wie eine Verschiebung, die pathologische Dimensionen angenommen hat, schließlich zur Sublimierung führen kann. (Eine der ersten Beschreibungen einer Symptom-Bildung, die zur Sublimierung führt, findet sich bei *Anna Freud, 1946*). Die Fixierung auf Draht und Maschinerie, ursprünglich ein Ersatz für die konfliktgeladene Beziehung zum Vater, führt wieder zu Beziehungen zurück und damit zu einem neuen Verständnis der Außenwelt. Dieser Prozeß begann mit einer zwanghaften Verhaltensweise, die nur wenig dem neuen Unternehmen angepaßt wurde: der Pfeifenreiniger-Mann. Der Wendepunkt kam, als *Tonio* auf seinen sehr persönlichen Begriffen bestand, obwohl sie den Vorstellungen der Sehenden widersprachen. Darauf folgte die Gestaltung einer sexuellen Phantasie (der Mann mit dem doppelten Pfeifenreiniger-Penis). Das wiederum führte zu in Worten ausgedrückten Phantasien, welches die Grenzenlosigkeit des archaischen Denkens hatten: er sprach von hunderten und tausenden von Penissen. Das Aussprechen dieser Phantasien, und die Tatsache, daß ich sie – wenn auch bedingt – akzeptierte, führte nicht zu phantastischer Kunst. Es schien eher, als ob die teilweise Aufhebung der Hemmungen das Ich gestärkt hätte, sowohl weil die anstrengende Aufgabe, die Verdrängung aufrechtzuerhalten, erleichtert wurde, als auch weil früher verdrängte sexuelle Energien frei wurden und einige dieser Energien nun dem Ich zur Verfügung standen. Im Übergang vom Es zum Ich wurde das grenzenlose, unqualifizierte archaische Denken verändert, so daß es eine bestimmte Gestalt annahm, ohne an Vitalität zu verlieren oder allzu starr zu werden.

Auf diese Art gelang es *Tonio*, eine Skulptur zu schaffen, welche die frühere Fixierung zwar enthielt, aber über sie hinauswuchs. Die Oberarme der Figur wurden zu Symbolen für die Selbstbefriedigung, wie auch für eine primitive Art des Kontakts mit der Außenwelt. Die Draht-Fixierung fand ihren Ausdruck in der Krone der Schöpfung, dem dicken Aluminium-Haar. Aber das alles war in einem größeren

Ganzen zusammengefaßt, in dem *Tonio* eine Selbstdarstellung erreichte. Wir können daher in *Tonios* Arbeit an dieser Figur die ersten Ansätze einer Sublimierungsfähigkeit sehen. Die Sublimierung aber führte nicht dazu, daß er sein zwanghaftes Benehmen ablegte. Sie durchbrach nur die beinahe vollständige Beschränkung seines Verhaltens und erlaubte ihm gleichzeitig auch neue Verhaltensweisen zu entwickeln.

Selbstverständlich wurde *Tonios* Entwicklung nicht nur durch die Kunsttherapie ermöglicht. Die Änderung trat teilweise auch deshalb ein, weil der Entwicklungsschub der Vorpubertät neue Energien freimachte. Diese wurden in der Schule positiv verwertet. Seine sehr begabte Klassenlehrerin brachte ihn aus seiner Passivität. Ein sexueller Aufklärungsunterricht, in welchem die Phantasien, falschen Vorstellungen und Unsicherheiten der Kinder besprochen wurden, ermöglichte es, sexuelle Phantasien im Kunstwerk auszudrücken.

Das Verständnis und die Bewunderung der Klassenlehrerin für unser Unternehmen halfen *Tonio*, das Interesse an seiner Skulptur aufrechtzuerhalten. Gleichzeitig wurde seine Vorliebe für Elektrizität vom Werkstatt-Lehrer in positive Bahnen gelenkt, indem er ihm half, einen Aufzug zu konstruieren, der von einem kleinen Motor getrieben wurde. Mit einem Wort, verschiedene Methoden ergänzten und unterstützten einander.

Ich habe diese zwei Beispiele der Arbeit mit blinden Kindern deshalb so genau beschrieben, weil die ungewöhnlichen Umstände allgemein gültige Prozesse in neuem Licht erscheinen ließen. Dieselbe Art der Hilfe tritt in der Arbeit mit sehenden Kindern nicht so scharf hervor, aber die Prinzipien sind die gleichen.

b) Das begabte Kind und die Gruppe

Jeder, der mit Gruppen von Kindern gearbeitet hat, weiß, daß nichts so anregt, wie das Beispiel anderer Kinder. Die Anwesenheit eines einzigen Kindes, das sich wirklich für Kunst interessiert, kann eine ganze Gruppe mitreißen, wie es kein Lehrer kann. Zum Glück ist Begabung so weit verbreitet, daß man nur sehr selten auf eine Ansammlung von Kindern stößt, in der sie fehlt. Andererseits kann ein begabtes Kind allein nicht als Katalysator wirken, wenn der Lehrer nicht die Sache richtig in Szene setzt und den Prozeß unterstützt.

Die folgenden zwei Beispiele zeigen, welchen Einfluß ein begabtes Kind auf zwei weniger begabte Kameraden haben kann, und wie man die Wechselbeziehung für alle drei Kinder konstruktiv gestalten kann.

Clyde, Allan und Stanley

Clyde, der dem Leser schon als Schöpfer des Gorillas (Seite 48) vorgestellt wurde, war der gesündeste und begabteste einer Gruppe von drei Knaben in einer psychiatrischen Kinderabteilung. Die beiden anderen Buben waren in vielen Beziehungen von *Clyde* abhängig und bewunderten seine Tüchtigkeit.

Allan erklärte eines Tages, er wolle ein Porträt seines Freundes *Clyde* modellieren. Er hatte aber Angst, daß er nicht die nötige Ausdauer haben würde. Er warnte mich, daß ich ihm die ganze Zeit werde helfen müssen, denn ich wüßte ja, daß er, wenn er nicht weiter könnte, die Arbeit sehr leicht zusammenschlug. Diese Arbeit wäre ihm besonders wichtig, ich solle also bitte die ganze Zeit auf ihn aufpassen. Ich erklärte ihm, daß mir das nicht möglich sein würde, da ich auch den anderen Kindern helfen müsse. Ich schlug ihm aber vor, mich sofort zu rufen, wenn er einen Wutanfall kommen fühlte, und dann mit verschränkten Armen ganz still sitzen zu bleiben, bis ich käme.

Allan versprach es und er hielt sein Wort. Die Figur wurde erfolgreich beendet und dann bemalt. Es war ja in jeder Beziehung die beste aller seiner bisherigen Arbeiten. Die Figur sah aus wie *Clyde*: ruhig und schwer. *Allans* Menschen sahen meist aus wie Marionetten, und auch er selber bewegte sich eher marionettenhaft, ruckweise. Auch waren seine Arbeiten meist schwarz bemalt. Die Figur von *Clyde* aber war wirklichkeitsgetreu, mit rotem Hemd und blauer Hose dargestellt (Abb. 14).

Allans Liebe zu *Clyde* und seine Identifizierung mit ihm gaben ihm den Antrieb, die Arbeit zu versuchen, nach Kontrollen zu suchen, und sich an sie zu

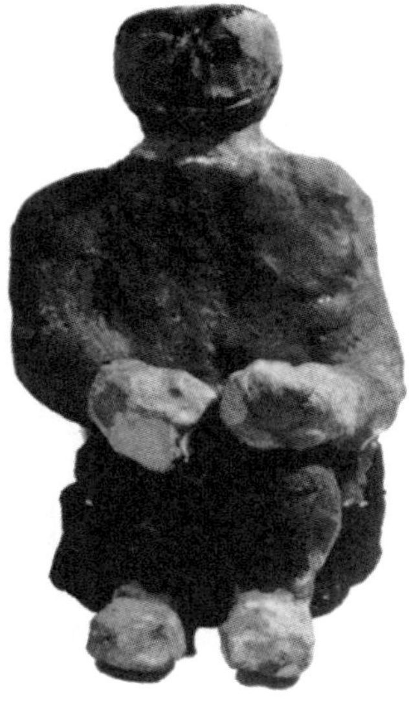

Abb. 14 *Allan*: Clydes Porträt (20 cm hoch)

halten. Vor allem aber gelang es ihm, seinen Freund wirklich wahrzunehmen –, eine große Leistung für ein Kind, das sich am Rande der Schizophrenie bewegte.

Im allgemeinen war *Allan Clydes* Stimmungen hoffnungslos unterworfen und ihm gegenüber hilflos. Wenn *Clyde* niedergeschlagen war, war *Allan* verzweifelt; wenn sein Freund die Selbstkontrolle wiedergefunden hatte, fühlte er sich wieder sicherer. Als er aber *Clyde* modellierte, ersetzte *Allan* diese primitive Art, an *Clydes* Stärke teilzuhaben, durch eine symbolische Tat, die viel höhere Ansprüche an seine eigenen Fähigkeiten des Ausdrucks, der Vorstellung und Kontrolle stellten. Daher können wir in diesem Vorgang den Beginn einer Sublimierung erkennen.

Um *Allan* zu helfen, sein Werk zu Ende zu führen, mußte ich ihn dazu bringen, seine Wutausbrüche selbst zu kontrollieren. Hätte ich ihn meiner unausgesetzten Hilfe versichert, wäre seine Arbeit sicher mißlungen, denn er hätte seine eigenen Kontrollfähigkeiten nicht mobilisiert. Außerdem wäre ich dann für ihn ein allmächtiges Wesen geworden, das für alle seine Mißerfolge verantwortlich gemacht werden konnte.

Die streng mechanische Geste, die ich ihm vorschlug, war die einzige Art der Abwehr, die ihm zu dieser Zeit möglich war. Sie schützte ihn nicht nur davor, die Geduld zu verlieren, während er auf meine Hilfe warten mußte; sie wehrte auch das feindselige Element in seiner Beziehung zu *Clyde* ab, das sein Unternehmen bedrohte, wie es alle seine Versuche, Beziehungen mit der Außenwelt herzustellen, bedrohte. *Allans* Benehmen *Clyde* gegenüber war sado-masochistisch. Er diente und gehorchte, aber er belästigte den Freund unbarmherzig.

Stanley war desorganisierter als *Allan*, abhängiger und offen homosexuell. Es wäre ihm völlig unmöglich gewesen, *Clyde* zu modellieren, denn er konnte sich nicht genug von dem anderen distanzieren, um ihn als ein selbständiges, getrenntes Wesen zu erfassen. Er borgte Kraft von *Clyde*, indem er seine Arbeiten kopierte und manchmal, indem er mit ihm gemeinsam an einem Bild arbeitete.

Einmal bat *Stanley Clyde*, mit ihm ein Bild von einem Pferd zu malen, da dieser Pferde sehr gut zeichnen konnte. *Clyde* erklärte sich bereit und begann die Umrisse eines Pferdes in gelber Farbe zu zeichnen. *Stanley* füllte es schwarz aus, respektierte aber die gelben Umrisse. Er fügte eine gewellte Linie dazu, die den Boden andeuten sollte, zeichnete sie aber so, daß die Füße des Pferdes sie nicht berührten. Beide Knaben waren darüber bestürzt, aber sie akzeptierten meinen Vorschlag, das Pferd könnte ja im Sprung begriffen sein und machten sich wieder an die Arbeit. Als nächstes malte *Clyde* eine gelbe Sonne, und *Stanley* malte sie impulsiv schwarz an. *Clyde* war von diesem Angriff betroffen, aber *Stanley* erklärte, es wäre eben eine Sonnenfinsternis, der Mond verdecke die Sonne. (*Stanley* hatte eine Menge wissenschaftlicher Informationen angesammelt, die er für alle möglichen Rationalisierungen zu verwenden pflegte.) Beide Knaben waren zufrieden und die Arbeit konnte weitergehen.

Stanley malte dann den Himmel in einem dunklen Purpur, wieder vorsichtig, das Pferd nicht zu übermalen, und *Clyde* bemalte den Boden grell gelb, sich ebenfalls innerhalb *Stanleys* blauer Linie haltend.

Beide Jungen waren stolz auf das Resultat. Ich mußte in Druckschrift den Titel darüberschreiben: »Pferd während einer Sonnenfinsternis, gemalt von *Clyde* und *Stanley*«; dann gaben sie das Bild der Krankenschwester als Geschenk (Abb. 15).

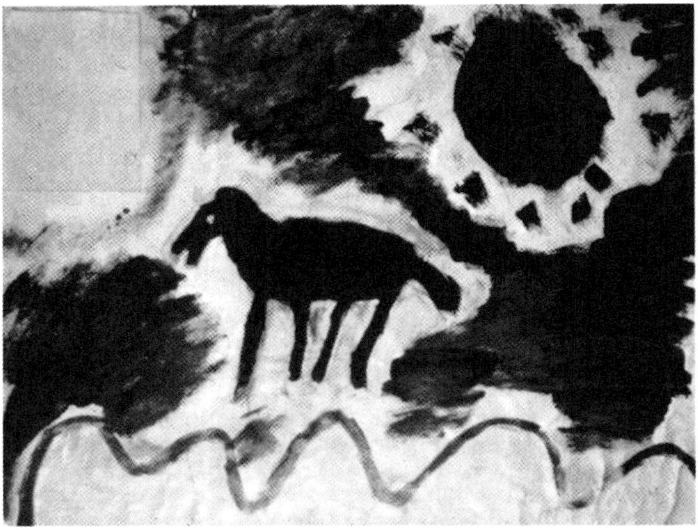

Abb. 15 *Clyde und Stanley*: Pferd in Sonnenfinsternis (45 × 60 cm)

Während dieser Arbeit kamen Kontrolle und Organisation von *Clyde*. Auch was das Bild an heiteren und gefälligen Elementen besaß, war sein Beitrag, aber es schien, daß er in der Abwehr war: gelb ist eine helle, aber nicht sehr starke Farbe. *Stanleys* Beitrag war düster und aggressiv, machte aber knapp vor tatsächlicher Zerstörung halt. Beide Jungen übten eine für sie außerordentliche Beherrschung: *Clyde*, indem er *Stanleys* Angriffe in Kauf nahm, *Stanley*, indem er seine für gewöhnlich unkontrollierbare Zerstörungswut weitgehend unterdrückte, um die Fertigstellung des Bildes möglich zu machen.

Das Bild ist ausdrucksvoll. Das schwarze Pferd, das immer noch ein bißchen von dem ursprünglichen Gelb ausstrahlt, scheint von allen Seiten von Violett und von oben von dem schwarzen Himmelskörper bedroht. Sogar der Boden unter seinen Füßen, obwohl gelb, ist unsicher und außerdem steht das Pferd nicht darauf. Das Bild drückt das prekäre Gleichgewicht der beiden Knaben und ihre unsichere Zukunft aus. Es ist zusammenhängender als irgendetwas, das *Stanley* je allein produziert hatte. Es ist ausdrucksvoller als die meisten von *Clydes* jüngsten Arbeiten, aber *Clyde* war imstande, auch ohne Hilfe eines anderen Kindes ausdrucksvolle Bilder zu malen. So gewann *Stanley* mehr als *Clyde*.

Ich beteiligte mich in keiner Weise an dieser Arbeit, mit Ausnahme einer verstandesmäßigen Stütze, indem ich vorschlug, daß das Pferd eben im Sprung begriffen sei. Ich beschränkte mich darauf, die Jungen im Auge zu behalten, ihre Arbeit zu loben und sie wissen zu lassen, daß ich bereit war, zu Hilfe zu kommen, falls dies nötig wäre.

Beide Fälle, die hier beschrieben wurden, halfen allen drei Kindern. Die beiden schwächeren erreichten – wenn auch mit geborgter Kraft – einen

Grad von Integrierung und Sublimierung, die im allgemeinen für sie unerreichbar war. So eine Erfahrung kann zwar kaum eine sofortige Introjizierung dieser Kraft oder eine direkte Besserung mit sich bringen, sie gibt aber dem Kind eine Ahnung davon, was es bedeutet, besser zu funktionieren und das regt das Wachstum an.

Für *Clyde*, der oft von den gestörten Kameraden zurückgehalten wurde und der in sich selbst die Macht des Bösen zu spüren bekam, wenn seine Stimmungen die anderen Kinder zur Regression trieben, war es beruhigend zu lernen, daß das Beste in ihm auch Kraft hatte und daß er anderen Freude machen konnte.

Beide Beispiele zeigen, daß die Kunst es möglich macht, Gruppenvorgängen entgegenzuwirken, welche die Entwicklung zur Individualität behindern. Als *Allan* ein Porträt von *Clyde* machte, konnte er den Anführer klar sehen, statt in ihm aufzugehen. *Stanley* lernte, daß es nicht nötig war, dem Anführer blind zu folgen, sondern daß dessen Kraft ihm helfen konnte, seine eigenen Ideen zu formen. *Clyde* erlebte die Bereicherung seiner Persönlichkeit, aber er lernte auch, daß er die anderen nicht einfach als Werkzeuge benützen konnte. Er mußte es hinnehmen, daß seine Ideen, wenn er mit *Stanley* zusammenarbeitete – oder seine Vorstellung von sich, wenn *Allan* ihn porträtierte – von dem anderen Kind verändert wurde.

Obwohl in diesen beiden Fällen alles gut ausging, bestand doch die Gefahr, daß die primitiveren Gruppen-Phänomene mit der Zeit die Oberhand gewinnen könnten, daß die Mitläufer von *Clyde* allzu abhängig würden und daß die Arbeiten der drei Jungen steril und monoton würden.

Clyde mußte davor beschützt werden, einerseits mit zu viel Verantwortung überhäuft zu werden und andererseits allzuviel Macht über die anderen zu gewinnen. Vorgänge wie das Malen vom »Pferd während einer Sonnenfinsternis«, z. B., sollen nicht allzusehr ermutigt werden. Sie sollen nicht zur Gewohnheit werden, obwohl der gegebene Fall für beide Beteiligten nützlich war. Die anderen zwei Jungen mußten ermutigt werden, ihre eigenen Ideen auch gegen *Clyde* durchzuführen.

Bei anderen Kindern, die mehr Ich-Stärke haben als *Allan* und *Stanley*, welche eine direkte Unterstützung brauchten, blüht die Produktion am besten, wenn jedes Kind sich mit seiner Innenwelt auseinandersetzt und gleichzeitig in Harmonie mit den anderen die gleichen Ziele verfolgt. Der Hauptgewinn für jedes Kind kommt aus der Arbeit selbst. Die Mitteilung, die aus der Arbeit kommt, hat mehr Bedeutung als die Gespräche, welche die Arbeit begleiten. Das gemeinsame Ziel bleibt, gute Arbeiten zustande zu bringen, und das kann nicht durch

Gruppenaktion erreicht werden, sondern nur durch größtes individuelles Bemühen.

Manchmal muß man dem Druck der Gruppe entgegenwirken, welcher den einzelnen in ein übertriebenes Nachgeben und Nachahmen drängt, aber es besteht dennoch kein Zweifel, daß die meisten Kinder in Gruppen besser arbeiten, daß sie einander öfters anfeuern als zurückhalten.

Die Beispiele von *Christopher* und *Tonio* zeigen die Schwierigkeiten, welche entstehen, wenn ein Kind die Formen, die die Elemente des Kunstwerks bilden, in Isolierung, völlig abhängig von einem Erwachsenen, entwickeln muß. Diese Hindernisse wurden durch Einfühlung, Experimente und Improvisation umgangen. *Christopher* und *Tonio* schufen Werke, die sie selbst wiederspiegelten und nicht mich; aber es ist schwer zu beurteilen, was jedes Kind hätte erreichen können, wenn es für seine eigene Art des Denkens und Fühlens in der Kunstgestaltung anderer blinder Kinder im gleichen Entwicklungsstadium ein Echo gefunden hätte. Das kam nur sehr selten vor, da die Schule dazu zu klein war. Zwischen Kindern gibt es ein sofortiges gegenseitiges Verständnis, das auf der gemeinsamen psychischen Struktur beruht, und auch von dem verständnisvollsten und bestgeschulten Erwachsenen nicht erreicht werden kann.

Das begabte Kind, das leichteren Zugang zu seiner eigenen inneren Welt und mehr Mut und mehr Erfindungsgabe hat, feuert seine Kameraden an, weil sein Beispiel zeigt, daß es ihresgleichen möglich ist, viel zu erreichen. Infolge der Ähnlichkeit in der psychischen Struktur und der Lebenslage von Künstler und Publikum, kann der Sublimierungsprozeß nachempfunden werden.

Paradoxerweise ist es gerade das begabte Kind, das unsere Aufmerksamkeit und Unterstützung oft dringender braucht als die anderen Kinder. Die Begabung bedeutet eine Kraft, die es dazu treibt, Neues und Schwieriges zu wagen. Da seine Kunst eine größere Tiefe erreicht, empfindet das Kind mehr Freude an seiner Arbeit, aber auch mehr Verzweiflung, wenn ihm etwas mißlingt, und oft kommt es zu leidenschaftlichen Ausbrüchen.

Obwohl ein solches Benehmen die Geduld der Gruppe manchmal stark belastet, ist das Schauspiel des Auf und Ab eines intensiven Kampfes, der zuletzt gewonnen wird, ein kathartisches Erlebnis. In solchen Momenten wird die Gruppe zum Chor für den Hauptdarsteller des Dramas, nimmt Stellung und teilt Freude und Verzweiflung mit ihm. Ein anderes Mal kann es vorkommen, daß die Gruppe dem Therapeuten hilft, das Betragen eines Kindes im Zaum zu halten und Gefühle zu beherrschen, die außer Rand und Band geraten sind.

Walter (s. S. 161)
ein ausgezeichneter Künstler und ein gequältes Menschenwesen, konnte nur selten eine Arbeit zu Ende führen, ohne ins Stocken zu geraten; wenn er verzweifelte, war er bereit, das Bild zu zerreißen, ja, es konnte so weit kommen, daß er alle seine früheren Bilder auch zerstören wollte. In solchen Momenten reagierte die Gruppe für gewöhnlich wie ein Mann und half, die Katastrophe zu verhüten. Seine Mappe wurde dann schnell entfernt, in einen Kasten gesperrt oder sogar in ein anderes Gebäude gebracht. Das gefährdete Gemälde wurde körperlich geschützt. Wenn sein Freund *Jerry*, auch ein guter Maler, zugegen war, half er ihm manchmal bei der Arbeit und es gelang ihm besser als mir, ihn zu beruhigen.

Mit der Zeit wurde es für *Walter* zur Gewohnheit, sich immer wieder in solche Ausbrüche hineinzusteigern. Als er wieder einmal drohte, alle seine Arbeiten zu zerreißen und ich seine Mappe in den Kasten gesperrt hatte, schrie er wild nach dem Schlüssel und trat mit den Füßen beinahe die Türe ein. In diesem Augenblick verlangte *Jerry*, mit Zustimmung der Gruppe ganz nüchtern von mir, *Walter* den Schlüssel auszuhändigen. Ich gab nach, da ich das Gefühl hatte, die Kinder wüßten besser als ich, was das richtige sei. *Walter* rieß die Mappe an sich, zerriß aber nur einige unwichtige Skizzen, sozusagen als symbolische Handlung. Dann ging er wieder an die Arbeit. Die Gruppe war in der Lage zu verspüren, wann *Walter* ehrlich verzweifelt war, um ihn dann vor sich selbst zu beschützen. Sie erkannten aber auch den Moment, in dem es nicht nur notwendig, sondern auch möglich war, ihn selbst vor die Wahl zu stellen und auf seinen gesunden Menschenverstand zu vertrauen.

Die besondere Aufmerksamkeit, die man in Augenblicken eines intensiven inneren Kampfes einem Kind schenkt, wird von den anderen akzeptiert, wenn man es der Gruppe klargemacht hat, daß man bereit ist, jedem von ihnen in einer ähnlichen Krise ebenso beizustehen.

c) Unterstützung und Abhängigkeit

Kann Unterstützung zu allzu großer Abhängigkeit führen? Diese Gefahr besteht, aber die Unterstützung deshalb zu verweigern ist keine Lösung. Probleme der Abhängigkeit gehören zu den Schwierigkeiten eines jeden gestörten Kindes. Vernachlässigte Kinder, deren Abhängigkeitsbedürfnisse nicht befriedigt wurden, verhalten sich anders als Kinder, deren Bedürfnisse nach Unterstützung von allzu beschützenden Erwachsenen ausgenützt werden. Wieder andere Kinder sind in einer symbiotischen Phase stecken geblieben, die keine Entwicklung wirklicher Beziehungen zuläßt, es sei denn, sie haben sich in eine beziehungslose Selbständigkeit verkapselt.

Vernachlässigte Kinder, die auf sich selbst angewiesen sind, machen oft einen herausfordernd unabhängigen Eindruck: »Ich verlasse mich nur auf mich selbst.« In jedem – besonders in jedem Erwachsenen – sehen sie einen Narren und einen Lügner. Solche Kinder wagen es selten, etwas zu unternehmen, von dem sie nicht sicher sind, es allein fertigzubringen. Sie wiederholen lieber immer wieder dasselbe, als daß sie Mißerfolge riskieren oder Hilfe verlangen würden. Es kann notwendig werden, solch einem Kind beizustehen, bevor es bereit ist, Hilfe zu verlangen. Worte überzeugen diese Kinder nicht davon, daß Erwachsene bereit und imstande sind, ihnen zu helfen. Man muß dann z. B. Bilder retten, indem man verschüttete Malfarben aufwischt oder zerrissene Stücke zusammenklebt, bevor das Kind zugeben kann, daß ihm an seiner Arbeit etwas liegt. Wenn solch ein Kind uns dann in die Pläne oder die Ausführungen seines Bildes mit einbezieht, ist das ein ansehnlicher Erfolg.

Es kann allerdings tatsächlich vorkommen, daß eine übertrieben starke Abhängigkeit entsteht und daß das Kind sich weigert, selbst jene Handlungen allein auszuführen, die es sehr gut zustandebringen konnte, bevor es einem Erwachsenen vertraute. Es hängt von der individuellen Situation ab, wie weit man derartigen irrationalen Ansprüchen nachgibt und wann man halt machen muß. Man darf sich nicht ausnützen lassen. Man muß aber auch vermeiden, daß das Kind ein Gefühl bekommt, dazu verführt worden zu sein, jemandem zu vertrauen, nur um dann wieder im Stich gelassen zu werden. Es kann auch geschehen, daß ein vernachlässigtes Kind, wenn es von einem Erwachsenen abhängig wird, die früheren gestörten Verhaltensweisen wieder mobil macht, und zu schmeicheln, manipulieren und beherrschen versucht.

Martin, von dem ich schon im Zusammenhang von Übertragung und Gegenübertragung gesprochen habe (S. 53), ging so weit, daß er mir Geld dafür anbot, seine Bilder für ihn zu zeichnen, und mich beschimpfte, weil ich mir meinen »Lebensunterhalt nicht verdienen wollte«. Ein andermal drohte er mir, er würde mich beim Schuldirektor anzeigen, daß ich meiner Arbeit nicht ordentlich nachginge, da ich mich weigerte, ihm zu helfen, er werde dafür sorgen, daß ich entlassen würde. Aber gerade dieses Kind entwickelte mit der Zeit ein klares Verständnis für das Wesen des Unterrichtens. Er wurde ein ausgezeichneter Assistent im Kunstunterricht, der andere Kinder auf deren eigener Ebene akzeptieren konnte und es lernte, sie zu ermutigen und ihnen gerade genug, aber nicht zu viel zu helfen. Auf diese Art wurde es ihm möglich, seine listigen Versuche aufzugeben, sich meine Kenntnisse auf unredliche Weise zu eigen zu machen und mich zu zwingen, seine Arbeit für ihn zu machen. Indem er lernte, meine Einstellung zur Arbeit zu verstehen, erreichte er das, was er wirklich wollte: ein guter Maler zu werden und bescheidenen Anteil an meiner Macht und Stellung zu haben.

Die gesunden Abhängigkeitsbedürfnisse des zu sehr behüteten Kindes bleiben aus anderen Gründen unerfüllt. Da es nie irgend etwas allein unternehmen darf, lernt es auch nie das tröstende Gefühl kennen, daß ein Erwachsener zur Hilfe eilt, wenn es sich in ein Abenteuer eingelassen hat, dem es nicht gewachsen ist. Es ist daher oft notwendig, das Kind zu unabhängigem Handeln zu bringen und ihm gleichzeitig ein Gefühl der Sicherheit zu geben. Als ich *Tonio* alle möglichen neuen Materialien anbot, räumte ich betont alles, was ihm nicht gefiel, aus dem Wege. Dadurch machte ich ihm die Notwendigkeit anschaulich, Dinge klar und deutlich zurückzuweisen. Gleichzeitig machte ich ihm aber auch klar, daß ich ihn zwar dazu ermutigte, unbekanntes Material, das ihm möglicherweise ekelhaft sein konnte, anzufassen, daß ich aber auch bereit war, ihn davor zu beschützen, indem ich solche Dinge schnell außer Reichweite räumte, so daß er nicht Gefahr laufen konnte, auch nur zufälligerweise einmal mit ihnen in Berührung zu kommen.

Wenn Handeln durch hilflose Unterwerfung blockiert oder durch unterdrückte Rebellion gelähmt ist, muß die Unterstützung oft auf ähnlich zweigleisige Weise erfolgen. Ob der Ausgangspunkt trotzige Unabhängigkeit, Abhängigkeit eine verdrängte Rebellion verdeckend, verkapselte Selbstgenügsamkeit oder das Verschmelzen mit einer anderen Person ist, der Weg zur wahren Unabhängigkeit, gegründet sowohl auf Selbstvertrauen wie auf Vertrauen in Erwachsene, führt fast immer über ein Stadium der Abhängigkeit. Selbstverständlich ist dabei die Unabhängigkeit eines Kindes nie absolut, sondern immer relativ, seinem Alter und seinen Fähigkeiten entsprechend.

Gegen Trägheit und Wiederholungszwang muß man den Trieb zur Weiterentwicklung mobilisieren. Oft gibt es Augenblicke der Erleuchtung, in denen das Kind sieht, woher es kommt und wohin es geht; in denen es seine Entwicklung erkennt und versteht, wie wichtig es ist, daß man sich mit sich selbst abfindet und seine eigenen Lösungen findet. Aus diesem Grunde ist es durchaus notwendig, Belege für die Entwicklung des Kindes, wie z.B. Arbeitsmappen, Photographien oder Dias bei der Hand zu haben. Als *Martin* so weit war, daß er seine manipulativen Schliche aufgeben konnte, schaute er seine Mappe durch und warf alle Bilder weg, die er nicht ganz allein gemalt hatte. Gleichzeitig erinnerte er sich an die verschiedenen Listen, die er angewandt hatte, um mich oder andere dazu zu bringen, für ihn zu arbeiten.

Als *Christopher* eine Ausstellung von Skulpturen blinder Kinder besuchte, die auch Beispiele seiner eigenen Arbeiten enthielt, als er im Alter zwischen 11 und 14 Jahren war, beklagte er sich, daß die früheren Arbeiten nicht gut genug wären. Er fragte mich, warum ich sie ausgestellt hätte. Als ich ihn fragte, was geschehen wäre, wenn mir seine ersten Versuche nicht gefallen hätten, gab er zu, daß er aufgehört hätte, in Ton zu arbeiten, da er damals Kritik nicht ertragen konnte. Nachdem er die scharfen Hörner eines Stiers gefühlt hatte, den er mit zwölf Jahren gemacht hatte, tastete er die Arbeiten seines Schulkollegen *John* ab, dessen Skulpturen voll von Hörnern, Zähnen und Krallen waren. Er stellte fest, daß viele von *Johns* Arbeiten seinen eigenen früheren Arbeiten ähnelten. So wie *John* hatte auch er eine Vorliebe für wilde, reißende Tiere gehabt, die sich selbst verteidigen konnten; aber jetzt beeindruckte ihn ihre Stärke nicht mehr.

Manchmal kann es geschehen, daß ein Kind in dem Stadium, in welchem seine Arbeiten unabhängig und fruchtbar werden, die Aufmerksamkeit vermißt, die es auf sich zog, als es noch gestörter war. Dann muß man ihm versichern, daß es dadurch, daß es um so vieles besser geworden ist, das Interesse des Erwachsenen nicht verloren hat. Meine besten Maler in der Wiltwyck-Schule, die nicht mehr auf die Idee kamen, von mir zu verlangen, daß ich etwas für sie zeichne, pflegten mich dann zu bitten, ein Stück blauen Himmel für sie zu malen, wenn sie zum Mittagessen gingen, oder sie gaben mir ähnliche mindere Arbeiten auf, hauptsächlich um sich meines anhaltenden Interesses und meiner Hilfsbereitschaft zu vergewissern. In diesen Momenten ist es wichtig, solche Wünsche zumindest symbolisch zu erfüllen.

d) Das Umgehen von Schwierigkeiten

Manchmal muß man Schwierigkeiten umgehen, welche die schöpferische Arbeit hindern. Dadurch, daß man gewisse Funktionen von gestörten Verhaltensweisen abtrennt, kann man bisweilen ein Gebiet für die Sublimierung freimachen und so dem Kind eine Ahnung vom Sublimierungsprozeß vermitteln, auch wenn das tägliche Leben noch von seinem gestörten Verhalten beherrscht ist.

Dazu ein Beispiel, das in den Bereich normalen Verhaltens gehört: Es gibt Kinder, die sehr gut zeichnen können, aber regredieren, wenn sie Malfarben anrühren. Das kommt gewöhnlich bei Personen vor, deren Kontrollen hauptsächlich vom Intellekt getrennt sind, und die ihre Affekte unterdrücken, weil sie sich von ihnen bedroht fühlen. Andererseits gibt es wieder solche, die mit Farbe wunderbar umgehen können, aber hilflos sind, wenn sie versuchen, ihrer Arbeit Form zu verleihen: solche Kinder haben meist leichten Zugang zu ihren Gefühlen, finden es aber schwer, ihr Leben zu organisieren. Im Idealfall sollten sich die Fähigkeiten, Farbe und Form zu handhaben, die Balance halten. Aber selbst wenn das gelingt, kann man oft in der Art der erreichten Harmonie das Verhältnis der beteiligten Kräfte spüren.

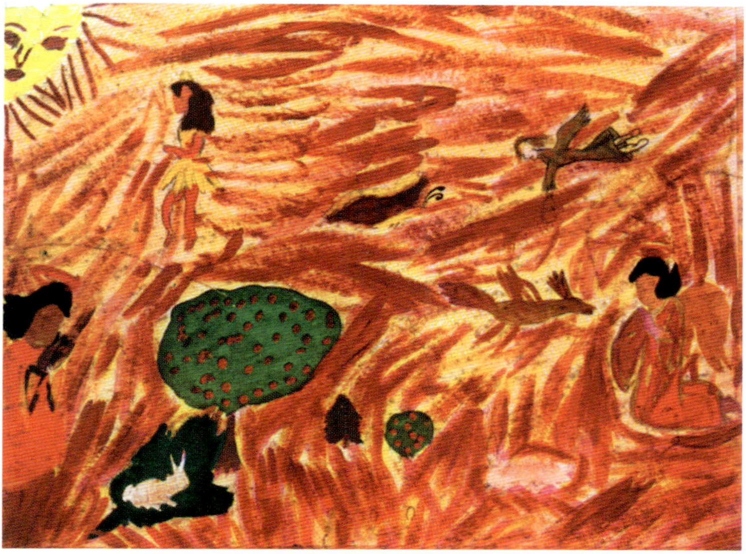

I. *Herman:* Feenland (Tempera, 45 × 60 cm)

I. *Herman:* Engel, vom Teufel verfolgt (Tempera, 45 × 60 cm)

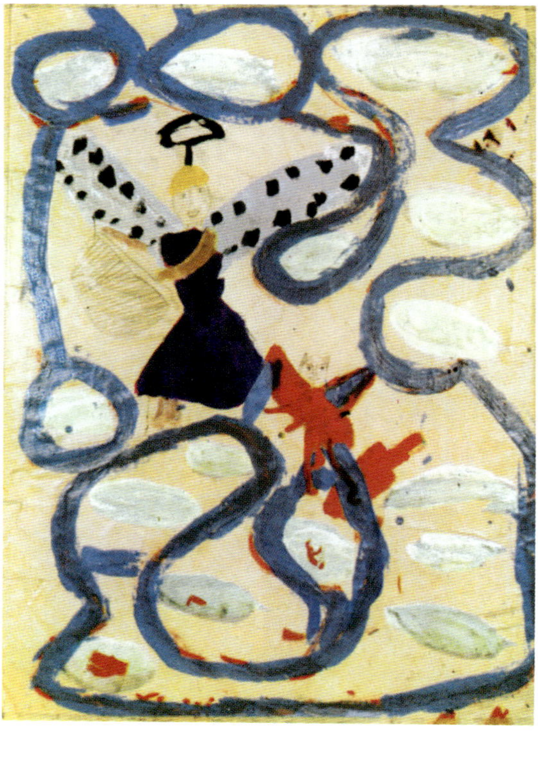

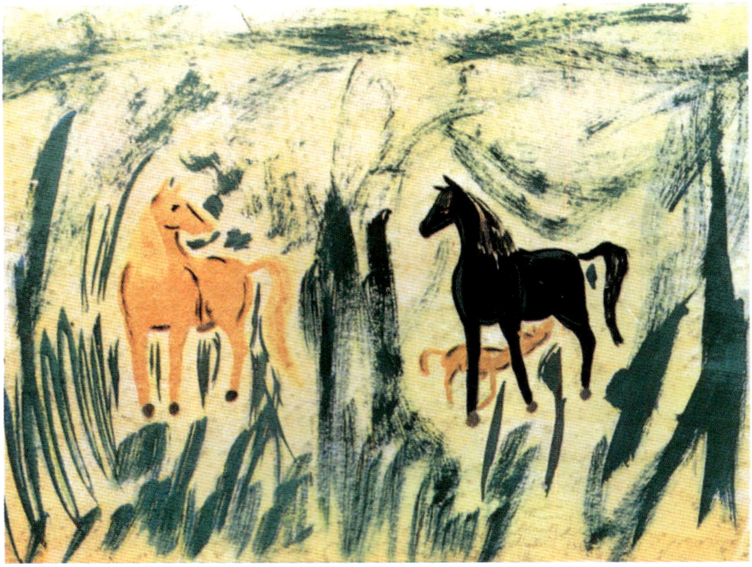

III. *Herman:* Pferdefamilie (Tempera, 45 × 60 cm)

IV. *Mary:* Die Berge von New Hampshire (Tempera, 45 × 60 cm)

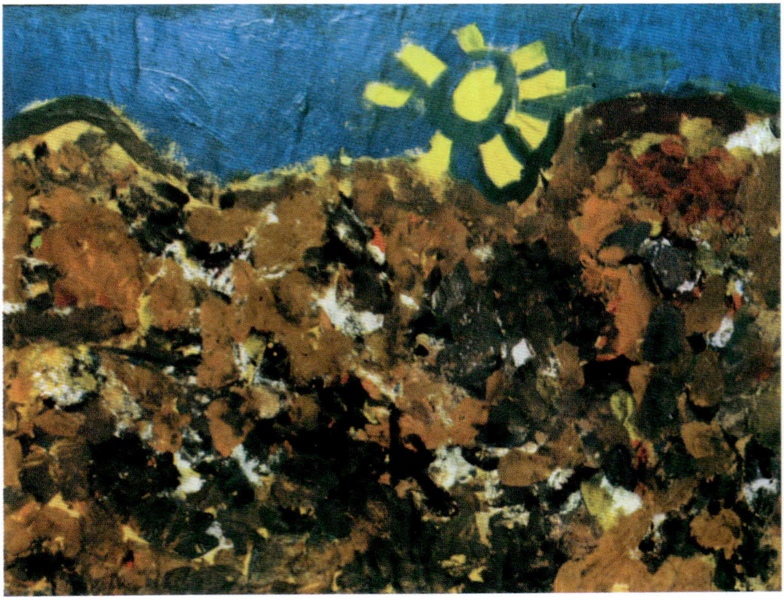

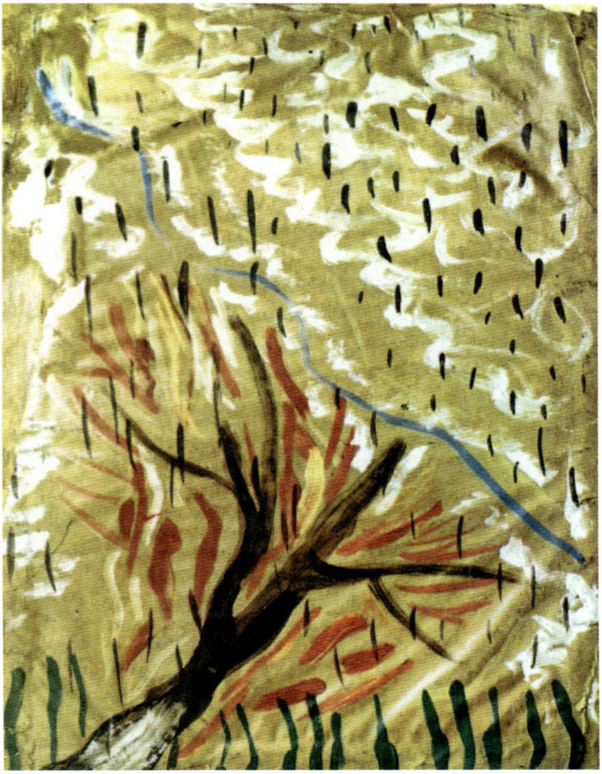

V. *Lillian:* Baum, vom Blitz getroffen
(Tempera, 45 × 60 cm)

VI. *Gordon:* Moby Dick (Tempera, 45 × 120 cm)

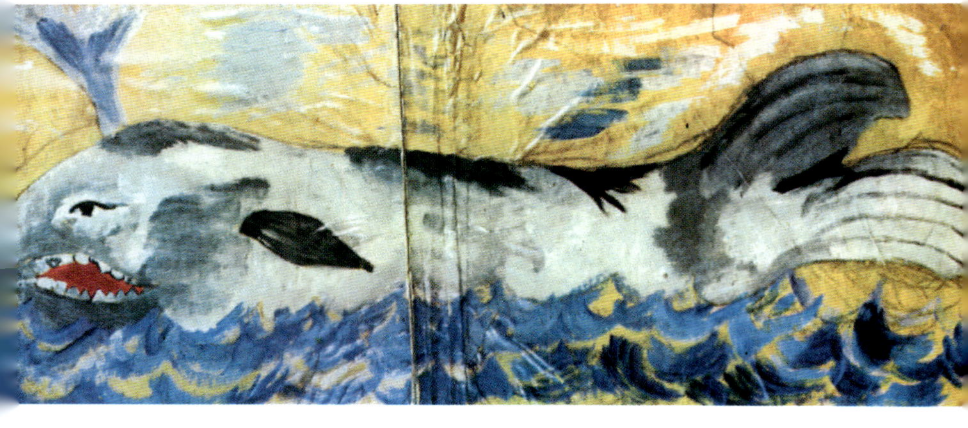

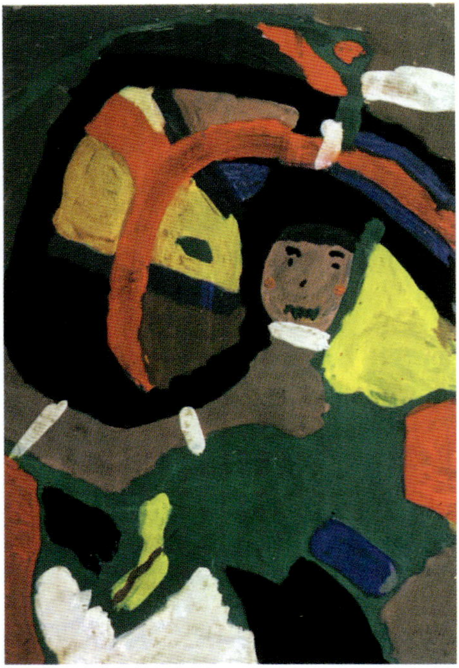

VII. *Andrew:* Farbkomposition mit Indianerkopf (Tempera, 35 × 50 cm)

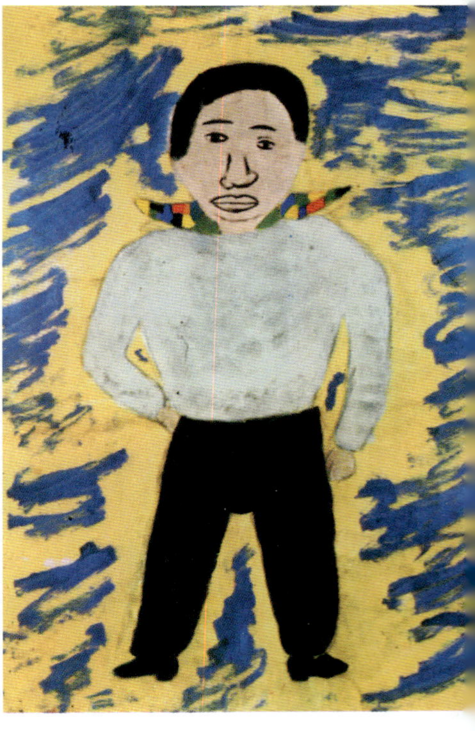

VIII. *Andrew:* Porträt (Tempera, 45 × 60 cm)

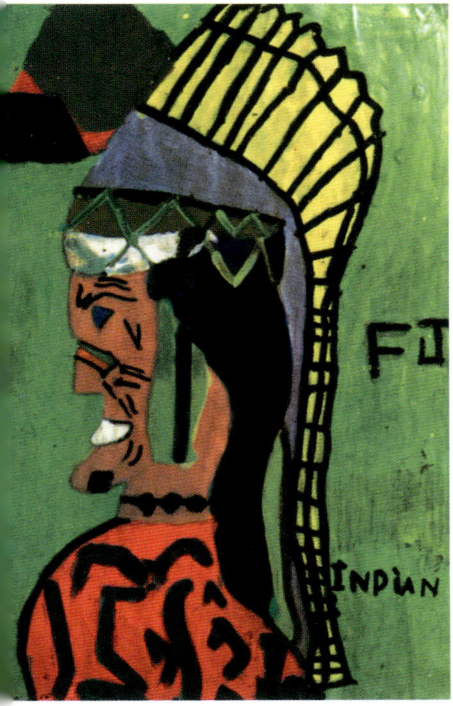

IX. *Frank:* Indianerhäuptling (Tempera, 60 × 92 cm)

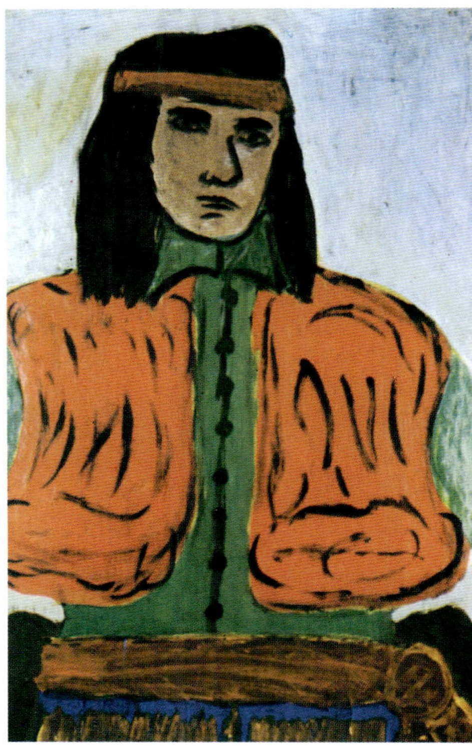

X. *Frank:* Mexikaner (Tempera, 60 × 92 cm)

XI. *Frau Smith:* Wütende Hausmutter (Tempera, 30 × 45 cm)

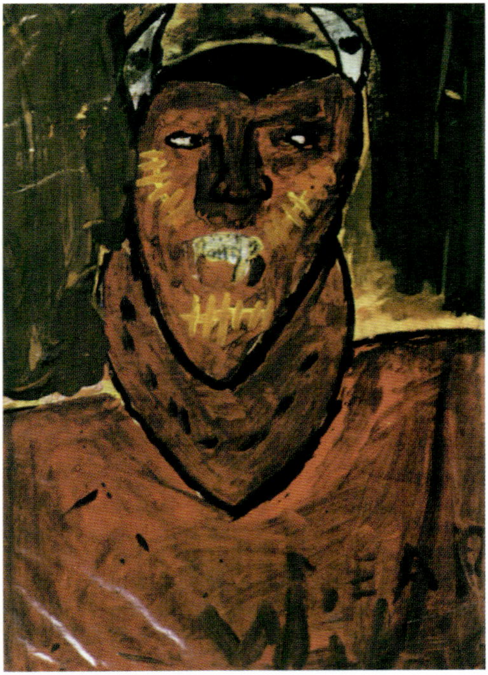

XII. *Willie:*
Mißtrauischer Teufel
(Tempera, 45 × 60 cm)

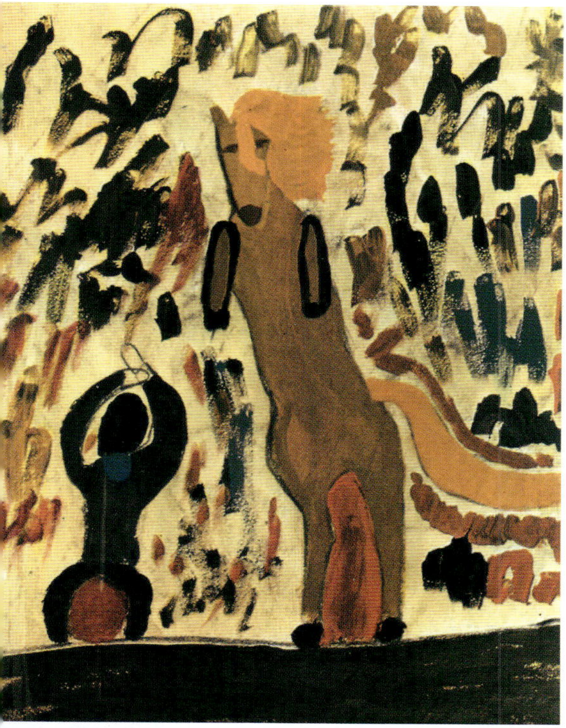

XIII. *Leon:*
Pferd gegen Reiter
(Tempera, 45 × 60 cm)

XII. *Carl:* Luzifer
(Tempera auf schwarzem
Papier, 45 × 92 cm)

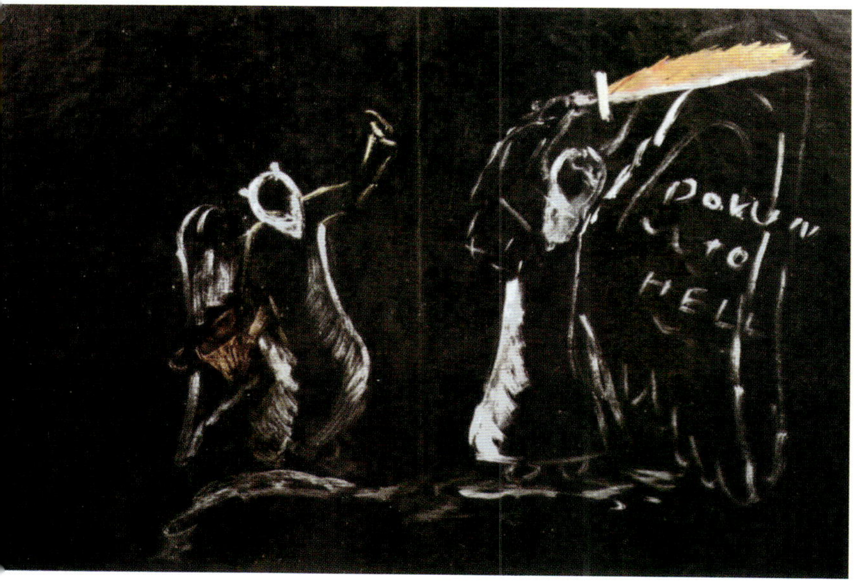

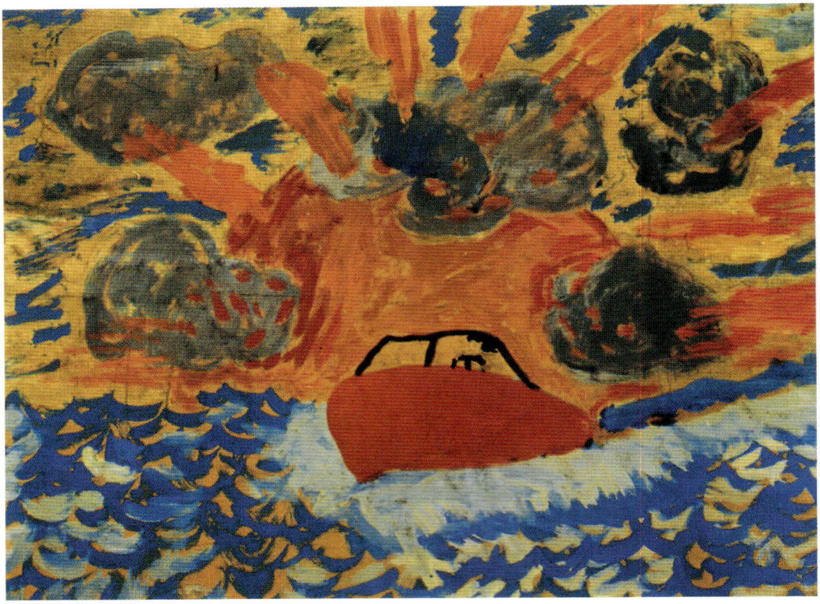

XV. *Carl:* Motorboot (Tempera, 45 × 92 cm)

XVI. *Martin:* Böser Weihnachtsmann (Tempera, 60 × 92 c

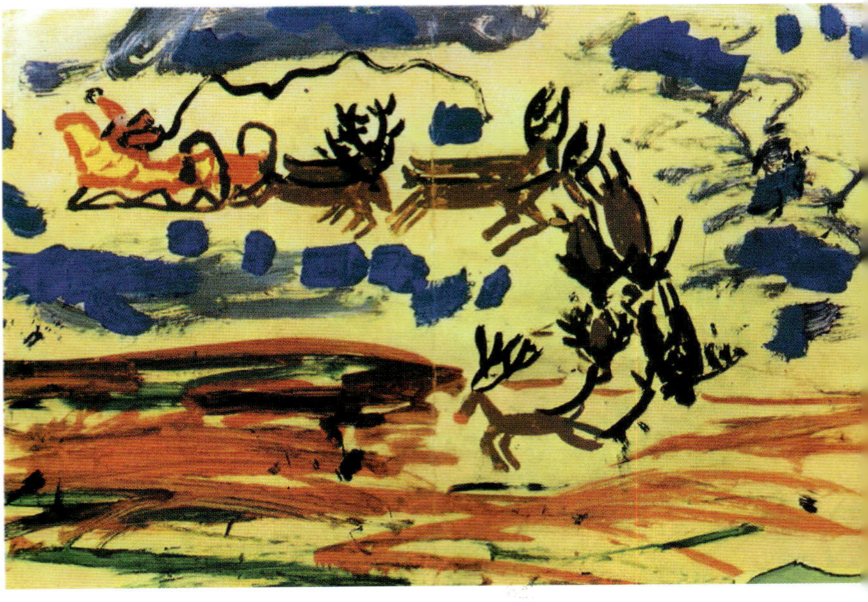

Selbstverständlich wird man versuchen, dem Kind, das mit Farben umgehen kann, erst einmal zu helfen, eine bessere Organisation zu erreichen, und dem guten Zeichner, sich mit Farben vertragen zu lernen. Manchmal ist es wertvoll, das Kind mit seinen Schwierigkeiten zu konfrontieren, um Kräfte zum Verstehen und zum Überwinden dieser Schwierigkeiten zu mobilisieren. Aber wenn ein Kind durch das ständige Ringen mit ein und demselben Problem bis zur Verzweiflung erschöpft ist, dann ist es besser haltzumachen. Wenn z. B. ein Kind sein Bild unweigerlich verkleckst, sobald es zu malen versucht, aber verzweifelt darauf beharrt, weil es gelernt hat, daß ein Maler Farbe verwenden muß, dann soll man es, wenigstens für eine Zeit, ermutigen, ein Graphiker zu werden und ihm schwarze Tusche, Marderhaar-Pinsel, Kohlestifte, Graphit und andere graphische Materialien zur Verfügung stellen. So hilft man ihm, das Beste auf einem Gebiet zu erreichen, auf dem es sich wohl fühlt. Oder man soll einen Koloristen, der nicht zeichnen kann, ermutigen, seine Bilder ganz mit Farbe aufzubauen und das Zeichnen vorläufig außer acht zu lassen.

Angel

Zu einer Zeit, da er als hervorragender Zeichner sich sehr bemühte, so wie andere Kinder zu sein, versuchte er wiederholt Wasserfarben zu verwenden. Aber er konnte keine Beziehung zur Farbe finden und war sichtlich unglücklich und verwirrt über die Aufgabe, die er sich gestellt hatte. Gleichzeitig wurde seine Linienführung so starr, daß das Wachstum behindert war. Ich gab ihm Kohlestifte und Zeichenpapier und zeigte ihm, wie er Linien und Flächen modulieren konnte, um Tiefenwirkungen zu erreichen. Das konnte er erfassen und seine Arbeit verlor die Starrheit und näherte sich der Reichhaltigkeit von Farben, soweit es ihm zu dieser Zeit möglich war.

Mervin

Der Elfjährige ruinierte seine Bilder jedes Mal, wenn er Farbe verwandte, da er das Fließen der Farbe nicht kontrollieren konnte. Mengen von dicker Farbe verschlangen Figuren und Gegenstände. Es handelte sich nicht um mangelnde Handfertigkeit, denn er war sehr geschickt; es schien eher der Ausdruck einer undefinierbaren Gefahr zu sein, die alle seine konstruktiven Bemühungen bedrohte. *Mervin* liebte Farben und war nicht bereit, sich mit Zeichnen und Zeichenstiften abzufinden. Ich brachte ihm bei, mit wenig Farbe im Pinsel zu arbeiten und das konnte er annehmen. Er lernte sehr gut damit umzugehen und erzielte interessante Wirkungen durch Schraffierungen. Und da er einen Weg gefunden hatte, die Farbe zu kontrollieren, wagte er sich an Themen, die er früher vermieden hatte. Mit der Zeit lernte er, mit vollem Pinsel zu malen, wenn er starke Farbflächen brauchte.

Andrew

Als er mit zehn Jahren in die Wiltwyck-Schule kam, malte er nur »Muster«. Nicht die üblichen, leeren, flüchtigen, die in dem Kapitel »Die Kunst und das Problem der inneren Leere« beschrieben sind (s. Kap. I, c), sondern sehr reichhaltige Abstraktionen, in denen er ungewöhnliche Formen mit interessanten Farben auf überraschende Art verband.

Andrew schien von seiner Arbeit völlig gefesselt und verlangte niemals Hilfe. Ich überließ ihn sich selbst und beschränkte mich darauf, seine Gemälde zu bewundern. Schließlich erklärte er mir, er beschränke sich nur deshalb auf Abstraktionen, weil er nicht zeichnen könne. Ich schlug vor, in seinen Bildern nach Formen zu suchen, die in Gegenstände verwandelt werden könnten; das war er bereit anzunehmen. Farbbild VII stellt Gesicht und Kopfschmuck eines Indianers dar, den er in einem seiner Bilder fand. Er fügte die Gesichtszüge hinzu, um die Idee verständlicher zu machen. Kurz danach war er soweit, das Problem, Menschen zu zeichnen, anzugehen.

Andrews gegenständliche Arbeiten behielten den dekorativen, farbfreudigen Charakter seiner früheren Muster, und Farbe beherrschte immer die Form. Mit zwölf Jahren, kurz bevor er die Schule verließ, malte er das Porträt eines Freundes (Farbbild VIII). In diesem nüchternen Versuch, eine Person klar zu erfassen, beherrscht Form zum ersten Mal die Farbe. Nur der Hemdkragen, der unter dem grauen Pullover zu sehen ist, zeigt seine alte Hingabe an die Farbe. Tatsächlich trug der Freund ein kariertes Hemd, aber er machte daraus ein abstraktes Muster.

Eine Dokumentation für das Beharren charakteristischer Elemente in Farbe und Form in den Kunstwerken von kleinen Kindern (bis zum ersten Schuljahr) findet sich in *R. H. Alschuler und L. W. Hattwick, 1947.*

Zur Beruhigung des Lesers, der den Verlust von *Andrews* Farbenfreude bedauern mag, sei gesagt, daß eine solche Entwicklung manchmal notwendig ist, wenn ein Kind die größte Anstrengung macht, sein Leben zu organisieren. *Andrew* stand vor der Entlassung aus der Wiltwyck-Schule, ein sehr ernster Schritt. Aber das farbige Hemd zeigte, daß nicht alles verloren war und daß die derzeit unterdrückte Vitalität wieder zu voller Blüte kommen konnte.

Wenn die Schwierigkeiten von einer verwirrten Vorstellung des Körpers herkommt, dann empfiehlt es sich, dem Kind Ton oder Wachs als Material vorzuschlagen, weil auf diese Weise ein Körper konstruiert werden kann, indem die verschiedenen Teile aneinandergefügt werden, und die Hürde, eine bildliche Vorstellung auf eine flache Ebene zu projizieren, nicht genommen werden muß, ehe die grundlegende Verwirrung in der Skulptur gelöst wurde. Selbstverständlich spielt auch hier das Talent eine große Rolle. Bei Leuten, die mehr Begabung für Bildhauerei als für Malen und Zeichnen haben, wird diese Begabung zur organisierenden Kraft, um der Schwierigkeiten Herr zu werden.

Sehr oft erfinden Kinder ihre eigenen Heilmittel, und es ist am besten, sich dann von den Kindern führen zu lassen. Andererseits kommt es aber auch vor, daß ein Kind ununterbrochen mit demselben Problem ringt; dann muß man einen Weg suchen, es von diesen Schwierigkeiten zu befreien.

Sam

Dem Dreizehnjährigen ist es einmal, mehr oder weniger zufällig, gelungen, einen wunderschönen Sonnenuntergang in vielen verschiedenen Schattierungen von rot, orange und rosa zu malen. Er versuchte immer wieder, diesen Triumph zu wiederholen, geriet aber jedes Mal in die gleiche Sackgasse: Er fing damit an, rot, gelb und weiß aufs Papier zu bringen, was eine befriedigende Zusammenstellung ergab. Dann fügte er blau hinzu, mischte es mit gelb und sah sich einer grasgrünen Fläche gegenüber, die überhaupt nicht in seinen Himmel paßte. Wenn er dann versuchte, das Grün mit anderen Farben zu verdecken, kam ein schmutziges Braun heraus; dann zerriß er das Blatt.

Ich versuchte es mit Logik, indem ich ihm erklärte, daß aus der Mischung von Blau und Gelb ganz unmöglich eine Farbe zustandekommen könnte, die in den Himmel paßte. Aber obwohl er intelligent genug war, diese logische Erklärung zu verstehen, drang das Grün, allen Erklärungen zum Trotz, immer wieder in das Bild ein. Schließlich verbot ich ihm einfach, blaue Farbe auf seine Palette zu nehmen. Das wirkte. Es gelang ihm, einen zufriedenstellenden Sonnenuntergang zu malen. Dann wandte er sich anderen Themen zu.

Mit dem Herannahen der Pubertät kommen neue Schwierigkeiten. Diese Entwicklungsstufe bringt die ersten Anzeichen unechten Ausdrucks. »Soziale Anpassung« bedeutet oft nicht viel mehr als das Annehmen einer defensiven Schutzfärbung, hinter der sich das wahre Ich mit allen seinen Widersprüchen verstecken kann. Man kann einem Jugendlichen in diesem Stadium am ehesten helfen, wenn man ihm solche Widersprüche in seiner Arbeit zum Bewußtsein bringt.

Ein sehr begabtes junges Mädchen war während der Pubertät hin- und hergerissen zwischen intensiver Rebellion, negativen Gefühlen und einer Fähigkeit zu konstruktiven Handlungen, zu denen eine echte Begabung gehörte, mütterlich und beschützend zu wirken. Wenn sie Figuren zeichnete, war sie bestürzt von ihrer Neigung, Arme und Hände zu zeichnen, daß sie entweder völlig nutzlos und leblos schienen oder aber wie Krallen aussahen. Sie versuchte das zu verstecken, indem sie sich einen illustrativen Stil aneignete. Damit konnte sie zwar ihre Kollegen beschwindeln, aber ihren eigenen künstlerischen Ansprüchen genügte das nicht; sie war sich bewußt, daß sie dem Problem auswich.

Ihre Arbeit nahm einen neuen Aufschwung, als sie anfing, die Figuren weiß auszusparen, indem sie den Hintergrund mit schwarzer Tusche malte. Die Figuren erschienen negativ, als weiße Formen auf schwarzem Grund. Die Umrisse waren so klar, daß sie dem Auge genügend Anhaltspunkte gaben. Die Spannung zwischen den leeren weißen Formen und der schwarzen Fläche war so stark, das sie dazu anregte, das Bild aus eigener Vorstellung fertigzustellen. Die negativen Pinselzeichnungen wurden damit zu einem Ganzen, welches den intensiven Negativismus des Mädchens, ihre intakt gebliebene Fähigkeit, die Wirklichkeit visuell zu erfassen und ihren ebenso intensiven Wunsch, andere zu beschützen, in sich vereinigte. Das Werk machte dem Mädchen bewußt, daß ihre Aufnahmefähigkeit unvermindert war und daß sie über integrierende und schöpferische Kräfte verfügte. Selbstverständlich löste das nicht die Konflikte, die diesen Umweg notwendig gemacht hatten. Aber es vermittelte ihr das Erlebnis, schaffen zu können, ohne wichtige Elemente ihrer Persönlichkeit unterdrücken zu müssen.

Ein allgemeines Mißverständnis der Bedeutung der Wirklichkeit in der Kunst bestärkt junge Menschen in der Pubertätszeit oft in ihrer Neigung, Ziele zu verfolgen, die für sie keine subjektive Wahrhaftigkeit haben. Wenn der therapeutische Mitarbeiterstab das Gefühl hat, ein Jugendlicher sollte mehr der Wirklichkeit zugewandt werden, raten sie dem Kunsttherapeuten oft, Gegenständliches zeichnen oder malen zu lassen. Man denkt, daß solche Gegenstände, die man angreifen kann, wie zum Beispiel ein Stilleben, doch ganz sicher zur Realität gehören. Manchmal hilft das auch. Einen Topf zu malen, kann dazu führen, die Substanz, das Gewicht, die Höhlung, die Wirklichkeit des Topfes zu erfassen. Das wieder kann wilden Phantasien entgegenwirken, es kann den Maler in die reale Welt zurückrufen. Wir dürfen aber nie vergessen, daß nur solche Gegenstände, an die eine gefühlsmäßige Bindung besteht, in der Kunst Wirklichkeit haben.

Ein schizophrener Jugendlicher z. B. war bestürzt über die sonderbaren chaotischen Zeichnungen, die er hervorbrachte, wenn er sich selbst überlassen war. Er wollte gern realistischer zeichnen, aber ein konventionelles Stilleben konnte er überhaupt nicht erfassen. Als ein Stilleben aufgestellt wurde, das aus Werkzeugen und Metallstücken bestand, machte er eine erstaunlich klare und ausdrucksvolle Kohlezeichnung davon. Es stellte sich heraus, daß sein Vater ein Maschinist war. Später machte er viele Zeichnungen in der Werkstatt und auch im Hof, und mit der Zeit enthielten sie sogar auch Bäume und andere lebende Dinge. Im Kunstunterricht konzentrierten wir uns darauf, ihm das Gefühl für Struktur, Gewicht und logische Form jener Gegenstände zu vermitteln, die für ihn Wirklichkeitswert hatten.

Ein junges Mädchen konnte nichts anderes mit Gefühl und Überzeugung malen als den Himmel. Alles andere malte sie zwar kompetent, aber oberflächlich und freudlos. Lediglich dadurch, daß sie diesem einen Thema immer wieder nachging und nun langsam Gegenstände, die mit der Zeit für sie Bedeutung gewonnen hatten, hinzufügte, konnte sie die Freude künstlerischer Schöpfung kennenlernen.

Obwohl nur echtes Erleben zur Sublimierung führt, gibt es Situationen, in denen man Menschen diese Art Erleben nicht aufzwingen kann und Kunst nicht eigener Ausdruck ist, sondern als Abwehrmechanismus dient. In solchen Fällen kann sogar ein leeres Stilleben und die konventionellste Landschaft ein erstrebenswertes Ziel bedeuten.

Vieles, was gesagt wurde, bezieht sich auf Kindererziehung, Unterricht und Psychotherapie ebenso wie auf Kunsttherapie. Einiges gehört allerdings ganz ausschließlich in das Gebiet der *Kunst* als Therapie.

Es ist kein Zufall, daß die meisten Beispiele genau zeigen, wie ein einziges Werk eines Kindes zustande kam, welche Methoden angewendet wurden, um ihm über bestimmte Schwierigkeiten hinwegzuhelfen. Anders als im wissenschaftlichen Denken, das von der Betrachtung des Einzelnen zur Erkenntnis des allgemein Gültigen führt, geht der Weg in der Kunst vom Unbestimmten zum Einzigartigen. Bei der Konzeption eines jeden Kunstwerks gibt es viele Möglichkeiten. Indem das Werk Gestalt annimmt, verengt sich diese Freiheit immer mehr zu einer unbedingten Notwendigkeit, bis jede weitere Handlung unausweichlich bestimmt ist, genauso wie aus einer Bohne nur Bohnen wachsen und eine Kuh nur Kälber zur Welt bringen kann. Der Leser, der verstehen will, worum es sich handelt, muß Kind und Therapeuten auf diesem Weg folgen. Er muß beobachten, wie der Therapeut mit dem Kind in der Sprache des Materials spricht, sich den besonderen Problemen zuwendet, die beim Entstehen einer Arbeit auftauchen, sich in den Stil des Kindes einfühlt und ihm beisteht, bis das Werk vollendet ist.

Wenn ein Kind auf Schwierigkeiten stößt, ist es nicht immer leicht, festzustellen, worum es geht. Wenn es darauf besteht, einen bestimmten Pinsel zu benützen oder verzweifelt ist, weil es eine gewisse Farbnuance nicht erreichen kann oder wenn es sich nicht entscheiden kann, was es machen will, wenn es seine Arbeit vernichten und von neuem anfangen will – sind das Anzeichen allgemein gestörten Verhaltens oder sucht das Kind nach dem einzigen Weg, auf dem es sein Ziel erreichen kann? Um in einer bestimmten Situation zu entscheiden, läßt man sich am besten von der Reaktion des Kindes leiten. Wenn Hilfe im Bereich der Kunst fruchtbar geworden ist, dann ist anzunehmen, daß die Schwierigkeit aus diesem Gebiet kommt. Scheinbar einfache Maßnahmen, wie z. B. das Mischen einer besonderen Farbe, das Bauen eines Gerüsts oder rein technische Ratschläge geben dem Kind das Gefühl, ganz verstanden zu sein.

Wenn ein schöpferischer Prozeß einen gewissen Grad von vielfältiger Problematik erreicht hat – und das kann selbst bei Sechs- und Achtjährigen vorkommen – dann müssen wir vielleicht unsere ganze schöpferische Phantasie, unsere gesamte künstlerische Erfahrung einsetzen, um einem Kind zu helfen, es aus Verstrickungen zu befreien oder es aus einer Sackgasse herauszuführen.

Aus allen diesen Gründen ist es von allergrößter Wichtigkeit, daß der Kunsttherapeut ein ausübender Künstler ist oder die Kunst zumindest lange, intensiv und mit Freude betrieben hat. Nur dann hat er die technischen Fähigkeiten, die Einfühlungsgabe und die Hingabe an die Kunst, die notwendig sind um anderen zu helfen. Sicherlich werden diese besonderen Fähigkeiten nicht in jeder Phase unserer Arbeit in Anspruch genommen. Unser spezieller Beitrag zur Heilung aber beruht auf dem Verständnis des Kunstmaterials und der Sprache der bildnerischen Formen.

VI. Kunst im Dienst der Abwehr

Im vorigen Kapitel haben wir Situationen beschrieben, in denen Kinder Hilfe brauchen, um Sublimierung zu erreichen. Der begonnene Prozeß wäre ohne Unterstützung des Erwachsenen steckengeblieben oder hätte nur langsam und mühsam fortschreiten können. In diesem Kapitel analysieren wir die Fälle, in denen Kunst den Abwehrmaßnahmen dient und somit ihre Kraft weitgehend verloren hat.

Abwehrmaßnahmen sind nicht unbedingt ein Hindernis für künstlerisches Schaffen. In der Schilderung der verschiedenen Arten, in denen Kunstmaterial verwendet werden kann, haben wir gezeigt, daß Kinder sich oft zwanghafter Abwehrmechanismen bedienen, um triebhaftes Verhalten einzudämmen und damit die innere Sicherheit zu freiem schöpferischen Gestalten zu gewinnen.

Sublimierung und Abwehrmechanismen können nebeneinander existieren, sie können ineinandergreifen oder sie können gegeneinander wirken. Die meisten Künstler, ob jung oder alt, neigen dazu, gewisse sinnlose Zeremonien zu entwickeln, zwangsmäßige Handlungen, die den Prozeß der Sublimierung zu hindern scheinen, ihn aber tatsächlich erst ermöglichen. Nur wenn die Abwehrmaßnahmen schöpferisches Arbeiten unmöglich machen oder wenn sie es so sehr verzerren, daß das Werk nicht länger das Erlebnis darstellt, nur dann bedrohen Abwehrmaßnahmen die Kunst.

Es ist nicht leicht, solche Vorgänge richtig einzuschätzen. Wo ist der Punkt, an dem Form statt Gliederung des Ausdrucks seine Vitalität zerstört? Wo der Punkt, an dem Verkleidung die Wahrheit nicht allgemeiner macht, sondern sie zur Lüge verwandelt?

Wenn wir Werke, die anscheinend unter dem Druck von Abwehrmechanismen entstanden sind, näher betrachten, finden wir, daß sie ungefähr in drei Kategorien fallen: Banale Stereotypien, die langweilig und konventionell sind und sich wiederholen; Werke, die zwar starr und stereotyp sind, aber ungewöhnliche oder bizarre Gestaltungen zeigen; Werke, die unecht, süßlich, rührselig oder falsch heldenhaft wirken. Diese dritte Kategorie tritt meist erstmalig während der Pubertät oder frühestens in der Vorpubertät in Erscheinung. Jüngeren Kindern scheint es unmöglich zu sein, unechte Gefühle in der Kunst darzustellen. Sobald die Tendenz der Abwehr bei ihrer Arbeit zunimmt, wird das Resultat des Schaffens meistens ausdrucksarm und stereotyp.

Selbstverständlich sind Kinder imstande, zu lügen und zu simulieren. Genauso wie Erwachsene neigen sie dazu, allen möglichen Kitsch zu bewundern und oft ahmen sie solches Zeug nach. Sie sind aber anscheinend nicht imstande, eigene Arbeiten dieser Art zu produzieren; vielleicht weil ihre Abwehrmaßnahmen mehr sporadischen Charakter haben. Obwohl die Neigung zu bestimmten Abwehrmechanismen früh entwickelt wird, herrschen spontane, aus der Situation entstandene Reaktionen vor.

Die erfolgreiche Produktion von Pseudo-Kunst scheint an zwei Bedingungen gebunden zu sein: Eine gewisse technische Fertigkeit und Weltklugheit muß erreicht sein und die künstlerischen Bestrebungen müssen einen wichtigen Bestandteil des Abwehrsystems darstellen.

Kunst hat ihre eigene Moral. In anderen Zusammenhängen neigen wir oft dazu, die offene Lüge zu verdammen und die unbewußte Verfälschung zu entschuldigen. In der Kunst ist die letztere schädlicher. Der Künstler, der nur die anderen belügt, kann unter Umständen seine eigene Integrität versteckt und verkleidet bewahren, vielleicht mit Hilfe von Satire und Ironie. *Velasquez*, z. B., benützte sein außerordentliches technisches Können, um in seinen Porträts in Komposition, Umgebung und Kostüm die Macht und Herrlichkeit der königlichen Familie und ihres Hofes zu feiern. Gleichzeitig aber sehen wir in den vernichtend ungeschminkten Ähnlichkeiten, daß er sich der Grausamkeit, Habgier und Verdorbenheit seiner Modelle voll bewußt war. Aber gerade die Genauigkeit der Porträts schmeichelte seinen Auftraggebern so sehr, daß seine Werke so geschätzt wurden.

Wenn Kunst dazu dient, innere Wahrheiten zu verleugnen, dann ist der Prozeß unbewußt und das Resultat notwendigerweise korrupt, unabhängig von der bewußten Bemühung des Künstlers nach Ehrlichkeit. Die liebevoll ausgeführten Details, mit denen *Andrew Wyeth* die menschliche Figur malt, bezeugen seine ehrliche Absicht, Liebe und Respekt für seine Objekte zu zeigen. Aber wenn dieser technisch hervorragende Maler Menschen porträtiert, ist es ihm völlig unmöglich, Knochenstruktur, Volumen und Gewicht zu vermitteln. Damit verrät sein Werk die tiefe Isolierung, die es ihm unmöglich macht, seinen Figuren Leben zu geben.

Selbst der beste Geschmack und die besten Absichten sind machtlos, ein gutes Kunstwerk hervorzubringen, wenn unbewußte Kräfte dagegenarbeiten. Andererseits kann Kunst – besonders naive Kunst – selbst dann blühen, wenn der Geschmack des Individuums ganz schauerlich ist. Ein Kind oder ein ungeschulter Erwachsener kann schöne, ehrliche

Arbeiten produzieren, obwohl er weiterhin den scheußlichsten konventionellsten Kitsch bewundert. Bei Erwachsenen ist dies meist der Fall, wenn Kunst für sie ein neues, spätes Erlebnis bedeutet. Obwohl ihre Abwehrmechanismen – Verneinungen und Verkehrungen ins Gegenteil – vorhanden sind, ist Kunst in dieses System nicht miteinbezogen. Tatsächlich erkennen diese naiven Menschen, in deren eigenem Wirken keine Spur von falscher Sentimentalität zu finden ist, die Falschheit in anspruchsvolleren Werken nicht. Diese reinen Toren sind imstande, eine grelle Ansichtskarte, ein zuckersüßes Blumenstück oder ein sentimentales religiöses Bild als Vorlage zu nehmen, es zu kopieren – und etwas Gutes zu produzieren! Sie haben ihre eigenen ehrlichen Gefühle in den drittklassigen Kitsch introjiziert. Das gleiche kann man oft bei Kindern beobachten. All das bedeutet natürlich keineswegs, daß man Kindern und Amateuren kitschige Vorlagen geben sollte.

a) Kunstunterricht und Abwehr

Einfache Vernachlässigung und die Phantasielosigkeit der Erwachsenen führt gewöhnlich zu verarmter und unentwickelter Kunstproduktion der Kinder. Lehrer, die zwar angeblich Kunst bewundern, die sich aber von dem Unvorhersehbaren in der Improvisation bedroht fühlen, unterstützen oft die Produktion von sorgfältig ausgearbeiteten, stereotypen Arbeiten. Die Kinder merken bald, was dem Lehrer gefällt, und das stellen sie her. Ihre Persönlichkeiten lernen wir erst kennen, wenn wir versuchen, ihre Einstellung zu ändern. Wenn es, z. B., einem erfahrenen Lehrer in kurzer Zeit gelingt, bessere Arbeiten zu erzielen, dann sehen wir, daß die schöpferischen Möglichkeiten des Schülers nicht ernsthaft geschädigt waren, sie waren nur gehemmt oder in falsche Bahnen geleitet.

Die erstaunlichen Resultate, die wirklich begabte Lehrer in Schulen, in Klubs für alte Leute, in Volkshochschulen und in Rehabilitationsanstalten erzielen können, beweisen die unverwüstliche Kraft und Elastizität schöpferischer Fähigkeiten. Sie zeigen aber auch, wie unentbehrlich der Lehrer als Katalysator ist, denn solche Fähigkeiten können sich nicht entfalten, wenn Kunstmaterial von uninteressiertem Personal dargeboten wird.

Nichtsdestoweniger findet man immer wieder eine Anzahl von Schülern, die selbst auf den phantasievollsten Unterricht nicht positiv reagieren. Unzulänglicher Unterricht allein kann diese Mißerfolge nicht erklären. Man muß die Ursachen anderswo suchen.

Wenn ein Kind dazu neigt, die Wahrheit durch das Aufrechterhalten einer künstlichen Fassade abzuwehren, dann kann ein Unterricht, der diese Neigung unterstützt, dazu führen, daß der Mißbrauch der Kunst tief verwurzelt wird.

Helen,

eine 17jährige, war in einem Heim für schutzbedürftige Kinder aufgewachsen. Sie hatte immer eine Vorliebe für Kunst gezeigt. Leider war der Kunstunterricht in diesem Heim von konventionellen Handfertigkeitslehrern geleitet, die völlig von kommerziellen Modellen abhängig waren und wenig Anregungen zu schöpferischer Arbeit gaben. In der Volksschule wurde ihre Fähigkeit, Plakate und Dekorationen anzufertigen, von den Lehrern ausgenützt und von den Mitschülern, die sich auf ihre Hilfe verließen, bewundert.

Als ich Helen kennenlernte, konnte sie mit unheimlicher Gewandtheit Produkte für alle möglichen Gelegenheiten wie Weihnachten, Ostern und Geburtstage verfertigen, die ganz außergewöhnlich süßlich und ordinär waren (Abb. 16). Sie weigerte sich, nach der Natur zu zeichnen, duldete keine Kritik und nahm keine Hilfe an. Ihr Verlangen nach unbegrenztem Lob war unstillbar.

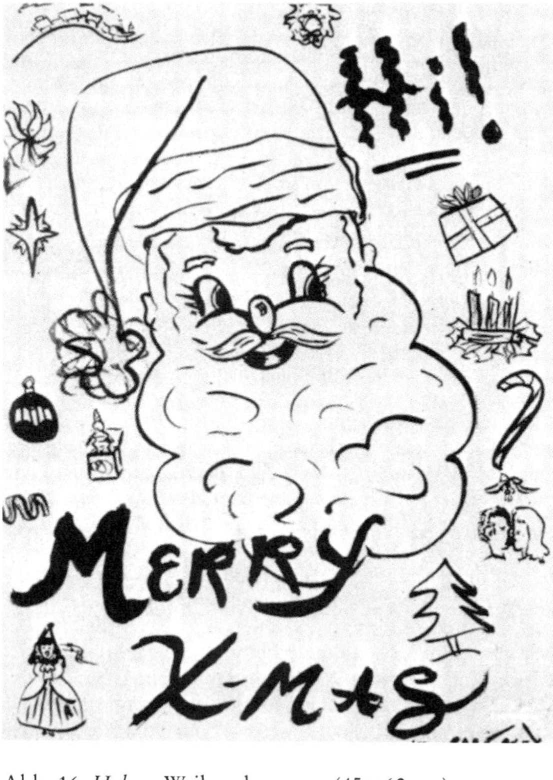

Abb. 16 *Helen*: Weihnachtsmann (45 × 60 cm)

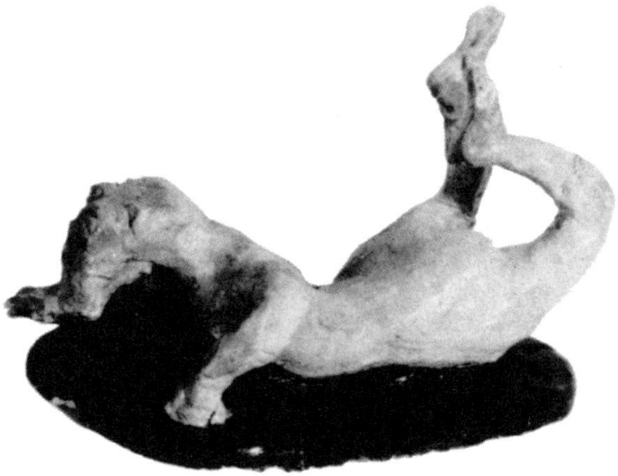

Abb. 17 *Helen*: Rosa Ungeheuer (25 cm lang)

In der Plastik war Helens Stil weniger festgefahren und sie war eher bereit, zu experimentieren. Bald nahmen ihre Skulpturen verzerrte und groteske Formen an. Sie begann, z. B., ein herziges kleines Kätzchen in Ton zu modellieren, änderte es aber in einen Frosch um. Später zerquetschte sie zornig den Frosch und aus dem verzerrten, froschähnlichen Klumpen formte sie ein menschenartiges Ungeheuer von unbestimmbarem Geschlecht, auf dem Bauche liegend, die Füße in der Luft, die Wirbelsäule zu einem Bogen gekrümmt, ähnlich wie ein Baby, das sich bäuchlings schaukelt (Abb. 17). Sie war mit ihrer Arbeit zufrieden und verbrachte viel Zeit damit sie zu vervollständigen. Sie verfertigte auch eine Anzahl grotesker Köpfe; alle ihre Skulpturen hatten den Charakter infantiler, schwacher und gleichzeitig monströser Wesen.

Helens Skulpturen helfen uns zu verstehen, warum ihre gefälligen Bilder so stereotyp und häßlich waren. Da sie sich so schwach und monströs fühlte, konnte sie unmöglich etwas wirklich Hübsches selbständig produzieren. Wenn sie so etwas herstellen wollte, mußte sie es kopieren. Der besonders vulgäre Charakter ihrer Bilder ließ die monströsen Phantasien ahnen, die sich hinter der konventionellen Fassade verbargen.

Nachdem sie eine Zeitlang diese Ungeheuer modelliert hatte, begann *Helen* eine liegende Aktfigur. Es sollte sicher ein Selbstporträt sein, etwas idealisiert, aber immerhin ein ehrlicher Versuch, einen Menschen darzustellen, nicht eine anatomisch unmögliche Modepuppe. Gleichzeitig zeichnete sie auch ein Selbstporträt, das ebenso ein Gemisch aus Idealisierung und ehrlicher Selbstdarstellung war.

Im Laufe des Jahres wurde es klar, daß *Helens* Begabung durch die langjährige Beschränkung auf gefälligen Kitsch nicht völlig verschüttet war. Vielleicht hätte ihre Begabung ihr geholfen, mit ihren Gefühlen auf eine ehrlichere Art fertig zu werden. Doch war diese Möglichkeit nicht ausgenützt worden, weil Lehrer und Erzieher ihre Neigung, wahre Gefühle hinter einer Maske von Fügsamkeit zu verstecken, unterstützen. Das Resultat war auf ästhetischer Ebene Anti-Kunst und auf moralischer Ebene eine tief verwurzelte Scheinheiligkeit. Andererseits aber stärkte die Gefälligkeit ihrer Produkte ihr Selbstgefühl und hätte vielleicht zu einer Karriere als Modezeichnerin führen können.

Wir können zwar mit Sicherheit sagen, daß Kunst als Therapie eine gewisse Hilfe hätte leisten können und daß diese Möglichkeit nicht wahrgenommen wurde, wir können aber nicht beurteilen, wie groß der Verlust war. Es wäre eine Anmaßung, zu behaupten, daß besserer Kunstunterricht *Helen* »gerettet« hätte.

Wahrscheinlich hat der Abstand zwischen *Helens* verzerrtem Innenleben und der gefühlsmäßig und kulturell banalen Angebote dazu beigetragen, ihren stereotypen Produktionen den besonderen Beigeschmack zu geben.

Was aber können wir über *Helens* Lehrer sagen? Haben sie die stereotype Kunst unterstützt, weil sie selbst sich gegen ähnliche Phantasien geschützt haben, wie die, welche in *Helens* Skulpturen auftauchen? Wahrscheinlicher waren die Lehrer einfach Menschen, die sich in einer konventionellen Umgebung wohlfühlten, und mit gutem Willen versuchten, die gestörten Kinder in ihrer Obhut in diese gutbürgerliche Umgebung einzufügen. Das Ermutigen zu dieser Art Pseudo-Kunst war vielleicht auch ein unbewußtes Abwehrmanöver der Erzieher. Wäre mehr ausdrucksvolle Kunst zum Durchbruch gekommen, dann wären die Erwachsenen direkt den verstümmelten und verzerrten Persönlichkeiten der Kinder gegenübergestanden. Das wieder hätte es ihnen vielleicht zu schwer gemacht, die Kinder gern zu haben und das Leben mit ihnen auszuhalten.

b) Wiederholung und Stereotypie

Wir müssen zwischen unfruchtbaren Wiederholungen unterscheiden, die zu Stereotypien werden und Wiederholungen, die lebendig und produktiv bleiben. Wenn z. B. ein fünfjähriges Kind im Begriffe ist, alle möglichen Schemata zu entdecken, die in seiner Anschauung unfehlbare Männer, Frauen, Kinder und Tiere darstellen, dann wird damit seine Vorstellungskraft wesentlich gestärkt. Gerade weil es ihm gelungen ist, aus der verwirrenden Vielfalt der Dinge gewisse bestimmte Formen zu abstrahieren, die es leicht wiederholen und beherrschen kann, ist das Kind besser als vorher imstande, die Kompliziertheit der Welt zu verstehen und darzustellen. Seine schematische Kunst ist daher lebendig. Seine Arbeiten werden genug Verschiedenheit in Komposition, Farbe und Inhalt haben, obwohl das grundlegende Schema der Darstellung sich nicht ändert. Auch sollen wir die festigende und beruhigende Wirkung der Wiederholung nicht unterschätzen und dürfen Kinder nicht zu früh zu Änderungen zwingen.

Ralph

Die Reihe der völlig gleichen Porträts z. B., die der siebenjährige *Ralph* von seinen Schulkollegen zeichnete (Abb. 18), war eine derartige produktive Wiederholung. Er kämpfte gegen seine Angst vor anderen Kindern, er bemühte sich, seine unechte Raufboldhaltung aufzugeben und positive Beziehungen anzubahnen. Die Porträts bedeuten einen wichtigen Schritt in seinem Bemühen, sich mit dem Zusammenleben in einer Gruppe abzufinden, und daß es ihm

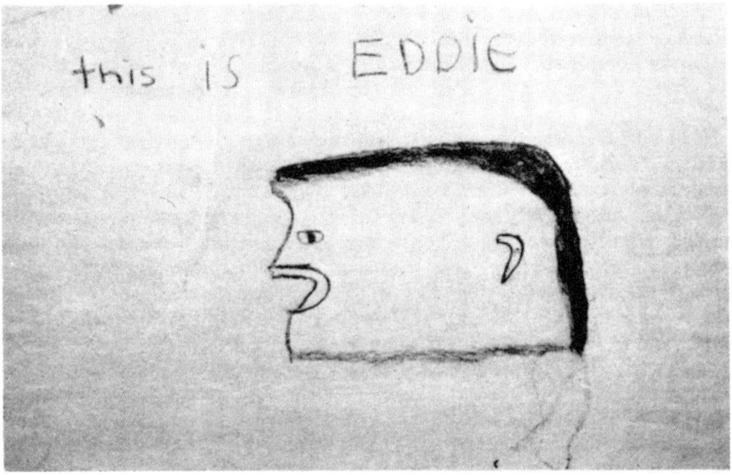

Abb. 18 *Ralph*: Eddies Porträt (40 × 60 cm)

gelungen war, eine Formel zu finden, die er leicht wiederholen konnte, wirkte beruhigend auf ihn. Hätte es zwischen seinem Wunsch nach Freundschaft und seinen Haßgefühlen weniger Konflikte gegeben, dann wäre sein Stil wahrscheinlich weniger starr und armselig geblieben und die ständige Wiederholung wäre nicht notwendig gewesen.

Wir müssen auch zwischen Stereotypien und Wiederholungen eines Themas unterscheiden. Es gibt Künstler, deren Gesichtskreis eher eng gesteckt ist, und dennoch haben wir nie das Gefühl, daß sie sich selbst kopieren. *Vermeer van Delfts* Welt ist umgrenzt von einem Zimmer, den Menschen und Dingen, die sich darin befinden, und dem Licht, das darauf fällt – trotzdem ist jedes seiner Bilder neu und lebendig. Die Grenzen von *Pieter Brueghels* Welt sind viel weiter gesteckt, aber auch sie ist eingeschlossen von seiner Kultur und seiner Persönlichkeit. Keiner dieser Künstler wiederholt sich selbst oder ist jemals manieriert.

Ein Kind, das unter langanhaltenden inneren Schwierigkeiten leidet, neigt dazu, seinen seelischen Zustand immer wieder in ähnlichen Bildern auszudrücken.

Ein ganzes Jahr nach dem Tod seiner Mutter malte *Eric* fast nichts anderes als die Gesichter von Ungeheuern. Jedes zeigte neue Schrecken auf. Das hielt an, bis sich seine starken Schuldgefühle gemildert hatten.

Christopher, dessen Arbeit wir auf den Seiten 76 und 91 beschrieben haben, modellierte sehr viele Vögel. Dieses Thema stand mit seiner Blindheit in Zusammenhang, die eine ständige Quelle von Kummer und Hilflosigkeit war. Aber seine Figuren waren nie stereotyp. Jede neue Version war frisch und lebendig.

In beiden Fällen waren die Schwierigkeiten so überwältigend, daß das Kind sie lange nicht überwinden konnte, aber jede Arbeit bedeutete einen neuen Versuch, mit dem Konflikt fertigzuwerden oder ihn besser ertragen zu lernen. Der Kampf blieb unentschieden, aber er wurde nicht aufgegeben, die Möglichkeit einer Lösung blieb daher offen.

Selbst angesichts lange andauernder Konflikte muß sich der Arbeitsstil eines Kindes ändern, wenn es älter wird. Neue Formen können Änderungen früherer Schemata sein oder radikale Neuerungen. Was immer die Änderungen sind, Kunst kann nur innerhalb eines Rahmens entstehen, der den Ideen des Künstlers Einheit und Ordnung verleiht. Innerhalb der normalen Entwicklung hört der Prozeß, Formen zu finden, sie abzuändern oder zu durchbrechen, niemals auf. Wenn ein Stil dem Erlebnis nicht länger entspricht und sich noch kein neuer gefunden hat, tritt eine unfruchtbare Periode ein. Wenn alles gut geht, dann werden die Angst und Verwirrungsgefühle einer Übergangszeit zur treibenden Kraft, neue Ausdrucksformen zu finden. Wenn es schlecht ausgeht, wird die künstlerische Fähigkeit gehemmt, sie verkümmert oder die Produktion wird unecht.

Was verursacht Störungen im Wachstumsrhythmus? Was können wir tun, um eine Änderung hervorzubringen; und wann ist es geraten, nicht einzugreifen und uns mit dem gegebenen Zustand trotz seiner Unfruchtbarkeit abzufinden?

c) Beispiele stereotyper Kunst

Konventionelle, stereotype Arbeit bedeutet nicht immer, daß eine Möglichkeit künstlerischen Ausdrucks verlorengegangen ist. Für eine chaotische Person kann es der erste Schritt zu irgendeiner Art Ordnung sein; oder es kann eine Abwehrmaßnahme gegen drohendes Chaos und Verwirrung bedeuten.

Ann

Die Neunjährige war ein Adoptivkind, das unter schweren seelischen Störungen bei einem leichten Gehirnschaden litt. Als sie etliche Monate in einer psychiatrischen Abteilung war, malte sie pflichteifrig Christbäume, Osterkörbchen, Blumen und kleine Mädchen. Sie bemühte sich sehr, neue Dinge zu lernen. Mit meiner Hilfe lernte sie eine Anzahl neuer Schemata zu zeichnen, unter anderem einen Vogel und ein Haus (Abb. 19).

Ann zeichnete diese Dinge, als ob es willkürliche Symbole wären, wie Buchstaben, die man auswendig lernen muß. Dies war sicherlich die einzige Art, wie sie überhaupt zeichnen lernen konnte. Ihre Unfähigkeit, es auf intelligentere Art zu erlernen, war wahrscheinlich teilweise durch ihr leicht gestörtes Wahrnehmungsvermögen verursacht, verstärkt durch die unterdrückte Aggression, die alle ihre positiven Bemühungen störte. Sie war sich

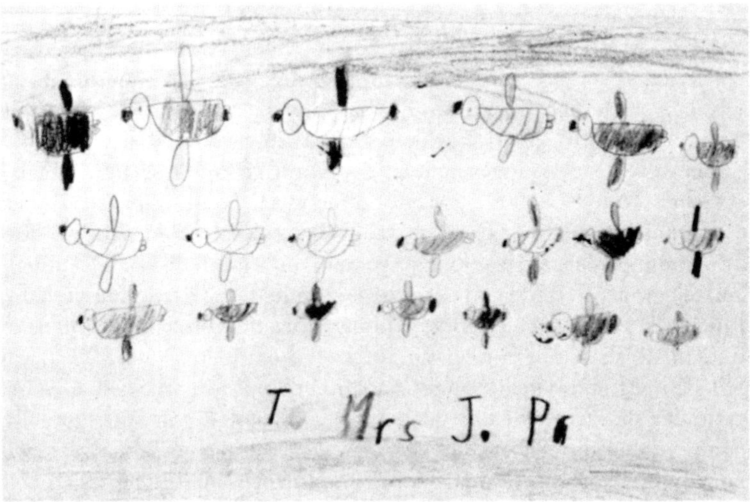

Abb. 19 *Ann*: Vögel (45×60 cm)

ihrer Behinderung quälend bewußt. Sie wußte, daß ihre Adoptiveltern sie nur annehmen würden, wenn es ihr gelang, ihrer Wut Herr zu werden und sich den Anschein eines netten kleinen Mädchens zu geben. Ihre Bemühungen in der Kunst waren hauptsächlich der Herstellung von glaubhaften Nachahmungen der Produktion eines neunjährigen Mädchens gewidmet.

Ihre Arbeiten waren starr, mager, fragmentarisch und ohne künstlerischen Wert. Trotzdem dienten sie einem wichtigen Zweck. Zu diesem Zeitpunkt wäre es nicht ratsam gewesen, einzugreifen.

Später kam *Ann* in ein Kinderheim, wo sie einen begrenzten Kontakt mit ihren Adoptiveltern aufrechterhalten konnte. Man könnte annehmen, daß es ihr unter diesen Umständen gelang, ihre Angst- und Wutgefühle mit der Zeit zu überwinden. In diesem Fall könnte auch Anns Kunstproduktion echter und spontaner werden.

Henry (S. 52)

Er lebte seit zwei Jahren in einer psychiatrischen Abteilung, nachdem seine psychotische Mutter einen Mordversuch an ihm unternommen hatte, als er viereinhalb Jahre alt war. Er war überdurchschnittlich intelligent und beziehungsfähig. Aber immer wieder agierte er zwanghaft Zerstörung und Rettung aus. Unentwegt zerbrach er Spielzeug und andere Dinge, um sie dann wieder sehr geschickt zu reparieren. Ständig wechselten Streit und Versöhnung mit anderen Kindern und Erwachsenen.

Im Kunstunterricht schüttete *Henry* abwechselnd Farbe aus und putzte sie wieder weg; er ruinierte die Arbeit anderer Kinder und reparierte sie dann wieder. Er zeichnete nie körperhafte Figuren, sondern nur Strichmänner und zerstörte zwanghaft alle Arbeiten, in denen er Lebewesen darstellte. Er konnte sich aber zurückhalten, abstrakte Symbole zu zerstören: er benützte solche

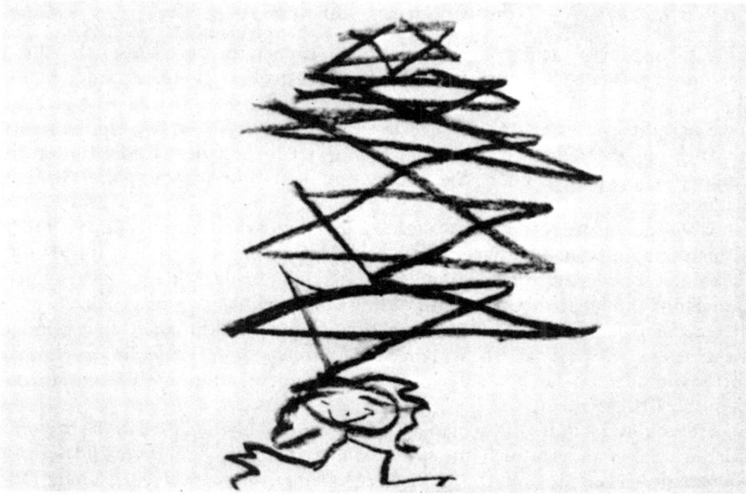

Abb. 20 *Henry*: Davidstern (45 × 60 cm)

Symbole zur Selbstdarstellung. Er zeichnete sein Monogramm und den Davidstern, was sowohl seine eigene Person als auch seine Zugehörigkeit zum jüdischen Volk repräsentierte. Manchmal stellte er seine Anfangsbuchstaben als handelnde Figuren dar, als wären sie Lebewesen; in einem Bild ließen sie einen Drachen vom Dach des Empire State Building steigen. In Momenten eines besseren Befindens verfertigte er zahllose Initialien, Davidsterne und Zusammenstellungen von beiden und verschenkte sie.

Obwohl seine Tätigkeit zwanghaft und stereotyp war, half sie ihm, sich weniger chaotisch zu benehmen, Beziehungen aufzunehmen und ein labiles Identitätsgefühl aufrecht zu halten. Das Einsetzen lebloser Symbole für lebendige Dinge mag seine Selbstverfremdung verstärkt haben, aber im großen und ganzen war seine stereotype Produktion für ihn eine Hilfe. Die wenigen fragmentarischen Selbstdarstellungen in menschlicher Form, die er nicht sofort vernichtete, entstanden immer dann, wenn er vorher eine Anzahl stereotyper Zeichnungen gemacht hatte und damit seinen Zerstörungsdrang für den Moment eingedämmt hatte. Abbildung 20 entstand, nachdem *Henry* eine ungeheure Anzahl großer Sterne gezeichnet und alle Schwestern damit beschenkt hatte. In dieser Abbildung durfte der Ansatz einer fragmentarischen menschlichen Figur unter einem Turm von Sternen überleben.

Stereotype Kunst tritt manchmal auf, wenn ein durch die äußere Situation bedingter auswegloser Zustand innere Konflikte verstärkt. Der Fall der Brillenschlange ist ein gutes Beispiel.

Die Brillenschlange (Identifizierung mit dem Angreifer)

Eine Gruppe von acht- und neunjährigen Jungen in der Wiltwyck-Schule bekam einen neuen Gruppenleiter. Es war ein großer, gutaussehender Mann mit leuchtenden Augen, eine anziehende Persönlichkeit. Leider war er aber auch narzißtisch, brutal und unzuverlässig. Die Buben waren sowohl fasziniert als auch eingeschüchtert von diesem Mann, der mehr einem Rädelsführer als einem Gruppenleiter glich. Sie gaben ihm den Spitznamen: »die Brillenschlange«.

Während seiner Herrschaft drehte sich die Arbeit der Gruppe in der Kunsttherapie beinahe ausschließlich um Brillenschlangen. Es begann damit, daß ein besonders ängstlicher Junge mich bat, eine Brillenschlange zu zeichnen und dann Stunden damit zubrachte, sie mit einem schwarz-gelben Zickzackmuster zu bemalen. Das Bild wurde ein Riesenerfolg. Bald malten viele Kinder Kopien der schwarz-gelben Schlange. Sie wollten diese Bilder im Speisesaal direkt hinter ihren Tischen aufgehängt haben und aßen ihre Mahlzeiten umgeben von Brillenschlangen.

Obwohl die Kinder die Schlangen gerne malten, blieben ihre Bilder äußerst dürftig. Keiner änderte auch nur eine Kleinigkeit an dem ersten Vorbild, keiner fügte einen Hintergrund dazu oder irgendeinen anderen Gegenstand. Das Malen von Schlangen hielt unverändert an, bis der »Brillenschlangen«-Leiter entlassen wurde. Dann hörte es schnell auf.

Die stereotypen Bilder der Kinder entstanden, weil ein Mensch sie verängstigte, der sie andererseits auch anzog und dem sie nicht entfliehen konnten. Die Schlangenbilder zeigten die angstgeladene, zwanghafte Beschäftigung mit dem Leiter. Die Freude, mit der sie die Bilder herstellten, beweist, daß das Schlangenmalen ihre Angstgefühle beschwichtigte.

Wenn wir bedenken, daß die Malerei von Kindern meist eine Art Selbstdarstellung enthält, sehen wir, daß die Knaben sich in Schlangen verwandelt haben. So wie Perseus seinen Schild dazu verwendete, Medusa durch das Abbild ihres eigenen schrecklichen Angesichts zu versteinern, so benutzten die kleinen Jungen die Schlangenbilder als Schutz gegen die Schlange in ihrer Mitte, sich selbst immer wieder bestätigend: »Ich fürchte mich nicht vor Schlangen, ich bin selbst eine Schlange.«

Wir sehen, daß Liebe und Bewunderung zur Identifikation führten, daß aber, da gleichzeitig Angst und Haß herrschten, die Identifizierung sich auf die gefährlichen Eigenschaften des Liebesobjekts beschränkte. Wenn der Leiter die Jungen nicht an ihre eigenen Väter oder an andere Männer aus ihrer verwahrlosten Umgebung erinnerte, hätten sie ihn zwar gehaßt und gefürchtet, wären aber nicht so hilflos fasziniert von ihm gewesen und hätten möglicherweise ihre Gefühle anders ausgedrückt.

Warum blieben die Bilder so steril? Daß sie Angst und Haß ausdrükken, müßte sie nicht notwendigerweise künstlerisch armselig machen.

Ein Kind, das gerne eine gefährliche Schlange sein möchte, könnte sehr wohl ein herrliches Bild einer Brillenschlange malen.

Ich glaube, daß die sowohl gefühlsmäßige als situationsbedingte Auswegslosigkeit zu der Sterilität der künstlerischen Arbeiten beigetragen hat. Gefühlsmäßig waren die Jungen hin und hergerissen zwischen Haß und Liebe, Neid und Angst.

Körperlich waren sie der Kraft und Autorität des Leiters gegenüber hilflos. In ihrer Auswegslosigkeit beschränkte sich ihr künstlerischer Ausdruck auf die stereotype Wiederholung eines primitiven Abwehrmechanismus: Die Identifizierung mit dem Angreifer.

Selbstverständlich hing das Kräfteverhältnis nicht nur von der Stärke des Gruppenleiters, sondern auch von der Schwäche der Kinder ab. Wäre ein besonders begabter Junge in der Gruppe gewesen, dann hätte er seinen Gefühlen vielleicht überzeugenderen Ausdruck geben können und den Stil der anderen beeinflußt. Wäre die Gruppe stärker und einiger gewesen, hätte sie vielleicht der Faszination des Leiters Widerstand leisten und rebellieren können. Das ist tatsächlich geschehen, als dieser Leiter einer Gruppe älterer, stärkerer Knaben zugeteilt wurde, die als bewußte Protesthandlung gemeinsam ausrissen, was schließlich zur Entlassung des Leiters führte.

Der Fall *Helen* (S. 121) hat uns gezeigt, daß Begabung keine Garantie für schöpferische Kunst ist. Ihre Arbeit war jahrelang stereotyp. Ein anderes begabtes Kind, *Angel,* schwankte zwischen zwei Arten der Produktion.

Angel (S. 113)

Er begann zu zeichnen, als er mit fünf Jahren im Spital war. Er hatte die Wahnvorstellung, ein »Supermann« zu sein, den er mittels eines Umhanges aus Leinen darstellte. Seine früheren Zeichnungen stellten alle Supermänner oder ähnliche allmächtige Helden aus Fernsehen oder Comics dar. Die Zeichnungen waren frühreif und kühn, aber sie wiederholten sich endlos (Abb. 21).

Nichtsdestoweniger war das Zeichnen heilsam. *Angels* Zeichnungen wurden zum Träger seiner Phantasie. Er hörte auf, selbst Supermann zu spielen und war imstande, sich als kleines Kind im täglichen Leben der Abteilung einzufügen.

Angels künstlerische Begabung erreichte bald ein gewisses Maß Selbständigkeit von seinen wahnhaften Phantasien. Manchmal konnte er seine Begabung in den Dienst des Lernens und der Freundschaft stellen. Abb. 22, gezeichnet als er sechs Jahre alt war, ist ein Porträt seiner geliebten Beschäftigungstherapeutin.

Während drei Jahre in einer psychiatrischen Kinderabteilung und zwei weiteren Jahren in einem Heim für normale, aber schutzbedürftige Kinder, behielt seine Produktion den zweigleisigen Charakter. Zum Teil diente sie der zwanghaften Darstellung von Supermännern und ähnlichen Gestalten; zum Teil war sie Mittel der Beobachtung, des Verstehens und des Selbstausdrucks. Abb. 23, mein Porträt, gezeichnet als *Angel* siebeneinhalb Jahre alt war, zeigt eine erstaunliche Fähigkeit zu beobachten und das Gesicht einer Person zu

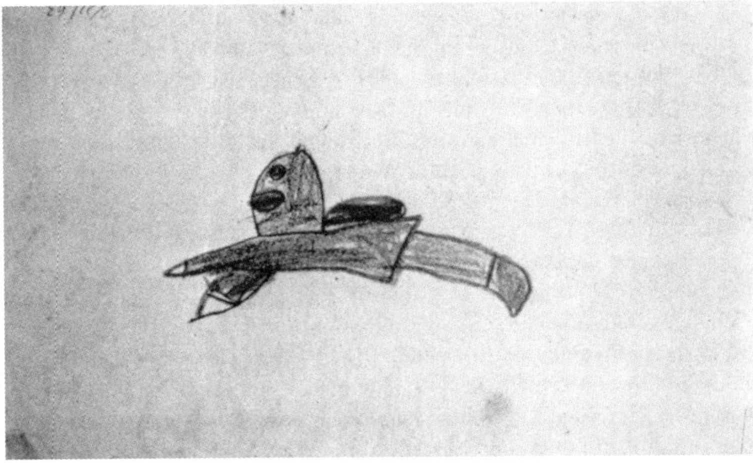

Abb. 21 *Angel*: Supermann (30×45 cm)

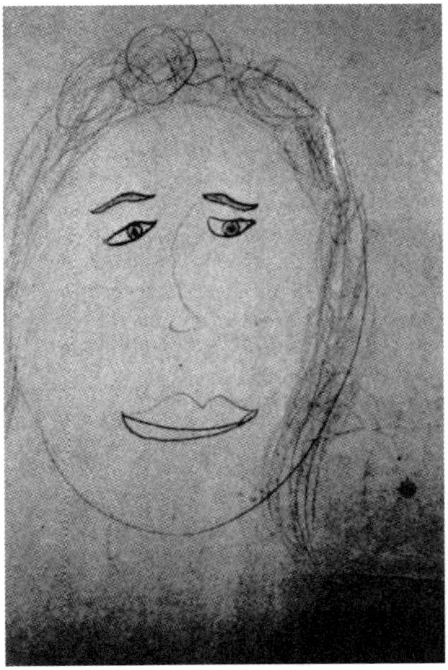

Abb. 22 *Angel*: Die Beschäftigungstherapeutin (45×60 cm)

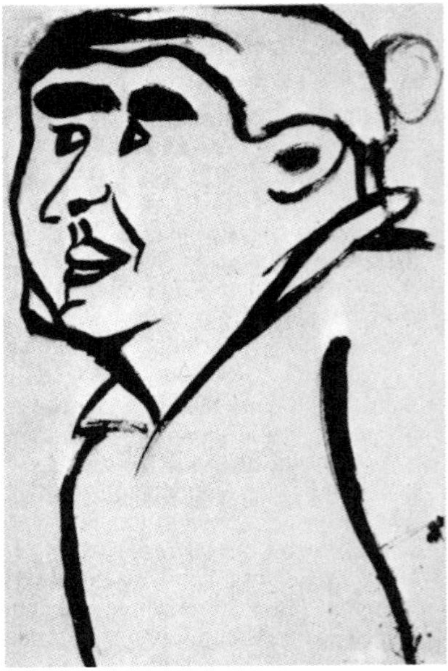

Abb. 23 *Angel*: Porträt der Kunsttherapeutin (30×45 cm)

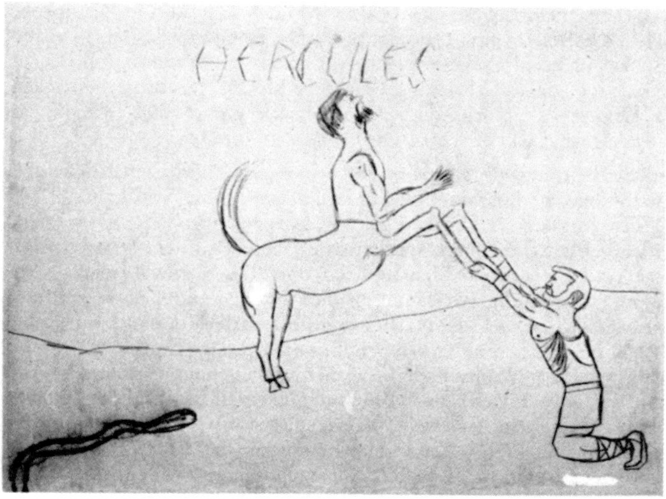

Abb. 24 *Angel*: Herkules im Kampf mit dem Zentaur (45 × 60 cm)

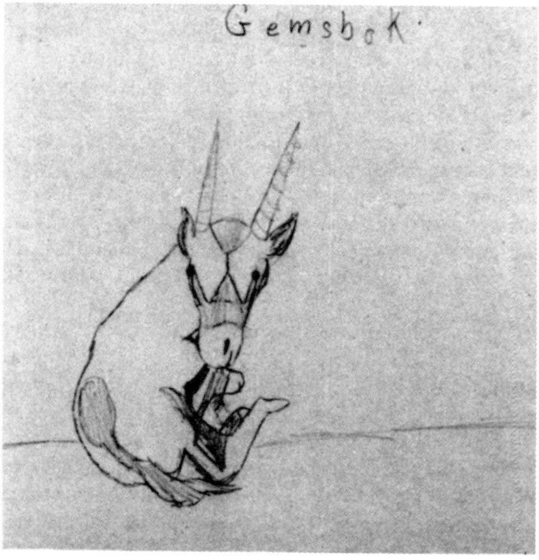

Abb. 25 *Angel*: Gemsbock (35 × 40 cm)

zeichnen, die in seinem Leben wichtig war. Abb. 24, Hercules im Kampf mit dem Zentaur, gezeichnet mit neun Jahren, ist eine originelle Ausarbeitung seiner Vorliebe für heroische Taten, angeregt durch das Studium griechischer Mythologie sowie durch Museumsbesuche. Abb. 25, gezeichnet mit zehn Jahren während eines Besuchs im Zoo, zeigt, wie gut er alles, was ihm in Wirklichkeit begegnete, beobachten und darstellen konnte.

Angels Gewohnheit, sich vor Kummer und Schmerz in Phantasien zu flüchten, war eine pathologische Reaktion auf Vernachlässigung und Verlassensein.

Er zog sich von der Wirklichkeit zurück, bevor er vier Jahre alt war und ersetzte lebende Menschen durch synthetische Helden aus dem Fernseher. Da Beziehungen zwischen einem kleinen Kind und diesen unwahrscheinlichen Schattenfiguren notwendigerweise unwirklich bleiben müssen, war *Angels* Entwicklung vielfach geschädigt. Nachdem er ins Spital gekommen war, halfen ihm das Leben in einer heilsamen Umgebung sowie die Psychotherapie, einige der Schäden wieder gutzumachen. In mancher Beziehung entwickelte sich *Angel* dank guter Intelligenz und Begabung normal; aber er behielt eine gefährliche Neigung, synthetische Objekte, die er vollständig beherrschen konnte, lebenden Objekten vorzuziehen. Er konnte sich neuen Beziehungen nur bis zu einem gewissen Grad aufschließen und seine Identifizierungen blieben labil. Infolgedessen blieben *Angels* Ich-Ideale an Phantasien seiner frühen Kindheit gebunden.

Noch mit zehn Jahren handelten die Tagträume dieses aufgeweckten, künstlerisch begabten Jungen, der keineswegs kämpferisch veranlagt war, davon, mit übermenschlicher brutaler Kraft Ungeheuer zu bekämpfen. Gleichzeitig spielte er mit der Idee, ein berühmter Künstler zu werden; aber unter Druck wandte er sich immer wieder den Supermann-Phantasien zu. Wir sehen also, daß die Kunst in *Angels* Leben eine komplizierte und widerspruchsvolle Rolle spielt.

Im Anfang bot ihm die Kunst einen Rahmen für seine Wahnvorstellungen, so daß sie sein Leben nicht mehr völlig überfluteten. Obwohl seine Arbeiten sich stereotyp wiederholten, waren sie ihm eine Hilfe und haben ihn vielleicht tatsächlich davor bewahrt, von seinen Wahnvorstellungen verschlungen zu werden. Andererseits aber trug die stereotype Kunstproduktion dazu bei, *Angels* Gestörtheit aufrecht zu erhalten, weil sein Zeichnen es ihm ermöglichte, ein sehr intensives Gefühl der Identität mit seinen Phantasie-Helden zu erreichen. Aber obwohl das krankhaft war, blieb es doch für sein tägliches Leben äußerst nützlich. Als *Angel* heranwuchs, war sein Zeichnen eine verläßliche Quelle der Befriedigung und eine stets vorhandene Fluchtmöglichkeit; das half ihm, sich in der Schule und im Heim unter normalen Kindern zu behaupten. Er lernte, durch Zeichnen Temperamentsausbrüche abzuwehren und Verzweiflung zu bekämpfen.

Stereotype Kunst war *Angels* Schutzmechanismus; schöpferische Kunst aber war seine größte Hilfe in der Entwicklung. Sie half ihm, seine Bedürfnisse nach Ruhm und Anerkennung auf legitime Weise zu befriedigen. Überall wurden seine Zeichnungen bewundert. Kunst half ihm, ein Gefühl der Identität zu erreichen und die Vorstellung, ein berühmter Künstler zu werden, bot seinen infantilen Ich-Idealen eine vernünftigere Alternative. Gleichzeitig sehen wir also, daß *Angels* stereotype Kunst ein Abwehrmechanismus ist, der ihn vor dem weiteren Vordringen der Krankheit beschützt, dabei aber seine Störungen unverändert erhält.

Angels schöpferische Kunst drängt ihn zur Änderung. Sie bietet ihm reifere Arten der Befriedigung, aber sie setzt ihn auch neuen Gefahren aus, indem sie neue Anforderungen an ihn stellt. So wie *Angel* zwischen Regression und Wachstum schwankt, so schwankt auch seine Kunst zwischen stereotyper und schöpferischer Produktion.

Obwohl *Franks* Kunstproduktion nie wirklich stereotyp wurde, möchte ich seine Geschichte hier erzählen, weil sie ein gutes Beispiel für den Kampf eines Kindes gegen Wiederholung und Stillstand ist.

Frank (Stagnation und Entwicklung)

Er kam mit zehn Jahren in die Wiltwyck-Schule, nachdem die Mutter ihren Mann und zwei kleine Söhne verlassen hatte. *Frank* liebte die Malerei. Im Anfang malte er viele große Bilder heldenhafter Figuren, wie berittene Polizisten, Könige, Indianerhäuptlinge. Farbbild IX ist ein gutes Beispiel dafür. Seine Zeichnungen waren kräftig, aber sie hatten etwas starres. Die Figuren und Gesichter waren noch von kindlich-schematischen Vorstellungen beeinflußt. Die Farben waren stark und lebhaft, starke Gegensätze, besonders rot-grün dominierten. Als er ungefähr zehneinhalb Jahre alt war, wurde er mit seinen Bildern unzufrieden. Er fand seinen Stil »kindisch«, die Figuren zu steif, die Gesichter zu unrealistisch und zu uniform, die Farben zu gleichmäßig. Er wollte mehr wie ein Erwachsener malen, seinen Figuren wirklichkeitsnähere Gesichter geben, weniger steife Linien verwenden und seinen Farben mehr Schattierungen geben.

Franks Selbstkritik war berechtigt. Er hatte tatsächlich begonnen, sich zu wiederholen und es bestand die Gefahr, daß seine Arbeit in stereotypen Formen erstarren würde. Er war in einem Alter, in dem das Erweitern der intellektuellen und gefühlsmäßigen Horizonte, das normalerweise in der zweiten Hälfte der latenten Periode neuen Aufschwung erhält, den Stil eines begabten Kindes beeinflußt. Die visuelle Vorstellungskraft des Kindes wächst im Verhältnis zum Verständnis der äußeren Welt, wenn es rationaler und objektiver wird. Es entdeckt, daß man Raum- und Tiefenwirkungen erzielen kann und lernt, Objekte nicht nur schematisch, sondern mit individuellen Differenzierungen darzustellen.

Diese neuen Kräfte bringen neue Schwierigkeiten mit sich. Perioden stilistischer Übergänge sind nie einfach, aber die wilden Kämpfe, die *Franks* Kunstproduktion erschütterten, gingen weit über das übliche hinaus.

Frank konnte seinen alten Stil weder aufgeben noch akzeptieren. Er wollte, daß seine Arbeiten ausdrucksvoller würden, aber er konnte keine Unvollkommenheit ertragen. Oft begann er ein Bild in seinem alten, steifen Stil, dann versuchte er es zu ändern. Wenn es ihm gelang, ausdrucksvollere Gesichter und mehr Schattierung in der Farbwirkung zu erreichen, fand er die Farben schmutzig und war bestürzt, daß die Gesichtszüge nicht regelmäßig genug waren. Eine geraume Zeit lang endeten seine Versuche in einem Haufen zerrissenen Papiers. Trotzdem kam er immer wieder in das Atelier und nahm immer wieder den Kampf auf – mit sich selbst, mit dem Material, mit mir.

Franks starkes Verlangen nach Änderung in seiner Kunstproduktion und die Panik, die ihn jedesmal überfiel, wenn er im Begriffe war, diese Änderung zu erreichen, liefen parallel mit seiner allgemeinen seelischen Entwicklung. Als er in die Wiltwyck-Schule kam, hielt er sich von allen persönlichen Beziehungen fern. Er vertraute nur seinem Vater. Er hatte es der Mutter nie vergeben, daß sie ihn verlassen hatte. Der Vater war bald verschwunden und hatte über ein Jahr nichts von sich hören lassen, während die Mutter *Frank* regelmäßig besuchte, auch wenn er keine Notiz von ihr nahm.

Mit der Zeit gab *Frank* seine Isolierung auf. Er begann einzusehen, daß sein Vater nicht fehlerlos gut war, seine Mutter nicht völlig schlecht, sondern daß beide gute und schlechte Eigenschaften hatten. So notwendig diese neue Erkenntnis war, so war sie doch außerordentlich schmerzhaft. Es ist daher leicht verständlich, daß *Frank* in seinem Malen um Änderung rang, und daß diese Änderung so schwierig war.

Franks frühe Bilder waren Schutzmasken, die ihm halfen, seine Isolierung aufrechtzuerhalten. Obwohl viele seiner Figuren weibliche Eigenschaften aufwiesen (z. B. das lange Haar und die gewölbte Brust des Indianerhäuptlings), so waren seine Malereien doch hauptsächlich Darstellungen starker männlicher Figuren. Sie erfüllten die Bedürfnisse eines kleinen Jungen, dessen Gefühle scharf getrennt waren: in Feindseligkeit gegen fast alle Menschen – besonders gegen die Mutter, und Liebe zum Vater, der sowohl Ich-Ideal wie auch Beschützer war.

Diese Bilder drückten nicht die Gefühle und Bedürfnisse eines Knaben aus, der sich und die Welt neu einschätzen und sich mit Enttäuschungen und gemischten Gefühlen abfinden mußte. Solange diese Gefühle allzu überwältigend waren, waren Bilder, die nicht symmetrisch waren oder durch das Mischen und Schattieren der Farben auch nur das leiseste Gefühl von Ambivalenz vermittelten, außerordentlich furchterregend. Dieses irrationale Bedürfnis, nach absoluter Fehlerlosigkeit, das sich oft als Abscheu gegen jede Art Asymmetrie ausdrückt, kommt sehr häufig bei Kindern und Erwachsenen vor, deren seelisches Gleichgewicht gefährdet ist. Der zornige Indianer (Abb. 26) drückt diesen Zustand gut aus. Er zeichnete ihn am Ende einer Unterrichtsstunde, in der er mit allem, was er machte, unzufrieden war. Schließlich nahm er einen Pinsel in die Hand und sagte: »Ich werde ihnen zeigen, daß ich nicht malen kann.« Er malte das Bild in einer Art wilden Kriegstanzes, der sich im Rhythmus des Kopfschmucks zeigt. Das kleine Gesicht in die Mitte des Bildes ist ein ausgezeichnetes und rührendes Selbstporträt, aber *Frank* konnte das nicht sehen. Für ihn war das Ganze nur ein verachtungswürdiges und schmutziges Geschmiere. Wenn aber *Frank* wirklich einen »erwachsenen« Stil erreichen wollte, dann mußte er wenigstens einige seiner starren Abwehrmechanismen aufgeben.

Der Übergang gelang ihm, nachdem er die Auflösung der stereotypen Formen noch einmal in Szene gesetzt hatte –, diesmal aber mit positivem Resultat. Er zeichnete ein Raketenflugzeug und bemalte es in einem einheitlichen grau gegen einen dunkelgrauen Himmel, in seinem alten schematischen Stil. Nun begann er, der Rakete und dem Himmel Rot und Orange beizufügen. Er trug mehr und mehr Farben auf und erklärte, daß die Rakete in der Sonne »schmelze«. Tatsächlich war das Bild im Begriff, sich in ein schmutziges Geschmiere aufzulösen.

Da beschloß *Frank*, die Rakete zu retten. Er stellte die Umrisse wieder her und es gelang ihm, das Geschmiere in ein vielfältiges, aufregendes, aber zusammenhängendes Bild in grau und blau mit orangen und roten Glanzlichtern zu verwandeln. Trotz des explosiven Themas war das Bild weder chaotisch noch kindisch-steif. Er hatte das Gefühl, daß es ihm endlich gelungen war, ein erwachsenes Bild zu malen. Von da an entwickelte *Frank* größere Freiheit und Reife in seinem Malen. Der Mexikaner (Farbbild X) zeigt, daß die Stiländerung erreicht ist.

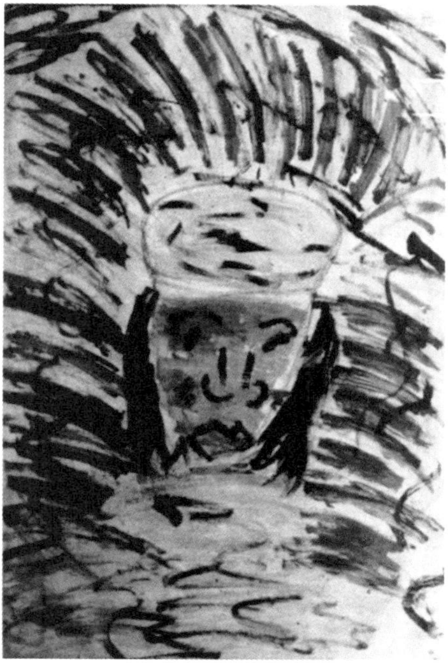

Abb. 26 *Frank*: Zorniger Indianer (60 × 90 cm)

Vieles aber bleibt noch unverändert. Wenn wir den Indianerhäuptling (Farbbild IX) mit dem Mexikaner vergleichen, sehen wir den gleichen kraftvollen Stil. Beides sind Bilder heldenhafter Männer. Beide zeigen einige weibliche Züge (langes Haar, stark akzentuierter Brustkorb). Aber während das Gesicht des Indianers nur die aggressive Kraft wiederholt, die im Körper und in der barbarischen Pracht des Kopfschmucks ausgedrückt ist, gibt der Kopf des Mexikaners dem Bild einen neuen menschlichen Gehalt.

Franks Beispiel zeigt, daß selbst ein ursprünglich vitaler Stil in stereotypem Stillstand enden muß, wenn die Form die neuen Erlebnisse nicht mehr ausdrücken kann. Wir sehen auch, warum der Übergang zu einem neuen Stil so oft eine schmerzhafte und stürmische Zeit andeutet. Wenn unzulängliche Formen zerbrochen werden, während die neuen noch im Werden begriffen sind, droht das Chaos, bis die neu gefundenen Formen ein brauchbares Gefäß für den Ausdruck von Erlebnissen bieten.

d) Abwehr und Stockung

Ich habe einige Beispiele stereotyper Kunst beschrieben. In jedem dieser Fälle diente die Kunst als Abwehr gegen Konflikte, die sich in einer Stockung befinden, weil zwei entgegengesetzte Kräfte einander die Waage halten. Deshalb werden auch die Abwehrmaßnahmen statisch. Ich möchte diese Beispiele noch einmal wiederholen.

Im einfachsten Fall, dem der banalen Stereotypie, die vom Lehrer verursacht wird, verbinden sich zwei Kräfte, so daß eine fast unüberwindbare Hürde entsteht: Mißtrauen und Angst des Lehrers gegen die Kunst und der innere Widerstand gegen die seelischen Anforderungen, welche die schöpferische Arbeit verlangt, die in jedem Kind (und jedem Erwachsenen) besteht. Im allgemeinen gibt es nur zweierlei Kinder, die bei solchem Unterricht keine konventionellen Stereotypien herstellen: das sehr begabte Kind, dessen schöpferischer Trieb stärker ist als die eigene Trägheit und der Widerstand des Lehrers zusammen, und das gestörte Kind, das zu zwanghaft getrieben oder zu versponnen ist, um von den Anforderungen des Lehrers beeinflußt zu werden.

In *Helens* Fall ist die Situation komplizierter (s. S. 121). Sie wäre vielleicht begabt genug gewesen, den mittelmäßigen Unterricht, der ihr als Kind geboten wurde, zu überwinden, aber ihre inneren Schwierigkeiten führten dazu, daß sie den schlechteren Beispielen besonders zugänglich war. Sie hatte ein verzweifeltes Bedürfnis nach Anerkennung und Erfolg. Das machte sie zu einem gewandten »Gelegenheitskünstler« und ihre Umgebung ermutigte sie in dieser Rolle. Für Kinder, die in Heimen leben, sind Feiertage immer eine schwierige Zeit, weil sie da den Verlust der Familie und der Liebe besonders schmerzhaft fühlen. Die Funktion des Gelegenheitskünstlers kann eine heilsame Lösung bedeuten, wenn das Kind sie dazu benützt, Bitterkeit und Verlust zu überwinden. Wenn aber das Gefühl des Verlusts verleugnet wird, dann kann nur Pseudo-Kunst entstehen.

Helen verhinderte dadurch auch, daß die verzerrten Züge ihrer Persönlichkeit ans Licht kamen. Der Widerstreit zwischen ihrem Ich-Ideal (das weltkluge, nette junge Mädchen) und ihrem wahren Ich schufen eine Stockung, in der ihr beachtliches Talent dazu benützt wurde, eine »Als-ob-Kunst« aufrechtzuerhalten. Obwohl es ihr gelang, in ihrer Kunstproduktion ihr Ich-Ideal zu verwirklichen, erschöpfte sie die Anstrengung, ohne zu ihrer Entwicklung beizutragen.

Später konnte sie das Auftauchen des unterdrückten Materials ertragen und sich sogar nutzbar machen, weil die Bedingungen, die zu der Stockung geführt hatten, nicht mehr voll in Kraft waren. *Helens* Verlangen nach Erfolg und Beifall war befriedigt, wenn ich ihre grotesken Skulpturen akzeptierte. Mit 17 Jahren wird sie wahrscheinlich nicht mehr ganz so schwach sein, wie sie es als Kind war. Die Fortschritte sind aber sehr labil und ihre Kunstproduktion wird viele ihrer früheren kommerziellen Züge beibehalten.

Ann (s. S. 125) verwendete die Kunst dazu, sich den Anschein eines normalen kleinen Mädchens zu geben, um so die Gefahr des Verlassenwerdens abzuwehren. Da sie das aber in Wirklichkeit nicht war, verarmte ihre Kunstproduktion und wurde stereotyp. Aber *Ann* hatte keine Wahl. Die Anforderung der Eltern und ihre unzureichende Veranlagung brachten eine Stockung hervor. Obwohl ich im allgemeinen diese Art der Arbeit nicht unterstütze, half ich ihr unter den gegebenen Umständen, ihr Repertoire stereotyper Muster zu vergrößern.

Henry (s. S. 52 u. 126) kämpfte mit inneren Konflikten. Er hatte einerseits den gesunden Wunsch, schöpferisch tätig zu sein und sich Menschen hinzugeben, die er liebte. Andererseits hatte er den zwanghaften Trieb, alle Darstellungen von Lebewesen zu zerstören, sobald sie entstanden waren. Er verlegte sich darauf, abstrakte Symbole herzustellen, die nicht dem vollen Gewicht seiner ambivalenten Gefühle unterworfen waren. Auf diese Weise befriedigte er sein Bedürfnis zu geben und gleichzeitig wehrte er jene Impulse ab, die seine Arbeit zerstört hätten.

Weil *Henrys* zerstörerische Triebe so übermächtig waren und weil er so intensiv darunter litt, wenn sie ihn zu überwältigen drohten, unterstützte ich alle und jede Art von Kontrolle, die er für sich selbst erfand, sogar stereotype mechanische Wiederholungen.

Die Geschichte von den *Knaben* und der *Brillenschlange* (s. S. 128) schilderte durch äußere Verhältnisse verstärkte innere Konflikte. Diese Kinder waren zur Hauptabwehr gegen die Angst noch von dem primitiven Mechanismus der Identifizierung mit dem Angreifer abhängig. In Anwesenheit des Gruppenleiters, der den Angreifer verkörperte, konnten sie nicht darüber hinauswachsen. Da es nicht in meiner Macht lag, den Leiter zu entlassen, konnte ich den Kindern nur helfen, die Gewalt der Schlange leichter zu ertragen, indem ich ihnen half, bessere Brillenschlangen zu malen.

Die Stockung bei *Angel* (S. 128) war in gewissem Sinn das Gegenteil von der Stockung in *Helens* Fall. *Helen* versuchte, einem verhältnismäßig konventionellen, normalen Ich-Ideal nachzustreben und scheiterte an ihrer infantilen und gestörten Persönlichkeit. *Angels* gesundes Verlangen nach Ich-Idealen war eng verknüpft mit Phantasiefiguren, die fixiert waren, bevor er vier Jahre alt war. Obwohl *Angel* sehr viel reifer geworden war, blieben seine Ich-Ideale archaisch gebunden an Phantasien von übermenschlicher Stärke. Da er nicht imstande war, diese Ideale zu erreichen, versuchte er immer wieder, in der Phantasie und in seinen Zeichnungen aufzugehen. Der Teil seiner Kunstproduktion, der diesen fruchtlosen Versuchen gewidmet war, blieb stereotyp und zwanghaft. Die Behandlung führte durch verschiedene Phasen. Im Anfang akzeptierte ich *Angels* Arbeiten bedingungslos. Später machte ich einen Unterschied zwischen origineller, ursprünglicher Arbeit und stereotyper Wiederholung; ich lobte *Angel* für jede Abweichung von der Stereotype. Mit der Zeit entwickelte er versuchsweise den »berühmten Künstler« als Ich-Ideal, das gleichzeitig neben dem früheren »Supermann«-Ideal existierte. Von da an konzentrierte ich alle meine Bemühungen darauf, die Wichtigkeit des »Supermann«-Ideals zu verringern und alle Neigungen zu fördern und zu unterstützen, die annehmbare Alternativen für seine Flucht in Wahnvorstellungen bieten könnten.

Franks (s. S. 133) Kunstproduktion artete nie in Stereotypien aus. Die Gefahr der Sterilität bestand während jener Perioden, in denen seine alten Ideen und etablierten Abwehrmaßnahmen unhaltbar wurden und neue Gefühle zu bedrohend und widersprüchlich waren, um sie ertragen zu können. Der Versuch, ein überholtes Abwehrsystem aufrechtzuerhalten, reduzierte die künstlerische Form, die früher voll Leben war, zu einer leeren Schale, nicht mehr imstande, die Wahrheit auszudrücken. Um *Frank* helfen zu können, mußte ich verstehen, worum der Kampf ging. Ich mußte die daraus entstehenden Ausbrüche hinnehmen und die Trümmer immer wieder zusammensuchen. Vor allem mußte ich ihm helfen, seinen Stil zu ändern, wobei ich ihm die Initiative überlassen mußte.

In jedem dieser Beispiele sehen wir den produktiven Vorgang von Ambivalenz beherrscht, die Abwehr fixiert, das Wachstum verhindert.

Trotz allem dienen Stereotypien dazu, das labile Gleichgewicht jedes dieser Kinder zu schützen und es wäre unverantwortlich, zu versuchen, die Abwehr außer Kraft zu setzen, ohne die Kosten zu erwägen.

Andererseits wissen wir aber auch, daß Abwehrmechanismen die Konflikte dem Bewußtsein entziehen und die Ambivalenz aufrechterhalten. Im Laufe der Zeit kann die Abwehr selbst zur pathogenen Kraft werden. Abwehrmechanismen sind dem Prozeß der »Wiederkehr des Unterdrückten« unterworfen. Wenn dies geschieht, nimmt die Abwehr langsam den Charakter des unterdrückten Materials an. *Helens* »herzige« Arbeiten z. B. hätten leicht noch vulgärer und verzerrter werden können, bevor die unterdrückten Phantasien wieder zum Vorschein kamen. Eine andere Gefahr besteht darin, daß der »sekundäre Krankheits-Gewinn« so befriedigt werden kann, daß es unmöglich wird, die Abwehr aufzugeben; die Bewunderung, die *Angels* Supermannzeichnungen erregten, könnte als Beispiel dienen. Es besteht auch die Gefahr, daß ein Affekt, dessen Abfuhr von Abwehrmechanismen verhindert wird, auf katastrophale Weise durchbricht. *Ann*, z. B., könnte ungeheure Aggressionen aufbauen, während sie eifrig bemüht ist, den Erwartungen ihrer Eltern zu entsprechen. Außer diesen besonders erwähnten Problemen besteht die allgemeine Gefahr, daß die Gebiete, die von Abwehrmechanismen beherrscht werden, vom Reifeprozeß ausgeschlossen bleiben.

Unsere Beispiele zeigen, daß es keine einfache festgelegte Regel der Behandlung gibt. In jedem Fall muß man sich fragen: Welche Rolle spielt die Stereotypie? Wenn wir der Stereotypie entgegenwirken wollen, haben wir etwas Besseres zu bieten? Hat das Individuum die Kraft, den Ausdruck stärkerer Konflikte zu ertragen, und ist anzunehmen, daß es imstande sein wird, seine Persönlichkeit durch solchen schöpferischen Ausdruck zu reorganisieren? Wird es uns möglich sein, ihm während der Zeit des gesteigerten Aufruhrs die nötige Stütze zu geben? Wenn es zu einer Explosion kommt, werden wir dabei sein, um die Stücke wieder zusammenzuleimen? Wieviel Zeit steht uns zur Verfügung? Wird das Kind übermäßig leiden, wenn es seine Fassade aufgibt? Kann seine Familie es ohne diese Fassade mit ihm aushalten?

Zum Glück geben Menschen ihre Abwehr nicht gern auf. Besonders Kinder lassen sich nicht leicht in eine falsche Richtung drängen. Sie lassen uns, wenn nicht in Worten, so durch ihr Benehmen wissen, wenn sie falsch behandelt werden. Es ist am besten, wenn wir uns von den Kindern leiten lassen. Besonders hartnäckiger Widerstand hat oft seine guten Gründe. Nichts ist so wichtig, wie die Stimmungen der Kinder zu beobachten. Es ist anzunehmen, daß alles, was Gemütsruhe und die Fähigkeit zu geben hervorbringt, heilsam ist, auch wenn es uns noch so sinnlos und langweilig erscheint.

Wir können keine allzu großen Fehler machen, wenn wir zwei grundlegende Regeln festhalten: erstens, *Freuds* Dictum: *»Der Patient hat immer recht«* und zweitens, *Selbst dann, wenn wir den status quo hinnehmen oder Regressionen erlauben, dürfen wir nicht aufgeben, anzuregen und zu unterstützen.*

e) Verschiedene stereotype Arten der Verwendung von Kunstmaterial

Nicht alle Stereotypien haben so komplizierte Gründe, wie die hier geschilderten Beispiele. Entwicklungsrückstand oder Gehirnverletzung können stereotypes Verhalten verursachen, welches der Abwehr von Verwirrung und Gefühlen der Hilflosigkeit dient, aber nicht unbedingt mit inneren Konflikten verbunden sein muß.

Ein allgemeiner Zustand der Leere kann sich in stereotypem Chaos ausdrücken.

Die Arbeit von Kindern wird manchmal stereotyp und manieriert, wenn sie versuchen, einen früheren Erfolg zu wiederholen; das kann ein Ausdruck von Unsicherheit sein und muß nicht unbedingt von tiefsitzenden Konflikten zeugen. Hier können eventuell einfache Erziehungsmethoden eine Änderung ermöglichen.

Ein Vorläufer der Kunst im Dienst der Abwehr ist das stereotype Handhaben von Kunstmaterial, das bei manchen psychotischen Kindern auftritt. Wenn man diesen Kindern einige Malfarben gibt, bedekken sie unweigerlich das ganze Papier mit einer einzigen Farbe. Es scheint auch, daß sie das Vorhandensein verschiedener Farben in Unruhe versetzt. Wenn man ihnen eine Palette zur Verfügung stellt, die mit verschiedenen Farben gefüllt ist, mischen sie alles zusammen, bis alle Abteilungen gleich aussehen. Wir wissen nicht genug über diese Kinder, um genau analysieren zu können, was dieses Benehmen bedeutet; es macht aber den Eindruck einer allgemeinen globalen Abwehr, nicht nur gegen Konflikte, sondern gegen die Vorstellung jeder Art Getrenntheit und Verschiedenheit an sich.

Manchmal dient stereotype Kunst mehr der Wunscherfüllung als der Abwehr. Die Kunstproduktion psychischer Kinder beinhaltet oft einen Versuch, die Welt durch Zaubermittel zu beeinflussen oder eine neue Welt zu erschaffen. Ein blindes psychotisches kleines Mädchen von acht Jahren verwandte ihre ganze Zeit in der Werkstatt dazu, gleiche Tonfiguren zu modellieren, die sie selbst und zahllose Verwandte und Bekannte darstellen sollten. Während jeder Unterrichtsstunde sorgte sie sich, ob sie genug Zeit haben würde, so viele Figuren herzustellen, wie sie brauchte; natürlich war das nicht möglich, da der Vorrat an Leuten unbegrenzt war. Auffallend war die Abwesenheit von Vater und Mutter. Alle meine Versuche, sie dazu zu bringen, die Eltern darzustellen, stießen auf ihre kategorische Weigerung. Es war anscheinend der Hauptzweck der Anfertigung so vieler Figuren, keinen Platz für die Eltern zu lassen.

Ein psychotischer siebenjähriger Junge, der von seiner Mutter sexuell benützt und auch Zeuge ihrer Prostitution gewesen war, machte Würste aus Ton in der Größe eines Penis, denen er manchmal Gesichter gab und winzige Arme und Beine. Diese personifizierten Penisse wurden geliebkost, gequält, mir zum Saugen angeboten und zuletzt zerstört.

In solchen Fällen geht der übliche Charakter der Kunstproduktion verloren. Das Kind sieht in seinen Produktionen nicht symbolische Darstellungen, sondern tatsächliche Objekte aus der Welt seiner Wahnvorstellungen.

Diese Kinder ändern sich nur sehr langsam. Wenn sich ihr allgemeiner Zustand bessert, ist es manchmal möglich, den Kindern zu helfen, den Übergang vom magischen Begriff der Kunst zur symbolischen Bedeutung zu finden.

Eine häufiger vorkommende, weniger pathologische Form von Kunst im Dienst der Wunscherfüllung ist die süßliche oder die obszön erotische Kunstproduktion von Jugendlichen im Pubertätsalter, aber auch von Erwachsenen, die nie über dieses Stadium herausgewachsen sind.

Das junge Mädchen, das endlose Profile von hübschen Frauen mit übertrieben langen Wimpern und kunstvollen Frisuren zeichnet, flüchtet in narzißtische Phantasien, in denen sie den Männern unwiderstehlich wird. Die entsprechende Kunstproduktion von Jungen – im allgemeinen mehr eklatant pornographisch – enthält ähnliche, narzißtisch übertrieben männliche Figuren; sie erniedrigt die Frau zu einem unpersönlichen Objekt sexueller Befriedigung.

Wenn wir diese Kategorien in unsere Übersicht aufnehmen, dann können wir sagen, daß stereotype Kunst am häufigsten im Dienst der Abwehr entsteht, daß sie manchmal aber auch der Wunscherfüllung dient. In beiden Fällen ist die Wiederholung symptomatisch für einen Zustand der Stockung.

f) Begabung im Dienst der Abwehr

Die Schöpfung großer Kunstwerke verlangt Begabung und Reife; aber echte Kunst findet sich in ihrer einfachsten naiven Form auch bei Unreifen und nicht sonderlich Begabten. Um etwas Besseres als ganz stereotype und ärmliche Kunstwerke im Dienst der Abwehr hervorzubringen, braucht man hingegen ein gewisses Maß an Reife und einen gewissen Grad an Begabung.

Unser nächstes Beispiel zeigt, wie die Arbeit eines begabten Kindes in Nachahmung und falsche Gefühle verfällt, während es bemüht ist, Ich-Ideale aufzurichten, die ihm wesensfremd sind.

Larry

Als *Larry* zehn Jahre alt war, machte ihn der Zwang, andere Kinder zu provozieren, zu einem der grausamst gequälten Knaben in der Wiltwyck-Schule. Er suchte Schutz bei Erwachsenen, provozierte aber auch die, indem er stahl und die Gruppe immer wieder in Aufruhr versetzte. So wurde er auch von Erwachsenen bestraft.

Er fand ein Asyl im Atelier, wo eine ruhige Stimmung herrschte, doch selbst da konnte er sich nicht immer zurückhalten, die anderen zu ärgern. Bei der Arbeit kauerte er über seinem Papier, in tödlicher Angst, angegriffen zu werden; er drehte sich immer wieder um, um sich zu vergewissern, daß keine Gefahr drohte.

Während dieser Zeit masochistischen Leidens, produzierte er zwei Formen eines afrikanischen Medizinmanns mit bemaltem Gesicht und Hörnern. Diese Bilder, die immer unfertig blieben, waren sowohl in den Gesichtszügen wie im Ausdruck Abbilder von *Larry*. Das erste Bild trug dies irre Grinsen, das *Larrys* Gesicht verzerrte, wenn er im Begriff war, ein anderes Kind zu provozieren (Abb. 27). Abbildung 28 hat den mißmutig brütenden Ausdruck, der für ihn charakteristisch war, wenn er über seinem Mißgeschick grübelte.

Wir sehen, daß *Larry* zu dieser Zeit seine Ich-Vorstellung in eine unheimliche, geheimnisvolle Figur projizierte. Inzwischen bemühten sich die Gruppenleiter intensiv, *Larry* dazu zu bringen, sich zu wehren, wenn er angegriffen wurde und bis zu einem gewissen Grad hatten sie damit Erfolg. Ehe das erste Schuljahr um war, wurde er von der Gruppe vielmehr geachtet und nicht immer gequält.

Larrys masochistisches Benehmen verwandelte sich in sadistische Grausamkeit. Er begann auszuteilen, was er früher empfangen hatte und verfolgte die kleineren Buben. Die Bilder dieser Zeit strotzen vor überheblichem Stolz und unterdrückter Grausamkeit. Der Indianerhäuptling (Abb. 29) ist ein gutes Beispiel für das Können und die suggestive Kraft, über die *Larry* verfügte, wenn er Themen darstellte, die diese Gefühle ausdrückten.

Nachdem *Larry* etwas über ein Jahr in der Schule war, schloß er sich stark an seinen großgewachsenen, männlichen Sozialfürsorger an. Ihm zuliebe versuchte er sich vom Stehlen zurückzuhalten, was er bis dahin ununterbrochen getan hatte. Er bewunderte auch den Direktor der Schule, einen weißhaarigen, aufrechten Herrn und er bemühte sich um Fortschritte im Lernen und um ein besseres Benehmen. Er kam aus einer religiösen Familie, daher mobilisierte er auch seinen Glauben in der Anstrengung, seinem neuen Ich-Ideal nachzustreben.

Ein großes Bild von einem weißen Mann im Straßenanzug, eine Bibel in den Händen haltend (Abb. 30) erinnert an den Sozialfürsorger. Es bezeugt die Intensität, mit der *Larry* sich bemühte, sich das neue Ich-Ideal einzuverleiben. Das Bild wirkt allerdings etwas flach und leblos und es scheint, daß die Figur des zivilisierten Herrn für *Larry* doch noch nicht völlige Wirklichkeit war.

Während des nächsten Jahres, in dem *Larry* heldenhaft kämpfte, seiner Verwahrlosung Herr zu werden, bestand seine Kunstproduktion beinahe ausschließlich aus Bildern, die brave Inhalte hatten.

Da gab es Bilder von Kirchen, ein Porträt eines ältlichen, weißhaarigen Mannes, der an den Direktor erinnerte und viele Landschaftsbilder. In einer nächtlichen Winterlandschaft sehen wir zwei kleine Häuser in einem großen weißen Feld mit zwei kahlen Bäumen und einem hellgelben Mond am schwar-

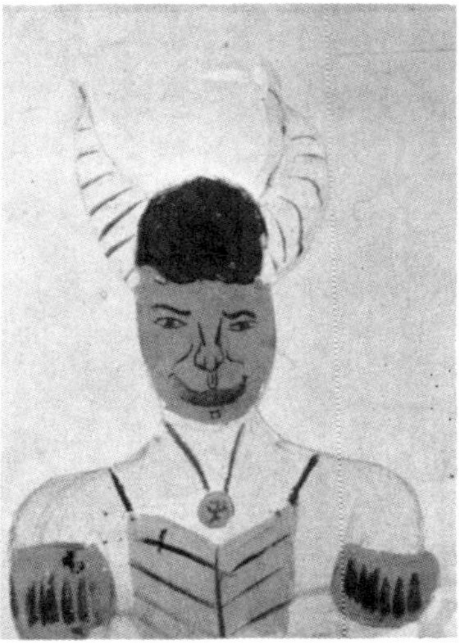

Abb. 27 *Larry*: Grinsender Medizinmann (45 × 60 cm)

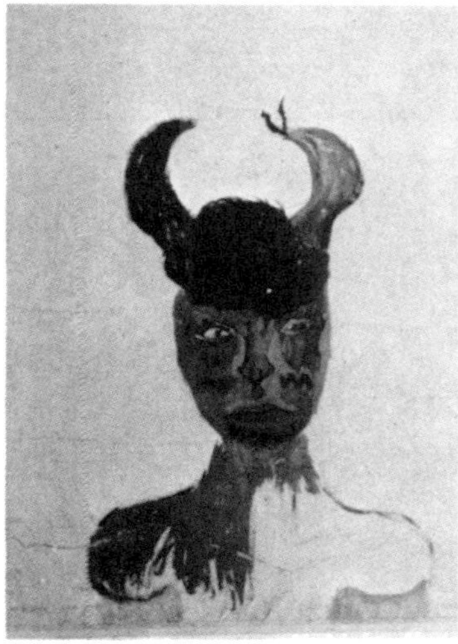

Abb. 28 *Larry*: Brütender Medizinmann (45 × 60 cm)

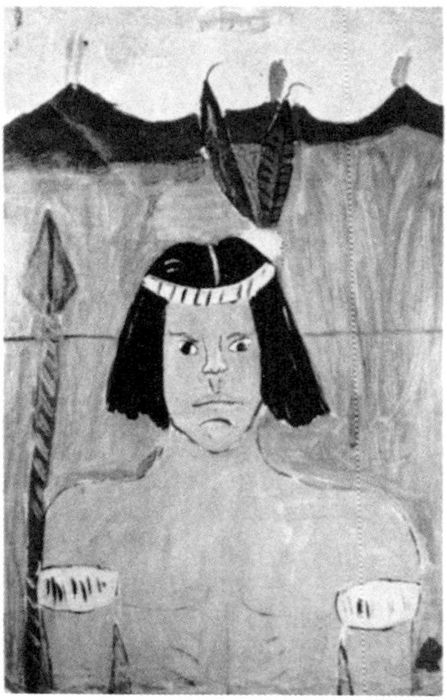

Abb. 29 *Larry*: Indianerhäuptling (60 × 90 cm)

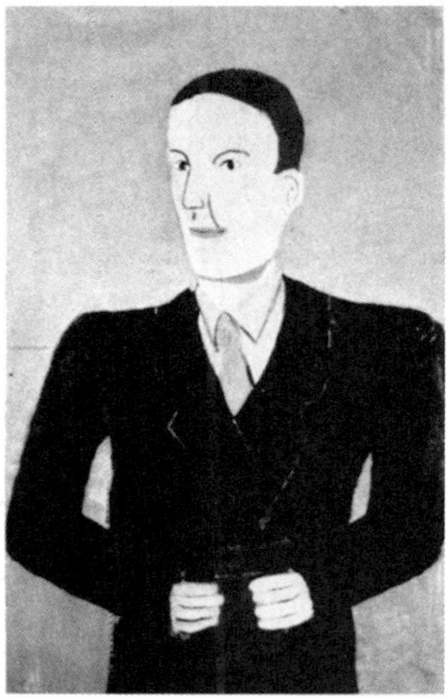

Abb. 30 *Larry*: Mann mit Bibel (60 × 90 cm)

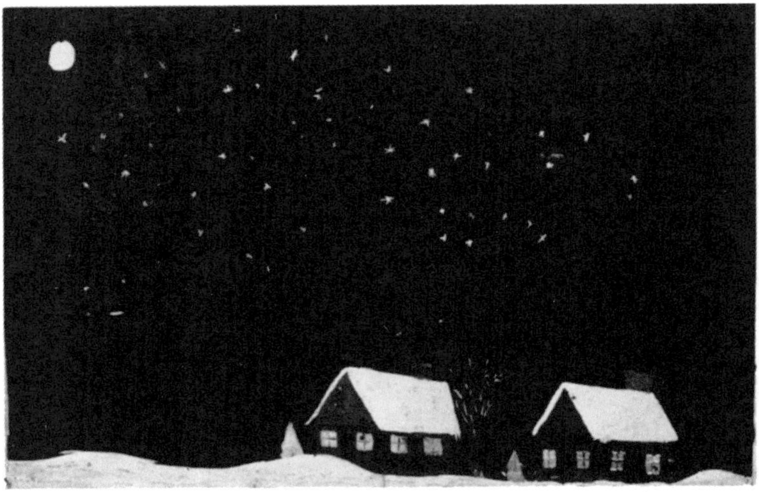

Abb. 31 *Larry*: Winternacht (60 × 90 cm)

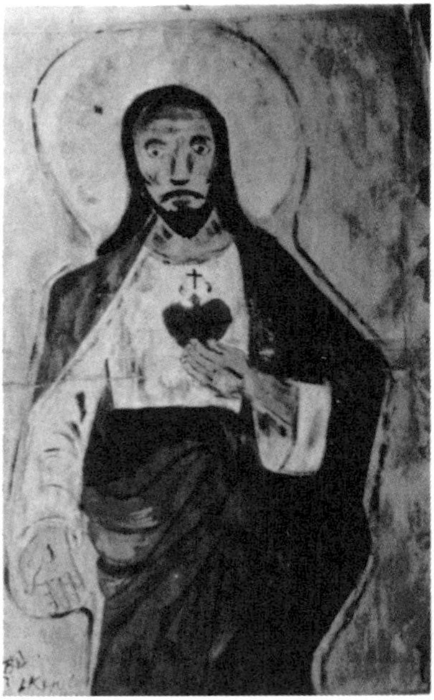

Abb. 32 *Larry*: Christus (60 × 90 cm)

zen Himmel (Abb. 31); es vermittelt ein starkes Gefühl der Einsamkeit. Sein magnum opus aus dieser Zeit war ein riesiges Gemälde der amerikanischen Flagge, im Winde wehend, auf der jeder einzelne der Sterne peinlich genau eingezeichnet war.

Er konnte nicht viel aus Eigenem hervorbringen, sondern kopierte die Arbeiten anderer guter Maler in der Schule, besonders solcher, die, wie er, nach Höherem strebten. Es ist interessant, daß das einzige Bild aus dieser Zeit, das einen aggressiven Inhalt hatte, ein Drache war, den er nach einer Zeichnung von *Leonardo da Vinci* malte. In diesem Fall war die Aggression durch die Beziehung zu einem berühmten Künstler tragbar geworden. Inzwischen hatte *Larry* seine Verwahrlosung erst teilweise unter Kontrolle gebracht. Er fuhr fort, schwächere Knaben zu tyrannisieren, wenn auch weniger grausam. Sein Gesichtsausdruck war immer noch verdrossen und brütend.

Als der Zeitpunkt näherrückte, an dem *Larry* von der Schule entlassen werden sollte, verbrachte er viele Stunden damit, religiöse Bilder zu malen. Die meisten davon waren konventionelle Darstellungen von Jesus und von Engeln. Das letzte Bild, Christus mit dem blutenden Herzen, war ausdrucksvoller (Abb. 32). Die Christusfigur, ein hellhäutiger Neger, sah *Larry* ähnlich. Es schien, als hätte die bevorstehende Entlassung tiefere Gefühle wachgerufen. Das blutende Herz deutet auf das Weiterbestehen sado-masochistischer Neigungen, die jetzt in religiösen Symbolen ausgedrückt wurden.

Man kann oft beobachten, daß verhaltensgestörte Kinder lebendigere Arbeiten produzieren als wohlerzogene. Zu Zeiten, in denen der Kampf um Selbstbeherrschung sehr intensiv ist, wird die Kunstproduktion oft dürftig, übertrieben religiös oder sentimental oder das Kind verliert das Interesse an Kunst.

Bis zu einem gewissen Grad kann die Fülle oder Leere der Kunstwerke braver Kinder ein Maßstab für das Gleichgewicht der Kräfte sein, die das Benehmen aufrechterhalten. Ein Kind, dessen gutes Benehmen auf einem starken Ich und auf der Fähigkeit zur Sublimierung beruht, bringt für gewöhnlich vitale Arbeiten hervor. Wenn andrerseits die Anpassung durch übergroße Opfer, durch Verdrängung und Schuldgefühle erzwungen ist, wird die Kunstproduktion meist gehemmt und leer.

Diese praktische Regel, die allerdings nur mit Vorsicht angewendet werden darf, gilt aber nicht im umgekehrten Sinn. Die Produktion undisziplinierter Kinder ist nicht unbedingt freier. Im Gegenteil, sie ist oft ebenso gehemmt, wie die des unterdrückten, anpassungsfähigen Kindes.

Im Fall *Larry* gab es einen dramatischen Umschwung von der Selbstdarstellung als Helden, der mutiger und erfolgreicher war als er selber, aber im Grunde genommen gar nicht so anders als er, zur Darstellung von Ich-Idealen, die in scharfem Gegensatz zu seinem verwahrlosten, grausamen Selbst standen – und die weiß waren. Dieser Umschwung war mit verminderter Ausdruckskraft und Vitalität der Werke verbunden. Das allein wäre noch kein Grund zur Beunruhigung gewesen; die Neigungen, die in seinen Bildern auftauchten, hätten nicht unbedingt ein Hinweis auf seine Gesamtentwicklung sein müssen.

Man könnte sich vorstellen, daß *Larry* die Kunst dazu verwandt hätte, seine Fähigkeit zur Anpassung dramatisch hervorzuheben, da er auf diesem Gebiet eines Erfolges sicher war. Während er seine frommen Bilder malte, hätte er sich mit den Konflikten im täglichen Leben, in der Schule und in der Arbeit mit seinem Psychotherapeuten auseinandersetzen können. Wäre dies der Fall gewesen, dann hätte es mir zwar leid getan, *Larry* als Künstler zu verlieren, aber ich hätte mir keine besonderen Sorgen um ihn gemacht. Durch seine ständigen Rückfälle ins Stehlen, seine unaufrichtige Art, sein Gesichtsausdruck, der immer noch dem brütenden Medizinmann glich (Abb. 28) – das irre Grinsen der Figur in Abb. 29 war allerdings verschwunden – all das bestätigte das Zeugnis seiner Bilder, daß nämlich *Larrys* neu errungene Tugendhaftigkeit noch nicht genügend von strukturellen Änderungen seiner Persönlichkeit gestützt war.

Die unveränderte Hoffnungslosigkeit seines Familienlebens mag dazu beigetragen haben, daß er so wenig wirkliche Fortschritte machte. Während *Larrys* Kindheit hatte der Vater immer wieder Frau und Kinder verlassen und sie waren mittellos. Wenn er zu Hause war, behandelte er sie brutal. *Larry*, der Älteste, stand oft in offenem Konflikt mit dem Vater. Es bestand keine Hoffnung, daß er in der voraussehbaren Zukunft zu Hause leben könnte.

Larrys verzweifelte Sehnsucht nach einem besseren Familienleben fand in einem Bild Ausdruck, das er oft anfing und nie beendete. Es stellte eine Gruppe von Pferden verschiedener Farben dar, schwarze, braune und gescheckte. Darunter waren eine Stute und ein Fohlen, von einem schwarzen Hengst bewacht. Jedesmal arbeitete er daran mit liebevoller Vorsicht, brachte es fast zur Vollendung – aber dann gab er's auf.

So beschränkte sich *Larry* darauf, sich anzupassen, sich bei Autoritätspersonen beliebt zu machen oder sich mit der Traumvorstellung zu trösten, der Beschützer und Retter seiner Mutter und Geschwister zu werden. Diese Einstellung konnte zwar zu einer Entwicklung der Ich-Ideale führen, aber sie konnte ihm nicht zu der Identifizierung verhelfen, die für eine tiefergehende Persönlichkeitsänderung notwendig gewesen wäre.

Als *Larry* mit 14 Jahren zu Pflegeeltern kam, wo er materielle Vorteile genoß, die seinen Geschwistern und seiner Mutter mangelten, entwickelte er außerordentlich starke Schuldgefühle. Er versuchte, die Rolle des Retters zu erfüllen, indem er von seinem Taschengeld Geschenke kaufte, aber auch, indem er für seine Familie stahl. Sobald er das Stehlen wieder aufgenommen hatte, blieb es nicht lange bei uneigennützigen Diebstählen, bald stahl er auch für sich selbst. So setzte er auf tragische Weise die alte Verhaltensweise fort, die zur Provozierung und Bestrafung führte.

Bei meinem Gefühl, daß *Larry* seine inneren Konflikte nicht gründlich genug durcharbeitete, hätte ich ihn da ermutigen sollen, ausdrucksvoller zu malen, um sich besser mit seinen Problemen auseinanderzusetzen, zumal da seine Kunstproduktion früher sehr ausdrucksvoll war? Ich habe es versucht, aber es ist mir jedesmal mißlungen. *Larry* war von seinen Störungen sichtlich so sehr bedroht, war sich selbst so entfremdet und so entschlossen, seine Tugendhaftigkeit aufrechtzuerhalten, daß es ebenso grausam wie nutzlos gewesen wäre, ihn in Gefühls-Abenteuer hineinzutreiben, denen er nicht gewachsen gewesen wäre. Die Ursache für seine abwehrende Einstellung in der Kunst lag anderswo, und Kunst schien keine Möglichkeit zu bieten, der Quelle des Übels näherzukommen.

Wir sehen, daß es gerade *Larrys* Kunstbegabung war, die es ihm ermöglichte, Kunst in den Dienst der Abwehr zu stellen. Selbst vor seiner Bekehrung zur Tugendhaftigkeit hatte er die Kunst dazu benützt, sein Selbstgefühl zu steigern. Seine Könige, Ritter und Indianerhäuptlinge waren alle erfüllt von überheblichem narzißtischen Stolz. Als *Larry* dann eine falsche Fassade aufbaute, war es ganz natürlich für ihn, die Kunst dazu zu benützen, auch diese Fassade aufrechtzuerhalten; denn während er auf anderen Gebieten die erstrebten Ziele nicht erreichen konnte, war er in der Kunst tatsächlich kompetent. Aber je mehr er von seinem Innenleben abgeschnitten war, desto mehr war er darauf angewiesen, seine künstlerische Fähigkeit im Nachahmen anderer zu üben.

Hätte *Larrys* Begabung ihm helfen können, den Identitätsverlust zu verhindern? Kunst hilft Kindern oft, sich selbst unter Druck treu zu bleiben. Ich glaube, daß eine unterirdische Strömung in dieser Richtung die ganzen Jahre hindurch vorhanden war. *Larry* wurde niemals zu jener Plage des Kunstunterrichts wie ein kommerzieller, gefälliger Maler. Immer wieder gab es auch Echtes, in kleinen Skizzen nach der Natur, in der Wahl der Farben, in der Einfühlsamkeit des Pinselstrichs, in der Atmosphäre seiner Landschaftsbilder, ja sogar in manchen seiner religiösen Bilder. Aber die Verknüpfung von seiner Selbstachtung, sowohl mit seinen Ich-Idealen als auch mit dem Erfolg in der Kunst, machte es beinahe unvermeidlich, daß zu jener Zeit die Kunst im Dienst der Abwehr stand.

In diesem Fall sehen wir wieder die Wirkungsmöglichkeiten und die Begrenzungen der Kunst. *Larrys* unglückselige Charakterentwicklung ließ sich in der Kunst viel klarer diagnostizieren als in seinem Benehmen oder im Gespräch. Insofern als schöpferische Arbeit ihm half, sein Innenleben zu stabilisieren und seine psychischen Prozesse in das Gebiet des Ich einzubeziehen, war die Kunst eine Hilfe für *Larry* und hätte ihn einer psychiatrischen Behandlung zugänglicher machen können. Aber die Kunst allein gab nicht genug Handhabe, um eine tiefgehende Änderung zu bewirken.

g) Kunst und Abwehr bei Jugendlichen in der Pubertät

Larrys Fall führte uns über die Kindheit hinaus, in die Pubertät. Wir finden bei ihm Neigungen, die in diesem Alter allgemein vorkommen. Sie waren verstärkt durch seine persönliche Tragödie. Die Begabung vieler Kinder, die nicht so ernstlich gefährdet sind wie *Larry*, erleidet ein ähnliches Schicksal, wenn die Pubertät erreicht ist.

Das Identitätsgefühl wird durch die tiefgreifenden inneren Veränderungen in dieser Entwicklungsphase oft erschüttert. Ehe das Ich wieder gefestigt ist und eine stabile Identität erreicht ist, werden oft Pseudo-Identitäten angenommen. Nachahmung und falsche Sentimentalität wuchern nicht nur in einer Kunstproduktion, die der Tugendhaftigkeit dient wie bei *Larry*, sondern auch in der offen aggressiven oder erotischen Produktion von Jugendlichen, die ebenso wirklichkeitsfremde ausschweifende oder feindliche Haltungen annimmt.

Die Kunst wird auf eine andere Weise gefährdet, wenn der Jugendliche sich bemüht, Verantwortungen Erwachsener auf sich zu nehmen. Um diese Zeit reichen die Notbehelfe des Kindes, das zuletzt auf die Kontrolle und den Schutz von Erwachsenen angewiesen ist, nicht mehr aus und es muß ein besser fundiertes Abwehrsystem errichtet werden. Dieses neue System erlaubt oft nicht genug Bewegungsfreiheit für den schöpferischen Prozeß. Starrheit, verwurzelt in Gesundheit oder krankhaftem Verhalten, ist unvereinbar mit Kunst, die am besten gedeiht, wenn die Persönlichkeitsentwicklung im Gange ist. Daher wird schöpferische Arbeit jungen Menschen, die als Kinder begabt waren, oft unzugänglich. Schließlich verlieren Jugendliche oft das Interesse an der Kunst ganz einfach deshalb, weil sich ihre Interessen auf andere Ziele konzentrieren. Wenn die ganze Energie in das neu erwählte Gebiet investiert ist, wird die Kunst vernachlässigt.

Hat es also einen Sinn – oder ist es gar wünschenswert – Jugendlichen weiterhin Kunst als Therapie oder als einen Bestandteil des allgemeinen Unterrichts anzubieten? Ich glaube, daß es sich lohnt; man darf nur nicht erwarten, daß Kunst so allgemein beliebt sein wird wie in der Kindheit. Man muß sich auch dessen bewußt sein, daß manche Jugendliche die Kunst mißbrauchen werden, in welcher Form auch immer Kunst geboten wird.

Pubertät ist nicht nur die Zeit, in der es möglich wird, Unaufrichtigkeit konsequent aufrechtzuerhalten, sondern auch eine Periode, in der eine Erkenntnis des Unterschieds zwischen innerer Wahrheit und Heuchelei erreicht werden kann. Der Jugendliche ahmt nicht nur andere nach, er erforscht auch seine eigene Seele. Wie das Leben des Jugendlichen, schwingt auch seine Kunst von einem Extrem ins andere. Die Produktion eines und desselben jungen Menschen kann zwischen wahllosem und diszipliniert Geformtem, zwischen Banalem und Originellem hin- und herwechseln. Wenn wir diese Schwingungen akzeptieren und unseren Einfluß in den Dienst der Wahrheit stellen, können wir dem Jugendlichen helfen, ein erwachsener Mensch zu werden, der auf eigenen Füßen stehen und Konflikt und Ungewißheit ertragen kann, ohne seine Zuflucht zu starren Abwehrmechanismen zu nehmen.

VII. Kunsttherapie und Aggression

Im Laufe unserer Untersuchungen begegneten wir verschiedenen Formen von Aggression: Wir sahen Aggression als Gewalttätigkeit, welche die Arbeit unmöglich machte; als Gefahr, die Abwehrmaßnahmen in Bewegung setzte; als destruktive Kraft, die zwar den schöpferischen Prozeß nicht völlig hinderte, aber die Harmonie der künstlerischen Arbeit beeinträchtigte; als gefühlsmäßigen Inhalt, der ausgedrückt und begrenzt werden konnte. Schließlich müssen wir in Übereinstimmung mit unserer Sublimierungstheorie annehmen, daß die konstruktive Energie, welche künstlerische Arbeit ermöglicht, zumindest teilweise aus neutralisierter Aggression zufließt. Es scheint daher, daß Aggression einerseits eine gefährliche Kraft unseres Innenlebens darstellt, andererseits aber auch eine unentbehrliche Energiequelle für konstruktive Arbeit ist.

Was das Wesen der Aggression betrifft, lassen weder die psychoanalytischen Untersuchungen noch das Studium der Naturgeschichte des Verhaltens, wie sie *Konrad Lorenz (1966)* und *Niko Tinbergen (1966)* betreiben, einen Zweifel zu, daß es sich um einen ursprünglichen Trieb handelt. Bedingungen in der Außenwelt, wie etwa unbefriedigte Bedürfnisse oder drohende Gefahr, können ungewöhnlich starkes aggressives Verhalten hervorrufen, aber man darf solche Reize nicht für primäre Ursachen aggressiven Verhaltens halten. Es handelt sich um einen angeborenen Trieb, nicht um eine Reaktion auf äußere Bedingungen.

Die psychoanalytische Erforschung menschlichen Verhaltens sowohl als auch das Studium des Verhaltens anderer Arten, weisen darauf hin, daß positive Beziehungen zwischen Individuen derselben Art immer einen Anteil von Aggression enthalten. Weder Mensch noch Tier scheinen imstande zu sein, positive Beziehungen zu knüpfen, ohne gleichzeitig aggressive Affekte gegen dasselbe Individuum zu richten.

In seinem Buch »Das sogenannte Böse« erklärt *Lorenz (1963)* warum die Entwicklung individueller Beziehungen notwendigerweise mit Aggression verbunden ist: die Vorbedingung für die Entwicklung persönlicher Beziehungen ist die Fähigkeit, ein Einzelwesen zu erkennen. Diese Fähigkeit konnte sich nicht innerhalb einer friedlichen Herde entwickeln, da es dort nicht notwendig war, zwischen den einzelnen Mitgliedern zu unterscheiden. Nur wenn sich Zusammenarbeit in einer Gruppe von Wesen entwickelte, die dazu neigten, gegeneinander aggressiv zu sein, wurde es notwendig, zwischen Freund und Feind unterscheiden zu lernen. Daher gab es den notwendigen Druck zur Entwicklung der Fähigkeit des individuellen Erkennens nur innerhalb Gruppen dieser Art.

Außerdem kommt es zur Entwicklung der Zusammenarbeit am häufigsten zwischen männlichen und weiblichen Wesen im Zusammenhang mit der Sorge um die Jungen. Da es für das neue Leben besonders wichtig ist, genügend Raum zur Entfaltung zu haben, ist es selbstverständlich, daß die Funktion der Fortpflanzung mit aggressivem Verhalten verbunden ist; und Tiere sind meist dann besonders angriffslustig in der Verteidigung ihres Reviers, wenn sie im Begriff sind, ein Nest zu bauen oder ihre Jungen aufzuziehen. Arten, die eine Zusammenarbeit entwickelt haben, müssen daher auch einen Mechanismus entwickeln, der das aggressive Verhalten zwischen denjenigen Einzelwesen, die ein Bündnis geschlossen haben, wirksam unter Kontrolle hält. Je größer die Bereitschaft eines Einzelwesens geworden war, diejenigen Artgenossen, mit denen es ein Gemeinsames verbindet, tapfer zu verteidigen, um so verläßlicher müssen die Hemmungen sein, die verhindern, daß es diese gleichzeitig auch angreift.

Wir können daher annehmen, daß sich die Ambivalenz, die die leidenschaftlichen menschlichen Beziehungen charakterisiert, bereits in der Verhaltensweise anderer Arten ankündigt. Denn der Umgang des Einzelwesens mit seinen erwählten Gefährten ist von Verhaltensmechanismen geprägt, die die Aggression gerade gegen jene Wesen, deren Gesellschaft dringend erwünscht ist, ablenkt, bindet oder umgestaltet. Die engste Gemeinsamkeit fällt oft in jene Zeit, in der sexuelle Erregung und Bereitschaft zu aggressivem Verhalten ihren Höhepunkt erreichen.

Selbstverständlich beweist das Vorhandensein analoger Situationen zwischen den Mitgliedern anderer Arten nicht die psychoanalytische These, daß Libido und Aggression im Menschen unvermeidlich verbunden sind. Es zeigt nur einen weiteren Horizont auf und macht die Gründe für die psychoanalytische These verständlich und annehmbar.

Ich habe mir diese Abschweifung gestattet, weil ich der Meinung bin, daß wir das Problem der Aggression nur erfassen können, wenn wir uns darüber im klaren sind, daß es sich um eine ursprüngliche Kraft handelt. Nur auf dieser Grundlage haben wir eine Möglichkeit, Aggression zu verstehen und Wege zu finden, mit ihren zerstörerischen Aspekten fertigzuwerden. Besonders wenn wir Aggression in ihren pathologischen Erscheinungen antreffen, müssen wir im Auge behalten, daß es sich um eine Lebenskraft handelt, die an sich weder gut noch böse ist. Jede lebensvolle und zielstrebige Tat gewinnt einen Teil ihrer Energie aus diesem Trieb, der, irregeleitet, unsagbares Leiden verursacht.

a) Gestaute Aggression

Wenn ein Laie sich die Rolle vorstellt, welche die Kunsttherapie in der Behandlung aggressiver Kinder spielt, dann meint er meist, Kunst sei ein harmloses Ventil für den Ausdruck gespeicherten Zorns. Eine solche unmittelbare Entladung kann auch tatsächlich befreiend wirken, aber nur, wenn die grundlegende psychische Organisation des Kindes davon nicht bedroht ist.

Zum Beispiel kann es vorkommen, daß ein Kind, das zu früh zu übertriebener Reinlichkeit gezwungen wird, die schöpferische Arbeit erst genießen kann, nachdem es sich einer wahrhaften Orgie des Schmierens mit Farbe hingegeben hat. Manchmal kann ein sehr zorniges Kind erst dann die zur Arbeit notwendige Ruhe finden, wenn es seinem Zorn auf sehr direkte Art Luft gemacht hat. Das wesentliche an derartigen gesunden Ausbrüchen ist ein Gefühl der Befreiung, wenn sie vorüber sind: die Luft ist rein und die Arbeit kann besser fortschreiten als zuvor. Daraus schließen wir, daß der Ausbruch das Kind von einem übermäßigen Druck befreit hat, daß aber die Ich-Struktur intakt geblieben ist. Wenn aber auf den Ausbruch eine andauernde Desorganisation folgt oder Angst entsteht, dann läßt das darauf schließen, daß wichtige Abwehrmechanismen aufgelöst wurden und das Kind mehr gefährdet ist als zuvor.

Eine vorübergehende Regression zu primitiv aggressivem Ausdruck kann ein emotioneller Erfolg sein, wenn sie das Kind von lähmenden Hemmungen befreit.

Als die zehnjährige *Alice* an dem Tag, an dem sie den Besuch ihrer Mutter erwartete, sich als eine vor Zorn völlig rote Figur malte, umgeben von wirbelnden Farbstreifen auf einem schwarzgeränderten Papier (Abb. 33), brachte sie das Bild triumphierend ihrer Sozialfürsorgerin. Es war das erste Mal, daß sie imstande war, ihren Zorn über die psychotische Mutter zu äußern, die sie zu Pflegeeltern gegeben hatte, sie vernachlässigte und sie gleichzeitig mit Forderungen nach kindlicher Zuneigung verfolgte.

Der 15jährige *Philipp*, ein ruhiger, gesetzter Junge, dessen Malerei für gewöhnlich in sich gekehrt und wohl ausgewogen war, fühlte große Erleichterung, als er eine brutale Karikatur seines trunksüchtigen Vaters zeichnete, der ihn und die sterbende Mutter verlassen hatte, als *Philipp* drei Jahre alt war.

Als Frau *Smith* nach einem Urlaubstag zurückkam und die Wohnung, in der sie als Hausmutter angestellt war, in einem unbeschreiblich verwahrlosten Zustand

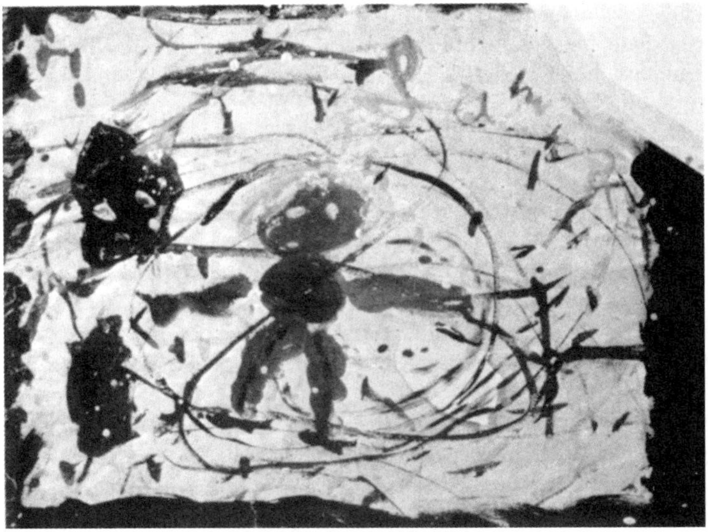

Abb. 33 *Alice*: Wütendes Mädchen (45 × 60 cm)

vorfand, gab sie ihren Gefühlen in einem Bild (XI) Ausdruck. Sie erklärte später, daß der rote Hintergrund ihre grenzenlose Wut darstellte, die primitive kleine Figur im Vordergrund ihr Gefühl völliger Hilflosigkeit. Als sie das Bild fertiggemalt hatte, hatte sie sich genügend beruhigt, um ihre Pflichten wieder aufzunehmen und im Haus Ordnung zu schaffen. Das Bild war kindlicher als Frau *Smiths* übliche Kunstproduktion. Die Wut hatte sie anscheinend zu einer Regression getrieben. Andererseits war es stärker als die meisten ihrer reiferen Bilder, so daß wir auch darin Ansätze zur Sublimierung sehen können.

Da die beiden Kinder und die Hausmutter stark genug waren, nach vorübergehender Regression ihre innere Organisation wiederzufinden, fühlten sie sich erleichtert und ihr gefühlsmäßiges Gleichgewicht war nicht beeinträchtigt.

b) Aggression und Kontrolle

Anders ist es, wenn die nötigen Mechanismen zur Abfuhr der Impulse nicht richtig entwickelt sind. Schmerzhafte Spannungen entstehen dann nicht nur unter ungewöhnlichem Druck; selbst der normale Zustrom der Triebenergien wird als katastrophal empfunden und chaotisch entladen. Oder das Ich versucht, sich gegen den Ansturm mit ungewöhnlichen Notbehelfen zu verteidigen, die das Leben des Kindes verzerren und einengen. Die Selbstdarstellung solcher Kinder zeigt die Situation oft sehr genau auf.

David

Wie die meisten Kinder hatte es der Siebenjährige sehr gern, wenn ich seine Umrisse nachzeichnete, während er ausgestreckt auf braunem Packpapier lag. Aber wenn er die Umrisse auszufüllen versuchte, reduzierte er sie bald zu einer überschäumenden schwarzen Masse, in der alle Körperteile verloren gingen. In seinen besten Momenten war David imstande, eine Person mit Kopf, Rumpf, Armen und Beinen zu zeichnen, aber es wurde immer ein Roboter, der aus Vierecken und geraden Linien bestand, mit Druckknöpfen, die ihn funktionieren ließen.

Das bedeutet nicht, daß man Kindern wie *David* etwa kein Kunstmaterial zur Verfügung stellen sollte oder daß aggressives Manipulieren mit Material nicht auch nützlich sein kann. Es bedeutet nur, daß wir uns dessen gewahr sein müssen, wie leicht solche Kinder sich von Erlebnissen bedroht fühlen, die sie in irgendeiner Weise aus dem Gleichgewicht bringen können.

Roberts Fall (s. S. 66) ist ein gutes Beispiel, wie ein Kind, das etwas gesünder ist als *David*, aber doch unter schwer geschädigter Ich-Entwicklung leidet, mit aggressiven und libidinösen Impulsen fertig werden kann.

Robert

schwankt meist zwischen chaotisch zerstörerischem Verhalten und starrem Ritual hin und her. Nur selten konnte er eine Arbeit zustandebringen, die gleichzeitig organisiert und ausdrucksvoll war. Diese Augenblicke waren ihm allerdings so wertvoll, daß er ein großes Ausmaß von Beunruhigung zu ertragen bereit war, um den Zustand gut integrierter, schöpferischer Arbeitsfähigkeit zu erreichen.

Derartige Schwankungen sind aber selbst bei schwer gestörten Kindern nicht die einzige mögliche Reaktion zur Kunst. Ich habe drei verhaltensgestörte Kinder beobachtet, die eine relativ ungestörte Kunstproduktion zu einer Zeit erreichten, in der ihr tägliches Leben noch von vielfachen Vermeidungen – Ritualen und Zwängen – eingeschränkt war. Keines dieser Kinder hatte in angemessenem Lebensalter eine normale Sprachfähigkeit erreicht. Statt dessen machten sie sich durch symbolische Ausdrucksformen, wie das Hersagen von Versen oder Geschichten, durch Singen, durch das Spielen von Instrumenten oder durch Gesten und zeremonielle Verhaltensweisen verständlich. Während der schwer gestörten Perioden konnten diese Kinder Kunstmateriale nur auf die primitivste Weise handhaben. Sie schütteten die Farbe aus, schmierten oder bedeckten die Papierfläche ganz mit einer Farbe. Als sie sich aber so weit gebessert hatten, daß sie zu sprechen begannen und die Ödipus-Phase erreicht hatten, in der die Kunst im allgemeinen aufblüht, wurden ihre Produktionen in Form und Inhalt beinahe normal. Zwei dieser Kinder produzierten sogar ungewöhnlich schöne und ausdrucksvolle Arbeiten. Es scheint, daß zu einer Zeit, in der normales Verhalten im Alltagsleben noch außer ihrer Reichweite lag, der größte Teil ihrer gesunden Entwicklungsfähigkeit sich der Kunstproduktion zuwandte.

Shirley

Die Sechsjährige, ein Tagespatient im Jacobi-Spital, die erst kurz zuvor zu sprechen begonnen hatte, hielt sich von allen anderen Kindern fern. Sie schaute durch sie durch, wie sie durch alle Menschen durchschaute und blieb völlig passiv, wenn sie angegriffen wurde. Sie gab erste Anzeichen des Kontaktwunsches, als sie zwei andere Mädchen mit in die Werkstatt brachte. Obwohl sie weder mit ihnen sprach noch sie direkt anblickte, schaute sie doch ihre Bilder an und malte dann dieselben Themen auf ihre eigene Art. Auf diese Weise drückte sie aus, daß sie erkannt hatte, daß sie auch ein kleines Mädchen sei und bereit war, sich mit anderen Mädchen zu verständigen und mit ihnen wettzueifern. Diese symbolischen Versuche gingen dem direkten Kontakt voraus und bereiteten ihn vielleicht vor, denn *Shirley* begann bald darauf, mit anderen Kindern zu spielen und sich zu verteidigen, wenn sie angegriffen wurde.

Rose,

ein verhaltensgestörtes Kind, war seit drei Jahren in psychotherapeutischer Behandlung. Als sie sechseinhalb Jahre alt war, wurde sie zur Kunsttherapie gebracht. Man hoffte, ihr damit zu helfen, neue Ausdrucksweisen und bessere Verhaltensmöglichkeiten zu entwickeln. Während ihrer schrittweisen Individualisierung hatten Phantasiespiele zwei entgegengesetzten Zwecken gedient: sie hatten es ihr einerseits möglich gemacht, sich besonders beunruhigenden Vorstellungen durch symbolische Darstellungen zu nähern; andererseits aber isolierten diese symbolischen Spiele das furchterregende Material auch, bewahrten es in einem undurchsichtigen Gewebe von Geschichten und Gedichten, die das Kind endlos wiederholte.

Als *Rose* Dinge aus Ton anzufertigen lernte, gewann diese zielgerichtete Tätigkeit den Vorrang über Spiel und Phantasie. Der Vorgang, Dinge herzustellen, bremste den Ansturm ihrer Phantasien und zwang sie zu überlegen, wie die vorgestellten Dinge wirklich aussahen und wie man sie darstellen konnte. Ton-Plastiken eignen sich nicht dazu, als Spielzeug verwendet zu werden; sie regen eher zu weiteren schöpferischen Tätigkeiten an. So wurden *Roses* Vorstellungen immer genauer und entwickelten sich in logischer Folge, statt sich in immer gleichen Kreisen zu drehen. Sie lernte, daß jede Produktion tatkräftige Handlungen erfordert, die auch zerstörerische Gesten mit einschließen: wenn man Fenster in ein Tonhaus machen will, muß man erst die feste Wand durchbrechen. Aber das Resultat ist nicht eine Wunde, sondern eine architektonische Struktur, die das Haus vervollständigt. *Roses* Themen bezogen sich auf dieselben Familiensituationen und -konflikte, mit denen sich die Kunstproduktion anderer Kinder ihres Alters viel beschäftigt. Da sie ein Einzelkind war, das allein mit seiner Mutter lebte, erfüllte sie ihren Wunsch nach Familienleben und Geschwistern auf symbolische Weise, indem sie eine große Familie aus Ton schuf.

Penisneid sowie Kastrationsphantasien wurden symbolisch ausagiert, indem sie Büsche und Springbrunnen formte, die dann in das richtige Größenverhältnis zugeschnitten wurden. Aber keiner dieser Vorgänge wurde zerstörerisch oder verlor den lustvollen Charakter. Das Erlebnis der Bewältigung von Schwierigkeiten, daß *Rose* durch diese Schöpfungen gewann, beschränkte sich nicht auf die Kunsttherapiestunden.

Auch zu Hause wurde *Rose* unabhängiger und eher bereit, Dinge für sich selbst zu machen, sogar, wenn sie sich damit der Gefahr aussetzte, manchen Mißerfolg erleben zu müssen.

Wir sehen also, daß sogar Kinder, die von ihren Aggressionen besonders stark bedroht sind und die außergewöhnliche Anstrengungen machen, sie unter Kontrolle zu bringen, ihre künstlerische Arbeit nicht notwendig nur auf Produktionen, die der Abwehr dienen, beschränken müssen. Sublimierung kann erreicht werden und das wieder kann dem Kind helfen, die lähmenden Hemmungen, die es sich auferlegt hat, zu durchbrechen.

Das Problem von Aggression und Beherrschung bei kleinen Kindern, die zwar aggressiv-impulsiv, aber nicht psychotisch sind, wird besonders augenscheinlich in *Margarets* Bild vom Löwen im Käfig (Abb. 34).

Sie war ein vernachlässigtes, siebenjähriges Mädchen. Sein Verlangen nach Aufmerksamkeit und nach materiellem Besitz war unstillbar und es hatte die Tendenz, seinen Ziehbruder *Ralph* zu tyrannisieren. *Margarets* liebste Drohung »Ich brech deinen Zipfel ab«, ließ keinen Zweifel über ihren offenen und starken Penisneid, aber ihr allgemeines Verhalten wies darauf hin, daß eine primitivere orale Aggression der offenen Beschäftigung mit phallischem Material beigemischt war.

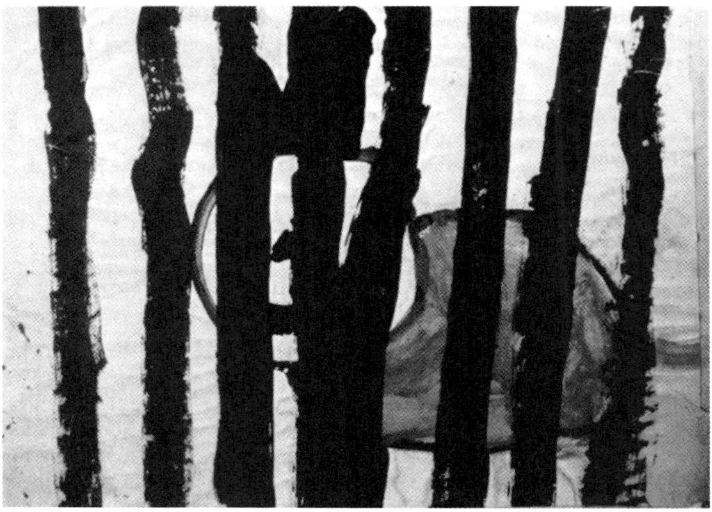

Abb. 34 *Margaret*: Löwe im Käfig (45 × 60 cm)

Einmal konnte *Margaret* kein Thema finden. Ich zählte eine ganze Reihe möglicher Themen auf, darunter auch eine Anzahl von Tieren. Als ich »Löwe« sagte, leuchteten *Margarets* Augen auf. Sie produzierte ein großes vierbeiniges Wesen, mit einem menschenähnlichen Gesicht, das keine besonders wilden Züge aufwies – außer einem lachenden, aber sehr großen Mund.

Dann nahm sie den dicksten Pinsel und malte starke rote Gitterstäbe über das ganze Papier (Abb. 34). Als ich es bedauerte, daß die Stäbe den Löwen fast ganz verdeckten, erklärte sie mir, daß das notwendig wäre, weil »der Löwe gefährlich ist und Leute verletzen könnte«. Wie schon gesagt, sah aber der Löwe, der offiziell die Aggression verkörpert, gar nicht so wild aus. Die grellroten Stäbe aber flößten wenig Vertrauen ein. Man hatte das Gefühl, sie könnten jeden Moment schmelzen, sich mit dem Löwen vereinigen und uns alle vernichten.

Ich habe dieses Beispiel gewählt, weil es das Problem in seiner einfachsten Form zeigt: archaische Aggression ist durch den gierigen Löwen verkörpert, die Gitterstäbe repräsentieren eine primitive äußere Kontrolle. Selbstverständlich ist diese einfache Erklärung nur relativ, denn alle psychischen Vorgänge sind außerordentlich kompliziert und widersprüchlich. Wir können nicht geradezu sagen, daß der Löwe *Margarets* Aggression verkörpert, die Gitterstäbe ihre Kontrolle. Der Löwe kann auch den kontrollierenden Erwachsenen als Angreifer bedeuten, und die Gitterstäbe *Margarets* Bedürfnis, diese Kontrolle abzuwehren. Oder der Löwe könnte ein anderes Kind (vielleicht *Ralph*) versinnbildlichen, das sie in einen Käfig sperren möchte. Das einzige, was wir mit Bestimmtheit sagen können, ist, daß *Margaret* sowohl die Aggression wie deren Kontrolle erlebte, als sie das Bild malte und daß beide Einstellungen introjiziert und genügend stark besetzt waren, um ein überzeugendes Bild entstehen zu lassen.

Letzten Endes scheint das Thema die Kontrolle der Aggression an sich zu sein: der Löwe, was immer er verkörpern mag, wird beinahe ausgelöscht davon. *Margarets* Bild bezieht seine Vitalität aus dem Widerstreit verschiedener Kräfte, aus dem es entstanden ist. Der Löwe wird zwar vom Käfig verdeckt, aber das Bild hat mit ihm begonnen. Wenn die Kontrolle alles beherrscht, geht der Ausdruck leicht verloren.

Als die Kinder aus dem Jacobi-Spital den Zoo besuchten, produzierten sie daraufhin fast ausnahmslos *leere* Käfige aus Ton und Stäben. Diese Kinder (borderline cases) waren von den Käfigen so fasziniert, daß die Tiere gar keine Rolle spielten. Obwohl das zumindest teilweise auf ihre tatsächliche Situation des Eingesperrtseins zurückgeführt werden kann, repräsentiert es auch den Seelenzustand der Kinder. Da ihnen ihre Krankheit wenig Wahl zwischen chaotischem Sich-gehen-Lassen und Gelähmtsein ließ, bedeutete Kontrolle für sie, daß sie sich in Käfige verwandelten.

Der Versuch, die Bedeutung von *Margarets* Löwen im Käfig zu interpretieren, macht uns die vielgestaltige Qualität der Aggression klar. Wir wissen nicht, welcher von beiden, Löwe oder Käfig, sie selbst darstellt, ob der Löwe *Margarets* Feinde verkörpert oder ihre eigene Aggression, die sie als feindliche Macht erlebt. Eine Vielfalt von Deutungen bietet sich an, und alle enthalten wohl ein Stück Wahrheit. Diese Schwierigkeiten sind charakteristisch für Aggression. Es ist nicht leicht zwischen einem wirklichen Feind und dem Objekt der Aggression, das in den Augen des Angreifers die Gestalt des Feindes annimmt, zu unterscheiden. Es ist immer äußerst schwer, zwischen Aggression, die von innen aufwallt und Aggressionen, die von außen erregt werden, zu unterscheiden. Die Situation, für welche die inner-spezifische Aggression ursprünglich entwickelt war, braucht diese Unterscheidungen nicht. Das Vorbild dieser Art von Aggression ist der Löwe, der einen Löwen bekämpft, nicht der das Lamm jagende Löwe. In so einem Kampf wird die Aggression gegenseitig angetrieben und es hat wenig Sinn, einen Unterschied zwischen dem, der den ersten Schritt tut und dem, der darauf reagiert, zu machen. Ebenso unwichtig ist es, ob die Angriffslust des Löwen ihn dazu veranlaßte, einen Gegner aufzusuchen, oder ob der Anblick eines Feindes ihn angriffslustig machte. Im Leben eines Kindes sind aber solche Unterscheidungen außerordentlich wichtig. *Margaret* muß lernen, zwischen wirklicher Feindseligkeit und wohlwollender Kontrolle zu unterscheiden, die sie als Angriff empfindet, weil sie sie zornig macht. Sie muß den Unterschied zwischen ärgerlichen Reaktionen, die von ihrem aggressiven Benehmen hervorgerufen werden, und gegen sie gerichteten Ärger, der dem Wesen des Angreifers entspringt, erkennen lernen. Sie muß lernen, daß Unfälle und Schmerzen oft von unpersönlichen Gewalten verursacht werden, die mit persönlicher Feindseligkeit nichts zu tun haben. Sie muß lernen, ihr Benehmen auf diese Unterschiede abzustimmen.

In dem niemals endenden Ringen um die Herrschaft über diese Konflikte begegnen wir *Margaret* zu einer Zeit, da sie versucht, ihrer Aggressionen Herr zu werden, indem sie die gefährliche Macht in einen Käfig sperrt, was wiederum eine aggressive Tat ist. Später wird sie vielleicht versuchen, den Löwen zu zähmen. Falls sie in dieser Periode immer noch sehr aggressiv ist, wird sie ihn in grausamer und kastrierender Weise zähmen.

Manche Kinder neigen dazu, mit den wilden Wesen ihrer Phantasie gemeinsame Sache zu machen, statt sie einzusperren.

Michael (Identifizierung mit dem Angreifer)

Der Achtjährige (S. 66 u. 73) war der Schrecken der Kinderabteilung im Jacobi-Spital. Aggression durchtränkte sein Leben. Zu der Zeit, als er den Drachen-Vater und das Drachen-Kind (Abb. 35) anfertigte, war die Kunst für ihn eine Insel verhältnismäßig kontrollierten Funktionierens in einem Meer von Zerstörungswut. Das Herstellen der Plastik erstreckte sich über mehrere Stunden. Der Drachen-Vater wurde zuerst angefertigt. Er ist schwer bewaffnet mit Stacheln, speit Feuer und trägt eine goldene Krone. Das Drachen-Kind kann zwar auch schon Feuer speien, es fehlen ihm aber noch die Stacheln des erwachsenen Drachens. *Michael* sagte, sie werden ihm wachsen, wenn er älter wird. Um es in der Reproduktion besser sichtbar zu machen, haben wir das Drachenbaby aufrecht auf den Kinderwagen gesetzt, den ihm *Michael* aus Ton geformt hat und haben das dazugehörige Dach entfernt.

Obwohl die Plastik grimmig aussieht, war *Michaels* Spiel mit seinen zwei Drachen meist sehr zärtlich. Während er mit sanfter, gurrender Stimme auf das Drachenbaby einsprach, legte er es zwischen die Vorderpfoten des Vaters oder brachte es im Wagen zu Bett, vorsichtig vom Dach beschützt. Immer wenn das Spiel aggressiv wurde, boten Vater und Sohn eine gemeinsame, feuerspeiende Front gegen ihre Feinde.

Wir sehen, daß *Michael* zwei Rollen spielt: die des gut verteidigenden Drachenkönigs und die des noch wehrlosen kleinen Kindes. Es scheint, daß er versucht, durch die Identifizierung mit dem aggressiven männlichen Drachen Kraft zu erlangen und gleichzeitig an der frühen Kindheit festzuhalten, indem er sich der Macht des Drachenvaters anvertraut. In der Rolle des wehrlosen Kleinkindes,

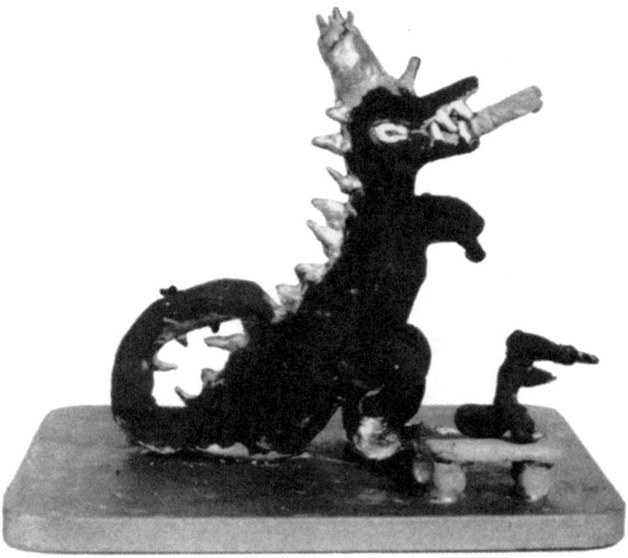

Abb. 35 *Michael*: Drache und Drachenkind (40 cm hoch)

dessen Stacheln noch nicht gewachsen sind, verteidigt er sich vielleicht auch gegen die Feindseligkeit des Drachenvaters durch Unterwürfigkeit. Wir können annehmen, daß die Plastik aus einem Gemisch von Liebe und Haß, Neid und Bewunderung, Sehnsucht nach Unabhängigkeit und Schutzbedürftigkeit entstanden ist. Nichts spricht dafür, daß der Gedanke an die Kontrolle über die Feindseligkeit selbst, an Gut und Böse, beim Anfertigen der Gruppe irgendeine Rolle gespielt hat.

Michaels Drachenpaar verkörpert seine Identifizierung mit dem Angreifer. Psychoanalytisch ausgedrückt ist das ein Mechanismus, mit dessen Hilfe das Kind sich gegen die Angst vor dem Angriff und auch vor der hilflosen Wut, die solche Angriffe in ihm auslösen, verteidigt, indem es sich mit den aggressiven Eigenschaften jener Personen, die diese Gefühle in ihm hervorrufen, identifiziert. Die häufigsten Objekte solcher Identifizierungen sind die enttäuschenden und kontrollierenden Eigenschaften (Aspekte) der Eltern und Eltern-Stellvertreter. Dieser Prozeß ist meist unbewußt und die Identifizierungen, die das Kind herstellt, sind eine Verschmelzung von tatsächlichen Erlebnissen sowie den Gefühlen und Phantasien, die sie hervorrufen. Was wir in Abbildungen wie *Michaels* Drachen sehen, ist nicht der wirkliche Vater, sondern seine drachenartigen Züge, wie sie der unreife und äußerst aggressive kleine Sohn sieht.

Ein Kind wie *Margaret*, die ihrer eigenen Aggressionen durch aggressive Selbstkontrolle Herr wird und ihre Angst vor dem Angriff dadurch überwindet, daß sie andere beherrscht, kämpft einen Zweifrontenkampf. Es bleibt ihr nicht viel Energie und nicht viel Aktionsraum für ausdrucksvolle Kunst.

Ein Kind wie *Michael*, das die gleichen Schwierigkeiten durch Identifizierung mit der Macht, die es bewundert und fürchtet, zu meistern versucht und alle Aggression nach außen wendet, vermeidet den inneren Zwiespalt und erhält sich seinen Narzißmus. Es ist, zumindest vorläufig, besser imstande, sich in der Kunst kraftvoll auszudrücken. Selbst wenn nur die aggressiven Komponenten der Autoritätsperson introjiziert wurden, hat die Identifizierung eine stärkende Wirkung. Obwohl der Vater ein Drache ist, sieht *Michael* in ihm nicht nur die Wildheit, sondern auch die beschützende Kraft. Indem er sich geistige Vorstellungen von diesen Eigenschaften macht, bereichert er sein Innenleben.

Wir sehen also, daß sowohl das Errichten aggressiver innerer Kontrollen als auch die Identifizierung mit dem Angreifer dem Vorgang der Reifung vorübergehend nützlich sein können. Oft ergänzen diese beiden Mechanismen einander. Keine der beiden Positionen ist aber auf die Dauer haltbar.

Margarets aggressiv kontrollierte Persönlichkeit verursacht ihr viel inneres Leiden und brachte sie in ständige Konflikte mit anderen. Es brauchte Jahre des Ringens, ehe *Michael* verläßlich innere Kontrollen errichten konnte. Zur Zeit der zwei Drachen war Leben gleichbedeutend mit Kampf. Das einzige Mal, das ich ihn wohlerzogen und friedlich sah, war während einer Therapiestunde, in der er ein Modell seines eigenen Grabes formte, wo seine Mutter betend neben dem Grabstein kniete. In *Michaels* Fall gab es Anzeichen, die auf mangelhafte psychische Organisation schließen ließen, die es ihm erschwerte, dem gewöhnlichen Druck der Impulse standzuhalten. Obwohl es in seinem Leben Spannungen gab, die zu Störungen führen konnten, gab es nichts, was seine schweren, fast unheilbaren Störungen hätte erklären können. *Michaels* Geschichte zeigt, warum sich auch äußerst kampflustige Kinder in das Schaffen von Bildern und Plastiken mehr oder weniger friedlich vertiefen können.

Da das aggressive Kind überall Feinde sieht und sich auch tatsächlich Feinde schafft, ist es ständig schutzbedürftig. Es ist vornehmlich mit Vorstellungen mächtiger und sich gut verteidigender Figuren beschäftigt und das Schaffen solcher Gestalten gibt ihm ein gewisses Gefühl der Sicherheit. Das Kind ist daher bereit, für diese Art der Arbeit alle ihm zur Verfügung stehenden Kontrollen aufzubieten. Da Kunst an keine festgesetzte Moral gebunden ist, wird der schöpferische Vorgang von verbrecherischen, oft grausamen Vorstellungen der Kinder nicht gestört.

Was können wir uns besseres erwarten, als dem Kind und dem Erwachsenen eine Atempause zu vermitteln? Der Vorgang der Identifizierung ist an sich heilend. Selbst asozialen Vorstellungen Form zu geben, bereichert das Innenleben des aggressiven Kindes. Es bändigt den Ansturm der ständig wechselnden Stimmungen und hilft, den ursprünglich unfaßbaren Phantasien mehr Substanz zu geben und sie dem Gebiet des Ichs einzuverleiben. Wenn das Kind die Kunst lieben lernt, kann die Tätigkeit zu einem Schutzort werden, in dem Gefühle und Erkenntnisse, die sonst in der ständigen Feindseligkeit untergehen, zum erstenmal erlebt werden können. Selbst das kämpferischste Kind ist der Zärtlichkeit fähig und kann Erlebnisse genießen, die nicht mit Streit verbunden sind. (*Michael* z. B. konnte mit Hilfe seiner Drachen Zärtlichkeit zwischen Vater und Sohn ausdrücken.)

So kann Kunst der Änderung den Weg bereiten, kann sie aber nur selten allein bewerkstelligen. Wenn die inneren Schwierigkeiten nicht zu groß sind, kann ihr zivilisierender Einfluß genügen, um ein Kind von der übermäßigen Beschäftigung mit Gewalttätigkeit und Selbstverteidigung zu befreien. Wenn wir eine tiefgreifende Veränderung in der Kunstproduktion eines schwer gestörten Kindes beobachten, dann finden wir meist, daß außer dem künstlerischen Erlebnis andere Ereignisse zu der Änderung beigetragen haben.

c) Das Ich-Ideal und die Identifizierung mit dem Angreifer

Franks Fall (s. S. 133) ist ein gutes Beispiel für die gegenseitige Abhängigkeit von Kunst und Leben. Anfangs war seine Arbeit ganz dem Malen von wilden Helden wie dem Indianerhäuptling gewidmet (Farbbild IX). Eine Änderung können wir im Mexikaner (Farbbild X) sehen, der eine reifere Auffassung von männlicher Stärke und Würde aufweist. Diese Wandlung wurde durch das veränderte Verhalten seiner Mutter, eine gesündere Umgebung und durch Psychotherapie ermöglicht. Sie war von einem starken Ringen um neue Kunstformen begleitet. Wir vermuten, daß dieses Ringen die Stärke der Erlebnisse, die *Franks* Leben veränderten, vertieft hat. Ursprünglich in seine Selbstverteidigung investierte Energie wandelte sich in eine innere Kraft, die das Zur-Schau-Stellen betont aggressiver Gewalt unnötig machte. Das letzte Bild ist sowohl eine Selbstdarstellung wie auch sein Ich-Ideal. Der Mexikaner ist älter, stärker und gelassener als *Frank*, aber nicht grundsätzlich von ihm verschieden. Befreit von der steten Wachsamkeit, die das Leben aggressiver Kinder einengt, kann sich *Frank*, wenn er Glück hat, zu dem in sich gefestigten, starken Mann entwickeln, den er dargestellt hat.

Wenn alles gut geht, wird das Vorbild der aggressiven Autorität, die das ursprüngliche Identifizierungsobjekt des Kindes war, mit der Zeit in eine Stärke umgewandelt, die eher Tugend als bloße Gewalt bedeutet. Das Kind fängt an, positive Ich-Ideale zu entwickeln.

Walter (kriminelles Ich-Ideal): Es gibt aber auch noch eine andere Möglichkeit. Wenn es sich mit dem Angreifer identifiziert hat, kann es geschehen, daß das Kind die Kriminalität der Moral vorzieht. Obwohl dieses Ideal seiner früheren Identifizierung nicht widerspricht, stellt es dennoch neue Anforderungen: *Michael* (s. S. 157) mußte nicht an sich arbeiten, um es dem Drachen und Drachensohn gleich zu tun. Um eines kriminellen Ich-Ideals willen kann ein Kind sich zwingen, stärker, mutiger oder grausamer und rücksichtsloser zu werden. Es kann Geschicklichkeit im Handhaben von Messern, Pistolen und Schlüsseln erwerben. Es kann seinen Körper entwickeln oder ihn durch Rauschgifte zerstören. Das heißt, obwohl die Werte negativ sind, üben die Ideale einen moralischen Druck aus. Diese Konstellation trägt den Keim der Tragödie in sich.

Walter

Walter, der in dem Abschnitt auf Seite 109 besprochen wurde, malte kurz vor seiner Entlassung aus der Wiltwyck-Schule zwei riesige Figuren, von denen jede 91 × 122 cm maß. Er war damals 13½ Jahre alt. Die Bilder waren die letzten einer Reihe von Bildern, die verschiedene Ich-Ideale darstellten. Sie schwankten zwischen offensichtlich kriminellen Figuren, Figuren von Vertretern gesellschaftlich anerkannter Gewalt wie Boxern oder Soldaten und Figuren von Jägern, Indianern und anderen Figuren, die eine abenteuerliche aber nicht notwendigerweise zerstörerische Lebensweise repräsentieren. Der Boxer (Abb. 36A), ein relativ hellhäutiger Schwarzer, ist im Profil dargestellt, seine Silhouette zeichnet sich gegen den Himmel ab, der in zarten Schattierungen von Blau und Weiß gemalt ist. Gestik und Gesichtsausdruck drücken Selbstvertrauen und Kampflust aus. Seine Hände sind trotzdem sicher in Boxhandschuhe eingepackt, und er ist begrenzt durch wunderschön gemalte Seile. Das Gemälde wurde zu Ehren Floyd Pattersons, eines ehemaligen Jungen aus Wiltwyck gemalt, der als Meister im Leichtgewicht berühmt geworden war und weiterhin viel Interesse an der Wiltwyck Schule und ihren Anliegen zeigte.

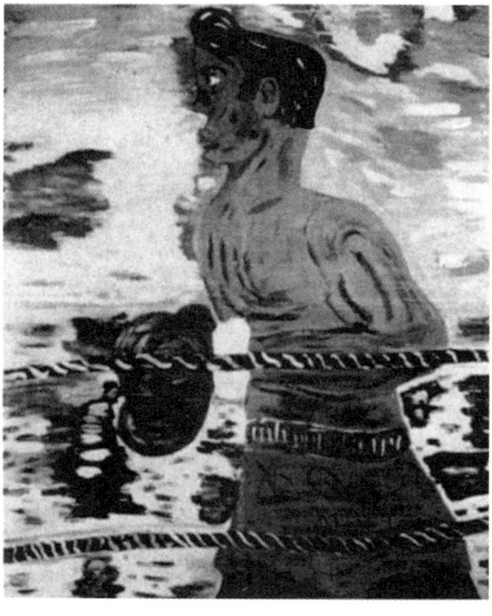

Abb. 36A *Walter*: Boxer (91 × 122 cm)

Der junge Mann mit dem Messer (Abb. 36B) ist direkt von vorne gezeigt. Er steht vor dem Hintergrund einer nächtlichen Stadtstraße; sein Antlitz – das Gesicht eines hellhäutigen Negers – wirkt hell vor dem dunklen Gebäude, dessen Fenster von innen erleuchtet sind. Die gelben Fenster, die einen Kontrast zu den dunklen Wänden bilden, lenken unsere Aufmerksamkeit vom Gesicht ab und vermitteln dadurch ein Gefühl der Ruhelosigkeit. Da die Gebäude den jungen Mann überragen, ist er von allen Seiten von der Straße begrenzt. Die Gesichtszüge und die ganze Figur zeigen ein Gemisch aus Schwäche und Stärke, das für die Kunstproduktion vieler Verwahrloster charakteristisch ist. Stirn und Nase vermitteln ein Gefühl von Stärke, aber Mund und Kinn wirken schwach. Verglichen mit dem massiven Brustkorb und den starken Armen erscheint der Unterkörper flach und ohne Substanz. Die Hand, die das Messer hält, ist gegen den eigenen Körper gekehrt, das Messer selbst mit besonderer Sorgfalt gemalt.

Das ganze ist eine ergreifende Darstellung des jungen Verwahrlosten, der die Szene mit narzißtischem Stolz beherrscht, aber von der Stadt gefangen gehalten ist; trotz der übertriebenen Muskeln schwach, aber dennoch sich selbst und der Umwelt gefährlich.

Walter war ein Junge mit beträchtlichem persönlichem Charme und einer Fähigkeit zur Warmherzigkeit. Er war ein talentierter und sehr produktiver Künstler und ein guter Schüler. Seine größten Schwächen waren sein unkontrollierbares Temperament und ein Mißtrauen, das an Paranoia grenzte. Seine rettende Eigenschaft war die Bereitschaft, nach seinen häufigen Wutausbrüchen die tatsächlichen Ereignisse, die dazu geführt hatten, zu rekonstruieren. Bei solchen Gelegenheiten war er bereit, den Schaden, den er angerichtet hatte, wiedergutzumachen.

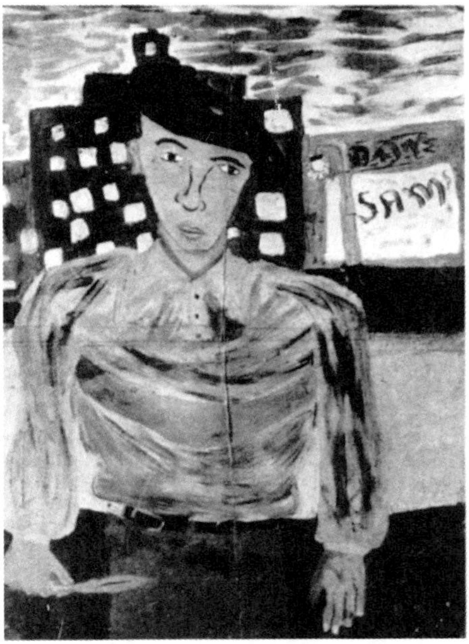

Abb. 36B *Walter*: Junger Mann mit Messer (90 × 122 cm)

Obwohl diese Bereitschaft verhinderte, daß Feindseligkeiten sich unbegrenzt anhäuften, konnte *Walter* nicht aus seinen Erfahrungen lernen. Ähnliche Vorfälle kehrten unweigerlich wieder. Die Einrichtung stellte jedoch eine Anzahl zusätzlicher Schutzmaßnahmen zur Verfügung. *Walter* lernte zum Beispiel, seine Ausbrüche vorherzusehen und sich rechtzeitig von der Person zurückzuziehen, mit der er in akutem Konflikt war. Er lief weg, um Schutz bei einem Erwachsenen zu suchen, mit dem er sich zu dieser Zeit gut verstand. Wenn er sich dann beruhigt hatte, kehrte er in einer zugänglicheren Verfassung zurück. Solche Manöver funktionierten gut in einer geschlossenen Institution, in der ausreichend Personal beschäftigt war. Außerhalb wären sie unzulänglich gewesen.

Walter fürchtete sich mit Recht vor den irrationalen Gewalten, die sein labiles Gleichgewicht bedrohten. Gewalttätigkeit zog ihn an, beängstigte ihn aber auch. *Walters* Vater verbüßte zu dieser Zeit eine lange Gefängnisstrafe. *Walters* Zeichnungen von Gefangenen zeigten deutlich seine Identifizierung mit dem Vater, aber auch die Ambivalenz ihm gegenüber. Aus der begrenzten Auswahl der Ich-Ideale, die *Walter* zur Verfügung stand, konnte ihm nur das des Kriminellen realistisch erscheinen. Es ist heutzutage nicht leicht, ein Abenteurer zu werden und es fehlte ihm die nötige Kraft und Selbstdisziplin zum Sportler.

Als *Walter* nach seiner Entlassung aus der Wiltwyck-Schule bei einem Diebstahl ertappt wurde, tat er sein möglichstes, als Erwachsener behandelt und ins Gefängnis geschickt zu werden. Den Stand eines vollwertigen Kriminellen erreicht zu haben, bedeutete für ihn, ein Mann geworden zu sein. Um in diese Schablone zu passen, mußte *Walter* die sanftere Seite seines Wesens und die zivilisierteren Ambitionen aufgeben. Seine Malerei drückt die Kraft, die er durch die Identifizierung mit seinem Ideal erreicht hat – aber auch seine Tragödie aus. In den gedämpften Farben, in der Spannung zwischen Hell und Dunkel und im Gesichtsausdruck des Jünglings spüren wir die Fähigkeit zu innerlichem Leiden, das wir in den Bildern voller kriegerischer Gefühle nicht gesehen haben.

Walters Persönlichkeit ist zwar verzerrt, aber reifer und komplizierter als die eines Kindes, das seine Aggressionen nur gegen die Außenwelt wendet, und die Möglichkeit seiner Heilung ist größer. Da er einige seiner Konflikte introjiziert hat, könnte sich sein Weltbild ändern. Fixierung auf und Identifizierung mit dem Angreifer machen eine Änderung viel schwieriger. Sie verurteilen das Kind zu einem Leben, das ausschließlich auf Selbstverteidigung gerichtet ist und zu einer Kunstproduktion der Schaustellung der Kampfbereitschaft und der ewigen Wiederholung von Drohungen. Die Arbeiten werden mit der Zeit stereotyp. Dieselben Mechanismen, die in Acht- oder Zehnjährigen ausgezeichnete Kunstwerke hervorbringen können, treten im Pubertätsalter nur als überladene und starre Darstellungen von Schrecklichkeiten auf, die mehr und mehr einen paranoischen Charakter annehmen.

Willie (der Circulus vituosus)

Seine drei Bilder (Abb. 37 u. 38, Farbbild XII) verdeutlichen den Teufelskreis, in dem sich das Leben solcher Kinder dreht. Sie entstanden im Lauf eines Jahres – die ersten zwei in rascher Folge, das dritte etliche Monate später.

Das erste Bild war entstanden, als *Willie* zehneinhalb Jahre alt war; es zeigt ein Kaninchen in einem Paddelboot, über dem ein Geier kreist. Die traurig

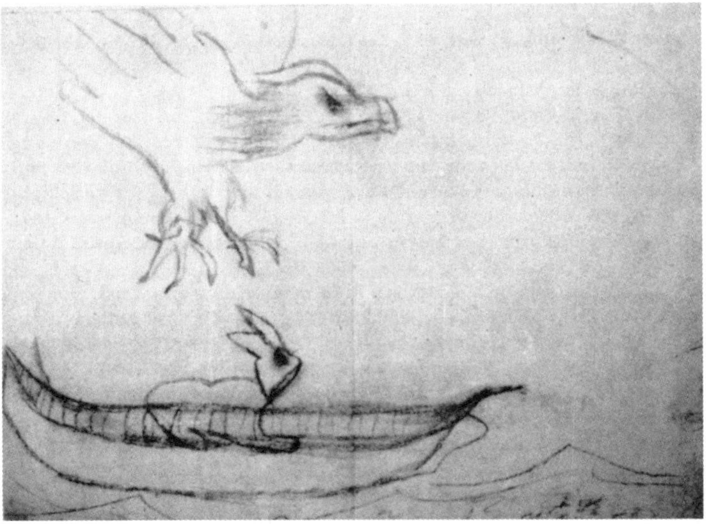

Abb. 37 *Willie*: Kaninchen vom Geier verfolgt (45 × 60 cm)

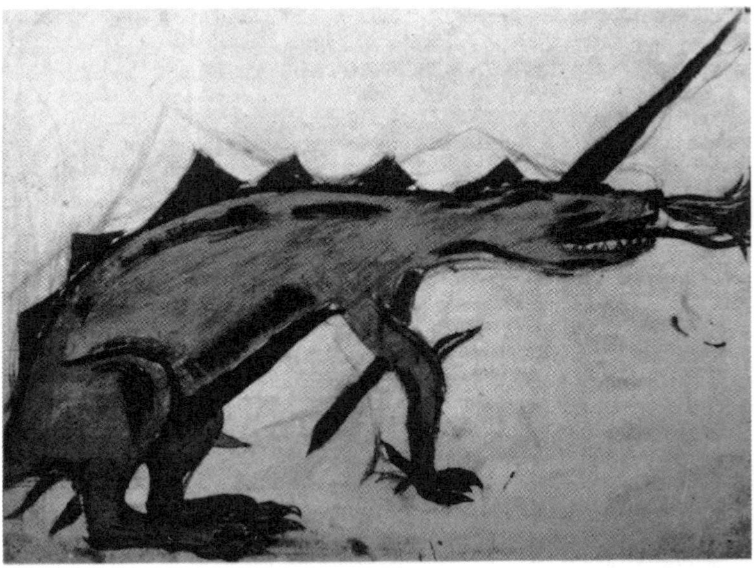

Abb. 38 *Willie*: Drache (45 × 60 cm)

hinuntergezogenen Mundwinkel des Kaninchens drücken Hoffnungslosigkeit und Hilflosigkeit aus. Der Gesichtsausdruck des Geiers ist ausgesprochen böse, seine Klauen sind drohend gegen das Kaninchen vorgestreckt. Auf diese Art sind zwei Seiten der gleichen Münze – hilflose Angst und bösartige Aggression – repräsentiert. Im zweiten Bild hat sich *Willie* in einen prachtvollen, feuerspeienden Drachen verwandelt, welcher der ganzen Welt Trotz bietet; auf diese Weise hat er seine Angst gebunden. Das letzte Bild, eine Selbstdarstellung (*Willie* hat erklärt: Ich bin ein Teufel), ist ein verheerend grausames, aber deutlich erkennbares Selbstporträt. Es ist hauptsächlich in Braun und Rot gemalt und vermittelt ein Gefühl allgegenwärtiger Gefahr und Erregung. Das rote Gesicht des Teufels ist von gelben Narben entstellt. Angst und Argwohn sind zurückgekehrt. Die kleinen Augen des Teufels schauen seitwärts, wie um einem hinterhältigen Angriff rechtzeitig zu begegnen. Sollte er tatsächlich erfolgen, könnte sich der Teufel in das vom Geier verfolgte Kaninchen verwandeln und wenn er sich von dem Angriff erholt, könnte es wieder zu einem gewaltigen Gegenangriff kommen, und so fort, bis ins Unendliche.

Was macht es einem Kind unmöglich, aus diesem Stadium herauszuwachsen? Der Hauptgrund scheint ein Übermaß an Aggressionen – im Kind oder dessen Umwelt – zu sein. *Michael* (s. S. 157), der ungewöhnlich aggressiv war, projizierte seine Feindseligkeit in die Umwelt, legte selbst Handlungen, die von echter Sorge um sein Wohlbefinden erfüllt waren, als Angriffe aus und erregte selbst bei jenen Leuten Feindseligkeit, die seine Freunde hätten sein können. Auf diese Weise hatte seine Persönlichkeit schon früh einen paranoiden Zug angenommen. *Willie*, von grausam strafenden Erwachsenen erzogen, hatte guten Grund, Autorität zu fürchten und zu hassen. Da er in einer Atmosphäre von Bandenkriegen lebte, hatte ihn die Erfahrung gelehrt, ständig bereit zu sein, Angriffen zu begegnen. Was immer an angeborenen Eigenschaften zu *Willies* Wahnsinn beigetragen haben mögen, es besteht kein Zweifel, daß die Umgebung diese Entwicklung stark gefördert hat.

d) Aspekte der Aggression

Herman (Männlichkeit und Weiblichkeit) (s. S. 62)

In dem Abschnitt über »Mißlingen und Erfolg in der Kunst« (III, a), sind wir bereits jener Kunst begegnet, die introjizierte Konflikte ausdrückt (Farbbilder I–III). *Herman* setzte das Gute der Weiblichkeit, das Schlechte der Männlichkeit gleich. Dies zwang ihm die Wahl zwischen Kastration und Verdammnis auf. Wir nehmen an, daß *Herman* elterliche Kontrollen introjiziert hat, die entweder tatsächlich kastrierende Aggressionen in sich trugen oder ihm in diesem Licht erschienen oder auch beides. (Seine Mutter war wirklich eine kastrierende Frau, welche die Religion dazu benützte, den Sohn zu beherrschen.)

Die Vitalität von *Hermans* Kunstproduktionen entsprang seinem unaufhörlichen Kampf, vor den irrational grausam kontrollierenden Mächten, die er introjiziert hatte, nicht zu kapitulieren. Das Malen als schöpferische Handlung bedeutete für ihn die Behauptung der aktiven männlichen Haltung gegen die Tendenz zu passiver Fügsamkeit. Es gab *Herman* Gelegenheit, seine Konflikte offen auszudrücken und sich über sein unterschiedliches Verhalten Klarheit zu schaffen. Es stärkte die gesunden Kräfte in ihm, ohne ihm eine falsche Fassade männlicher Kampflustigkeit aufzuzwingen. Wenn wir uns aber sein letztes Bild einer dreibeinigen Pferdefamilie ansehen, dann müssen wir bezweifeln, daß zwei Jahre der Milieutherapie im Heim genügten, die Jahre der Schädigung gutzumachen.

In der Wiltwyck-Schule gilt Malen nicht als unmännlich. Obwohl das Atelier ein Zufluchtsort vor Gewalttätigkeit war und obwohl einige der Jungen, die Kunst liebten, homosexuelle Neigungen hatten, waren die Jungen, die viel für Kunst übrig hatten, im allgemeinen nicht verweichlicht.

Ich bin überhaupt der Ansicht, daß die Gleichsetzung von Kunst und Weiblichkeit meist von Erwachsenen vorgenommen wird, die zu der Meinung gelangt sind, daß Kunst, ebenso wie Innenarchitektur ein weibliches Revier ist. Diese Ansicht wird von Lehrern bestärkt, die einen unmännlichen Stil vorziehen. Die meisten Knaben in der Wiltwyck-Schule hatten bald herausgefunden, daß es mehr Mut brauchte, ein Bild zu malen als eine Rauferei anzufangen; und obwohl sie einander oft und erbarmungslos homosexueller Neigungen beschuldigten, nannten sie nur selten die Liebe zur Kunst als Beweis ihrer Homosexualität.

Hermans Konflikte kreisten um ein Thema. Die starken Einengungen, die sein Leben beherrschten, zeigen sich in der gedämpften Art seiner Kunstproduktion. Die Stärke von *Leos* Arbeiten war ungebrochen. Sein Hauptthema war der Konflikt an sich, wie er sich in verschiedenen Themen ausdrückte.

Leo (Konflikt als Hauptthema der Kunst)

Er war das fünfte von neun Kindern. Die Familie war matriarchalisch. Obwohl der Vater immer wieder zu Besuch kam, um seine Frau zu schwängern, lebte er selten zu Hause und trug nichts zum Unterhalt der Kinder bei. Bevor *Leo* zur Welt kam, war die Mutter trunksüchtig. Als er acht Jahre alt war, mußte sie sich einer schweren Operation unterziehen; sie stand vor der Wahl zwischen völliger Alkohol-Abstinenz oder einem frühen Tod. Sie hörte auf zu trinken, wurde religiös und tat ihr Bestes, die Familie vor dem Ruin zu retten. Um diese Zeit aber waren *Leo* und seine Geschwister bereits sehr gestört. (Eine der Schädigungen, welche die Kinder erleiden mußten, war, daß sie für einige Monate in ein Obdachlosenheim kamen, als *Leo* zwei Jahre alt war.)

Zur Zeit der Bekehrung der Mutter fand sich die Familie in einem Circulus vitiosus von psychischer Schädigung, die ihr destruktives Verhalten verursachte, was alle Chancen für eine Rehabilitation unmöglich machte. Ob betrunken oder nüchtern, die Mutter konnte keine passende Wohnung für eine vaterlose Familie von neun Kindern finden, von denen einige bereits strafrechtliche Verfahren hinter sich hatten. Die meisten von ihnen waren von Zeit zu Zeit in Heimen oder Besserungsanstalten untergebracht worden. Die elterlichen Pflichten der Mutter waren darauf beschränkt, ihre Kinder in den verschiedenen Anstalten zu besuchen, mit allen möglichen Wohlfahrtsinstitutionen zu verhandeln und finanzielle Unterstützung vom Wohlfahrtsamt zu erkämpfen.

Leo wurde mit zehn Jahren in die Wiltwyck-Schule aufgenommen. Sein Intelligenzquotient war 124. Die psychiatrische Untersuchung ergab, daß sein Phantasieleben außerordentlich reichhaltig, aber nicht psychotisch war, seine Identifizierungen aber schwach. Die Symptome waren, außer der üblichen Verwahrlosung und Lernschwierigkeiten, Bettnässen und Einkoten, das während seiner ganzen Kindheit auftrat, wenn er wütend oder übermäßig erregt war. *Leo* hatte eine leichte Anomalie des Hüftgelenks, die ein geringes Hinken verursachte.

In der Wiltwyck-Schule beschmutzte er sich nie, aber das Bettnässen hielt an. Er machte sich nur selten verwahrloster Handlungen schuldig. Er paßte sich gut an das tägliche Leben an. Trotz seiner leichten körperlichen Behinderung konnte er sich im Kampf gut behaupten und entwickelte sich bald zu einem Führer. Seine Führerschaft war im allgemeinen positiv. Er trat für Gerechtigkeit – so wie er sie verstand – ein und verteidigte die Schwachen gegen die Raufbolde, aber er neigte dazu, aggressiv selbstgerecht zu sein. Er machte in allen Kunstarten Fortschritte. Die Lehrerin, die Nachhilfeunterricht im Lesen gab, war von seinem Interesse beeindruckt und stellte gute Fortschritte bei ihm fest.

Leo unterhielt auch gute Beziehungen zu seiner Familie. Er kehrte von Besuchen zu Hause in zufriedener Stimmung zurück und schenkte Mutter und Geschwistern Produkte aus dem Kunstunterricht.

Trotz dieser anfänglichen Erfolge war das Resultat auf lange Sicht nicht so positiv. Während der vier Jahre, die er in der Wiltwyck-Schule zubrachte, fiel sein IQ von 124 auf 104. Eine psychiatrische Untersuchung des 14jährigen fand ihn in seine Phantasien versponnen, seine Beziehungen schwach und oberflächlich, sein Ich schwach. Er sah sich als ein Opfer eines grausamen und eigenwilligen Schicksals, unfähig, sein eigenes Leben zu beherrschen. Nachdem *Leo* seiner Mutter übergeben worden war, verwahrloste er zwar nicht, blieb aber in der Schule zurück. Er setzte seine Kunstarbeiten nicht fort, mit denen er in der Wiltwyck-Schule so erfolgreich war. Mit 16 Jahren war sein IQ auf 91 gesunken. Er brachte kein neues Unheil, nützte aber seine Fähigkeiten auch nicht aus.

Leos Kunstprodukte zeigen den Aufruhr, der hinter seinem kontrollierten Benehmen tobte. Die Bleistiftskizze des Seekampfes (Abb. 39) entstand, als er zehn Jahre alt war. Es ist eines von vielen Bildern und zeigt sein lebendiges und genaues Vorstellungsvermögen. Die Flüssigkeit der Linien, seine Fähigkeit, agierende Menschen darzustellen und der freie Schwung des Ganzen zeugen von Intelligenz und schöpferischer Kraft. Da ist nichts bizarr oder übergrausam. Die Zeichnung stimmt mit dem Urteil des Psychologen überein, indem es von einer Phantasie zeugt, die eben noch im Bereich des Normalen liegt.

Nur in einem von *Leos* zahlreichen Bildern sehen wir eine nach außen gerichtete Aggression, und in diesem Fall ist der Feind zur unpersönlichen Zielscheibe der Aggression reduziert.

Es ist ein großes Bild, das aus zwei vertikal gegliederten Reihen von Jungenporträts bestand, die sich über einen leeren Raum hinweg anstarren. Die Profile auf der linken Seite sind braun mit schwarzen Haaren und Augen; sie sind unversehrt. Die auf der gegenüberliegenden Seite haben eine rosa Haut und

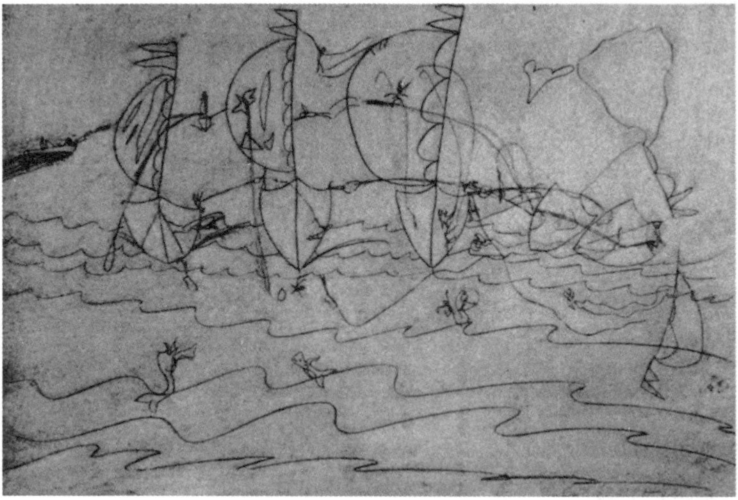

Abb. 39 *Leo*: Seekampf (45 × 60 cm)

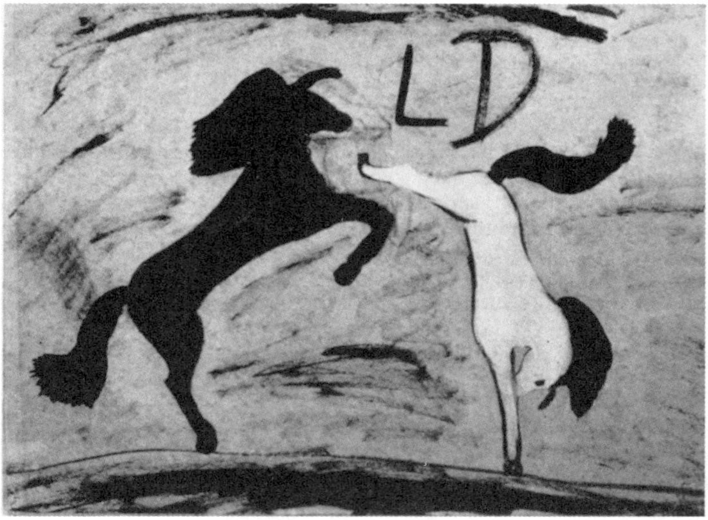

Abb. 40 *Leo*: Braunes Pferd und weißes Pferd (45 × 60 cm)

blonde Haare. Die Augen sind blau angelaufen und die Wangen von Narben durchzogen. Im Zwischenraum hat *Leo* mit Kohle Objekte skizziert, die für ihn positive Werte bedeuten: einige Pferdeköpfe, eine Anzahl Sterne und ein Kreuz. Es gelang ihm nie, diese Symbole zu malen und er gab es schließlich auf, das Bild fertigzumalen.

Wir sehen also, daß *Leo* als Negerkind sich den Ausdruck offener Feindseligkeit erlauben konnte, wenn sie sich gegen die weiße Rasse richtete. (Die Arbeit scheiterte nicht, als er die weißen Gesichter verunstaltete, sondern als er unfähig war, die »guten« Objekte zu malen.) Doch blieb dieses Bild einmalig. Obwohl man in einigen anderen Bildern dieselbe Situation sehen kann, wie z. B. den Konflikt zwischen weißen und braunen Pferden, finden wir diesen Streit nie wieder so klar und so brutal ausgedrückt. In Abb. 40 sehen wir eine Art tanzenden Ausschlagens eines braunen und eines weißen Pferdes, was wir entweder als Kampf oder als Liebesspiel auslegen können. (*Leos* Kommentar dazu blieb offen: die Pferde hatten einander mit den Hufen getreten und würden es wieder tun, aber keines von beiden würde verletzt werden.) Das braune Pferd scheint im Begriff zu sein, das weiße zu treten, das weiße sieht aus, als hätte es gerade das braune getreten. Aber die Bewegung der Pferde scheint so gegenseitig und so im Fluß, daß die Stellung jeden Moment umgekehrt werden könnte; das Ganze hat eher die Eleganz eines Balletts als die Wildheit eines wirklichen Kampfes.

In Farbbild XIII, in dem sich ein goldener Palomino-Schimmel gegen seinen Cowboy-Meister aufrichtet, finden wir kein Zeichen eines Rassenkonfliktes. Es ist eines von *Leos* stärksten und beunruhigendsten Bildern.

Der kleine, in schwarz und braun gekleidete Cowboy, hebt seine Arme, um die Schläge eines riesengroßen goldgelben Pferdes mit orange-farbenem Schwanz und Mähne abzuwehren. Der in wilden Pinselstrichen rot, braun und dunkelblau bemalte Hintergrund betont die Bewegung des Pferdes. Der ganze Himmel scheint mit dem Pferd auf den Reiter zu fallen. Der Boden, auf dem sie stehen, ist braun. Der Raum zwischen den Beinen von Pferd und Reiter ist rot. Diese Farbe erscheint als fremdes Element, weder förmlich noch inhaltlich in irgendeiner Weise begründet. Sie macht das Bild nicht besser; im Gegenteil, die Gruppe würde stärker hervortreten, wenn man zwischen den Beinen beider Figuren den Himmel sehen könnte. Und der große Pferdekörper würde noch eindrucksvoller wirken, wenn er nur von dünnen Beinen getragen würde, statt mit dem massiven Boden zu verschmelzen. Das Rot stimmt mit dem Rest des Bildes nicht überein.

Das Bild erinnert an die Unstimmigkeit in *Hermans* Bild von der Pferdefamilie (Farbbild III), in dem die Pferde nur drei Beine haben. Es führt uns zum Ursprung der Erregung im Bereich der Genitalien und der Ausscheidungsorgane (wir denken daran, daß zu *Leos* Symptomen Einnässen und Einkoten gehört). Die gleiche Behandlung von Pferd und Reiter scheint eine innere Gemeinsamkeit zu symbolisieren. Bedeutet es, daß der Reiter nicht imstande ist, das Pferd zu meistern, weil er selbst von der gleichen Erregung beherrscht wird? (Wie wir wissen, fühlte sich *Leo* einem grausamen und eigenwilligen Schicksal ausgeliefert und unfähig, sein eigenes Geschick zu kontrollieren.)

In der Kunst ist es ebenso nutzlos wie in der Psychologie, einem Symbol eine einzige Bedeutung zuzuschreiben; Überdeterminierung ist die Regel. Es wäre zu einfach zu sagen, das Pferd verkörpere die Impulse, der Reiter die Kontrolle;

oder das Pferd ist das Schicksal, der Reiter *Leo*; oder auf einer anderen Ebene, das Pferd verkörpert die Negerrasse im Aufstand gegen den Unterdrücker.

Es genügt, festzustellen, daß das Bild den Eindruck des Aufruhrs vermittelt; der wilden Naturgewalten, die den Menschen überwältigen, der primitiven sexuellen Erregung, die Mensch und Tier antreibt und, daß das Bild kraftvoll ist. Wir zweifeln nicht daran, daß *Leo* sehr starken Gefühlen Ausdruck gibt.

Im allgemeinen war *Leos* Verhalten beherrscht. Wie schon erwähnt, neigte er weder zu Temperamentsausbrüchen noch zu Gewalttätigkeit. Wenn seine Bilder Anzeichen für die Gewalt seiner Affekte sind, die in ihm aufwallen, wie ist es ihm dann gelungen, verläßliche Kontrollen zu errichten? Wir können uns nur vorstellen, daß seine Phantasie, wie auch sein künstlerisches Schaffen als Sicherungsventile wirkten. Wir können auch annehmen, daß ihm die Rolle als Beschützer der Schwachen, Rächer der Ungerechtigkeit und Verteidiger der Negerrasse half. Durch dieses Verhalten lenkte er seine Aggression in sozial wertvolle Bahnen.

Es gab aber kein Anzeichen dafür, daß Vorgänge am Werk waren, welche die Aggressionen neutralisieren und dadurch den Druck der zerstörerischen Impulse hätten verringern können. Warum war es für ein Kind, das gescheit und schöpferisch veranlagt war, das Recht von Unrecht unterscheiden konnte und das sich selbst beherrschen gelernt hatte, so schwer, die Aggression genügend zu neutralisieren, um seine Fähigkeiten voll auszunutzen? Ein Grund war vielleicht, daß die Kontrollen zu spät und zu plötzlich errichtet wurden. *Leos* Mutter machte erste Anstrengungen, Disziplin durchzusetzen, als sie bekehrt war; zu der Zeit war *Leo* bereits acht Jahre alt. Obwohl er sich mit der Mutter identifizierte und ihre moralischen Werte annahm, begann er sein verwahrlostes Benehmen und das Einschmutzen erst aufzugeben, als er in die Wiltwyck-Schule kam, und da war er schon zehn Jahre alt.

Eine andere Schwierigkeit bestand in der tatsächlichen Situation, die ihm genug Grund zu Groll und Bitterkeit gab. Trotz aller Bemühungen der Mutter blieb die Familie in Armut verstrickt und konnte sich nicht aus dem Leben im Armutsviertel emporkämpfen. So wurden die Aggressionen, die *Leo* in den frühesten Lebensjahren angesammelt hatte, durch immer neue Bindungen verstärkt. All das scheint ihn an seine aggressiven Phantasien fixiert zu haben.

Als *Leo* mit vierzehn Jahren in die Obhut seiner Mutter entlassen wurde und in dieselbe Umgebung zurückkehrte, die so sehr zu seiner ursprünglichen Gestörtheit beigetragen hatte, verfiel er zwar nicht in Verwahrlosung, er machte aber auch keine weiteren Fortschritte. Er verfolgte die Interessen, die er in der Wiltwyck-Schule erworben hatte nicht und erwarb keine neuen. Er scheint seine Gefühle unter starker Kontrolle gehalten zu haben und wurde passiv und verschlossen. Allerdings dürfen wir nicht vergessen, daß wir *Leo* im Zustand der Entwicklung verlassen haben. Das Leben endet nicht mit sechzehn Jahren. Wenn *Leo* in der öffentlichen Schule keine Fortschritte machte, so mag das am System gelegen haben, das ihm wenig Ansporn gab. Das muß nicht bedeuten, daß seine Intelligenz und Talente für immer in Apathie versunken blieben. Es ist durchaus möglich, daß er im Laufe der Zeit den Weg zu einem konstruktiven Leben wiederfindet.

Leos Fall zeigt, warum Kunst auf verwahrloste Kinder so oft anziehend wirkt oder auf solche, die im Begriff sind, ihre Verwahrlosung zu überwinden. Kinder, die unter zu starken, unneutralisierten Aggressionen leiden, sind auf Gebieten, die das Unterdrücken aggressiver Phantasien verlangen, behindert. Kunst kann mehr rohe Triebe absorbieren und ertragen als die meisten anderen komplizierten, zivilisierten Bemühungen. In der Kunst kann ein Kind wie *Leo*, das tief in seinen Konflikten verfangen ist, den Übergang von Phantasie zu Vorstellung finden und die Fähigkeit zu schöpferischer Arbeit entwickeln, die seine Gefühle ausdrückt. Es kann dadurch lernen, was es bedeutet, erfolgreich zu wirken. Das kann die Neigung zur Abkehr von der Umwelt vermindern und ihm sogar helfen, den Bruch mit der Wirklichkeit zu vermeiden. Aber wie hilfreich künstlerischer Ausdruck auch sein mag, im Grunde genommen müssen auch andere Änderungen eintreten, um das Weltbild des Kindes umzugestalten. Wenn das nicht der Fall ist, erschöpft sich die Kunst in ständiger Wiederholung und verliert schließlich ihre Anziehungskraft.

Harry (eingekapselte Aggression)

Auch er war ein Kind, das Phantasie und Kunst zum Schutz gegen innere Gefahren verwandte. Ebenso wie *Leo* war er intelligent und begabt. Aber während *Leos* Improvisation und sein Stil seinen gefühlsmäßigen Überschwang ausdrückten, waren *Harrys* Arbeiten nüchtern geplant und sorgfältig ausgeführt. *Leos* Phantasien hielten sich innerhalb der Grenzen des Normalen; *Harrys* Vorstellungen waren grotesk und grausam. Abb. 41, gemalt, als er elf Jahre alt war, ist ein gutes Beispiel für die Technik und den Geist seiner Arbeiten.

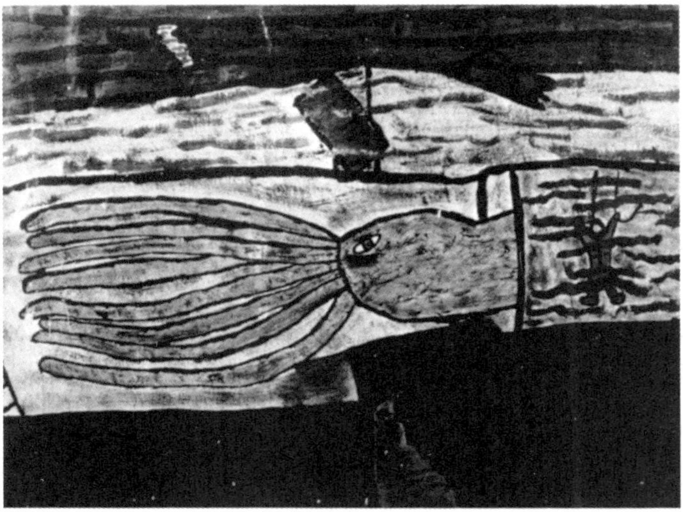

Abb. 41 *Harry*: Riesentintenfisch (45 × 60 cm)

Es stellt einen riesigen Tintenfisch dar, der in den Rumpf eines versunkenen Schiffes eingedrungen ist. Ein Kampf zwischen dem Ungeheuer und dem Taucher, der nach versunkenen Schätzen sucht, steht bevor. Der Untergang des Tauchers ist besiegelt. Das Bild vermittelt ein Gefühl von drohender Gefahr und Ungeheuerlichkeit. Wir sehen, daß der Körper und die Arme des Tintenfischs sorgfältig schwarz umrissen sind, ebenso wie das Schiff und der Körper des Tauchers. *Harry* hat alle seine Objekte immer so gezeichnet und dann mit Farbe ausgefüllt. Das gab seinen Arbeiten einen dekorativen Charakter, an bunte Glasfenster erinnernd.

Das Thema war von einem Film angeregt worden, der von einem Riesentintenfisch und einem versunkenen Schiff handelte. Wir sehen, daß *Harry* die Situation gut erfaßt und klar wiedergegeben hat. Die Mischung aus groteskem Inhalt, der fürchterliche und gewalttätige Dinge in sich trägt, aber vor der offenen Darstellung der Gewalt haltmacht, war typisch für die meisten seiner Arbeiten. Es tritt noch deutlicher in seinem Hauptwerk hervor, einer Reihe von Bildern, die Hinrichtungsinstrumente darstellen. Jedes dieser Bilder zeigt deutlich den Mechanismus der Tötung des Opfers, auch Blutspuren, ein offenes Grab und andere Zeichen kürzlich vorgenommener Hinrichtungen, aber keines zeigt die Tat selbst.

Harrys Darstellungen übernatürlicher Wesen, wie z. B. wandelnder Skelette, Gespenster und Ungeheuer waren nie konventionelle Stereotypien. Seine kühle, methodische Erfindungsgabe auf dem Gebiet des Schreckens war außergewöhnlich. Seine Neigung zum Monströsen zeigte sich auch in Bildern guter Phantasiewesen. Selbst Weihnachtsmänner, Engel und Feen, die er zu festlichen Gelegenheiten anfertigte, nahmen unter seinen Händen einen undefinierbar unheimlichen Charakter an. Das bedeutet aber nicht, daß *Harrys* Wesen beängstigend war. Er war ein charmantes, humorvolles Kind, das viele gute Dinge, die ihm die Schule bot, voll ausnützte. Er war nicht wirklich grausam und seine Kameraden mochten ihn im Großen und Ganzen gerne. In der Werkstatt war sein Benehmen vorbildlich. Er arbeitete emsig und geriet nur selten in Schwierigkeiten. Er war stolz auf seine Arbeiten und gab sie oft als Geschenk weg.

Sonderbar war, daß er selbst mit zwölf und dreizehn Jahren den Inhalt der Arbeiten, die er verschenkte, nie bedachte. Er neigte dazu, seine grausigsten Bilder der Krankenschwester zu geben, ohne zu ahnen, daß diese Darbietungen das Zartgefühl dieser sanften Frau mittleren Alters verletzten. (Die Krankenschwester zeigte sich der Situation gewachsen; die nahm die Geschenke nicht nur mit guter Mine an, sie hängte sie sogar in ihrer Abteilung auf.) Obwohl solche Unbekümmertheit bei kleinen Kindern nicht selten ist, war sie bei einem Knaben von *Harrys* Alter und Intelligenz erstaunlich. Warum fand es *Harry*, der sonst seine Aggressionen durch peinlich höfliches, ja sogar serviles Benehmen verbarg, unnötig, eine falsche Fassade anzunehmen, wenn es sich um Kunst handelte?

Harry kam wegen elterlicher Vernachlässigung in die Wiltwyck-Schule. Als er neun Jahre war, wurde seine Mutter in eine Heilanstalt eingewiesen und seitdem war er ohne Beaufsichtigung. Die Mutter war paranoid-schizophren gewesen, sie hatte nach der Geburt jedes ihrer beiden Kinder einen Nervenzusammenbruch erlitten und litt schon geraume Zeit vor ihrer Einlieferung an Wahnvorstellungen.

Als *Harry* mit zehneinhalb Jahren untersucht wurde, fanden sich schizophrene Symptome, zu denen Angstzustände, Halluzinationen und paranoische

Vorstellungen gehörten. Ein übertrieben höfliches, besänftigendes Benehmen, das hie und da von Temperamentsausbrüchen unterbrochen war, verbarg äußerst stark verdrängte Feindseligkeit. Andererseits war er überdurchschnittlich intelligent und gab Anzeichen einer guten Stärke seines Ichs. Aufgrund dieser positiven Züge wurde er in die Schule aufgenommen, wo er sich auch gut einfügte.

Obwohl die grundlegende Krankheit unverändert anhielt, entwickelte er in den zwei Jahren, die er in der Schule zubrachte, verläßlichere und sozial brauchbare Abwehrmechanismen. Er wurde zwanghaft und entwickelte Ausdauer und gute Lernfähigkeiten. Er war imstande, Angst abzuwehren und seinen Zorn zu beherrschen, indem er sich auf seine zwanghaften Vorstellungen und Phantasien konzentrierte und diese Abwehrmechanismen in der Kunst anwandte.

Seine Phantasien kreisten zwar gerade um die Vorstellungen, die ihn bedrohten, aber ihre Macht war durch die Beherrschung gemindert, wenn er sie in ausführliche Geschichten verspann. Diese Kontrolle wurde noch stärker, wenn er seine Phantasien in Bilder umformte. Das heißt, daß die Kunst *Harry* nicht zur Verständigung oder zum Selbstausdruck im üblichen Sinn diente; sie war eher ein Mittel, die Ideen und Impulse, die in sein Leben einzudringen drohten, zu verkapseln. Bei Kindern, die zwischen Wirklichkeit und Phantasie genügend

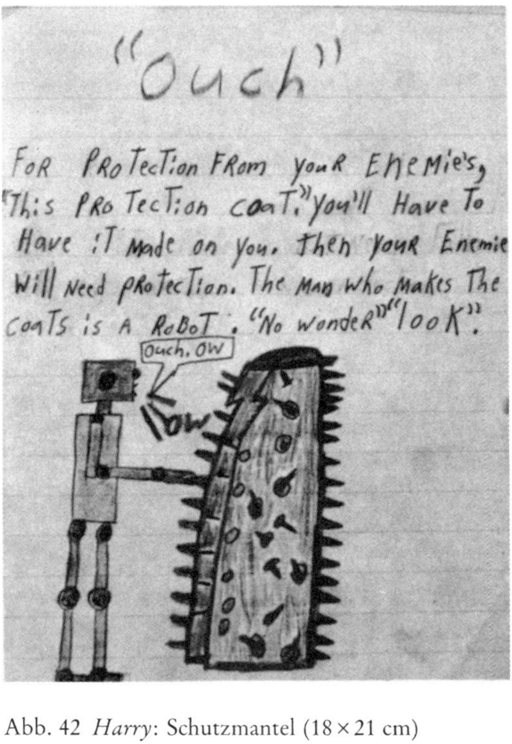

Abb. 42 *Harry*: Schutzmantel (18 × 21 cm)

unterscheiden können, ist die Kunst oft ein Mittel, dem Phantasieleben mehr Substanz zu geben. Für *Harry* dagegen, der von Vorstellungen bedrängt war, die zur Wirklichkeit zu werden drohten, bedeutete es eine Beruhigung, ihren Phantasie-Charakter zu beweisen, indem er sie zum Inhalt von Bildern machte.

Obwohl seine Arbeiten Vorstellungen enthielten, die ans Psychotische grenzten, zwang er ihnen eine innere Einheit und künstlerische Logik auf, die es verhinderten, daß seine Arbeiten die Bruchstückhaftigkeit annahmen, die für akute Produkte schizophrener Kunst typisch ist. Die strengen Grenzen, welche die Gegenstände voneinander trennten, hielten auch jeden Gegenstand als Einheit zusammen. Die schwarze Linie stellte eine Harmonie her, die verschiedene Elemente miteinander verband.

Die kalte Grausamkeit seiner Vorstellungen und das Fehlen jeder Schuldgefühle darüber waren Anzeichen seiner schweren Krankheit. Innerhalb der Grenzen dieser Krankheit bedeutete das Malen eine verhältnismäßig gesunde Tätigkeit. *Harrys* Erwartung, seine grausigen Bilder würden bei den Erwachsenen Gefallen finden, waren daher berechtigt. Er tat wirklich sein Bestes, seine seelische Gestörtheit unter Kontrolle zu halten.

Gegen Ende seines Aufenthalts in der Wiltwyck-Schule, zwischen dreizehn und vierzehn Jahren, entwickelte er neue Abwehrmechanismen in der Kunst. Er verlor das Interesse am Malen, statt dessen schrieb er Geschichten und zeichnete Karikaturen, aus denen er kleine Bücher machte. In diesen Geschichten

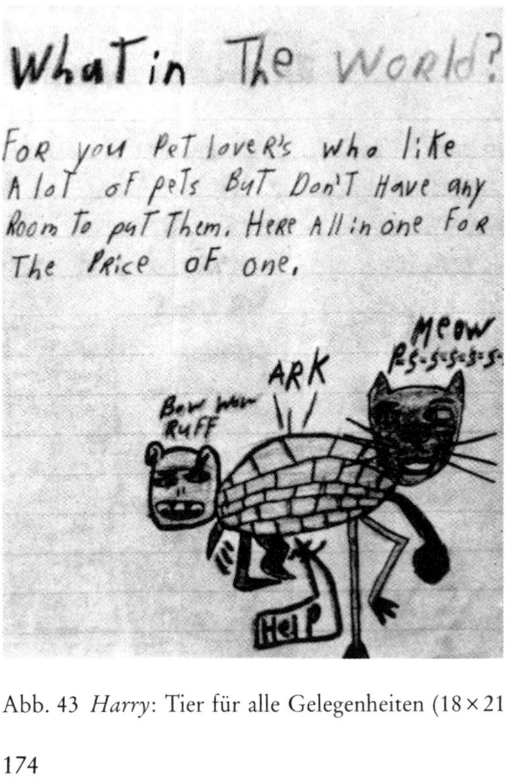
What in The world?
For you Pet lover's who like A lot of pets But Don't Have any Room to put Them. Here All in one For The Price of one.
MEOW
ARK
Bow wow RUFF
HelP

Abb. 43 *Harry*: Tier für alle Gelegenheiten (18 × 21 cm)

verharmloste er seine Ängste, indem er sie lächerlich machte. Abb. 42, die Karikatur eines »Schutzmantels«, der nur von einem Roboter hergestellt werden kann, drückt auf seltsam humorvolle Weise *Harrys* Angst vor Angriff und sein Verlangen nach völliger Unverwundbarkeit aus. Abb. 43, ein »Tier für alle Gelegenheiten«, vereint in seinem Körper nicht nur die zwei Erzfeinde, Katze und Hund, sondern auch den Panzer einer Schildkröte und einen Teil eines Vogels. Die Karikatur drückt *Harrys* schizophrene Spaltung aus und wandelt sie in ein grotesk komisches Gebilde um. Das Skizzenbuch, aus dem diese Abbildungen stammen, ist voll ähnlicher Erfindungen.

Harrys Störungen sind unverändert geblieben, aber seine Art, sie zu beherrschen, wurde reifer, weniger grausam und, wie wir annehmen möchten, wirkungsvoller. Seine früheren Bilder übten auf völlig amoralische Weise eine heilende Wirkung aus. Seine gut organisierten, schön ausgeführten Bilder entwaffneten die psychotischen Vorstellungen, indem sie sie einkapselten. In den Karikaturen ging er einen Schritt weiter. Er bekämpfte seine Angst, indem er lächerliche Gleichnisse für äußerst beängstigende Geisteszustände fand; seine sadistischen Phantasien führte er ad absurdum, indem er unwahrscheinliche und komische Gebilde erfand, um sie auszuführen. So versuchte er die Macht seiner psychotischen Vorstellungen durch grotesken Humor zu brechen.

Der Sublimierungsprozeß war nicht mehr darauf beschränkt, sein Talent darauf zu verwenden, den Vorstellungen Form zu geben; der Inhalt seiner Phantasien war auch gemildert.

Wir wissen wenig über *Harrys* künstlerische Entwicklung, nachdem er die Wiltwyck-Schule verließ. Er scheint sich weiter fürs Schreiben interessiert zu haben, aber wir wissen nicht, ob er weiter gemalt und Karikaturen gezeichnet hat. Die Art, wie er im Leben mit seinen psychotischen Vorstellungen fertigzuwerden versuchte, war aber sehr ähnlich den Lösungen, die er in der Kunst gefunden hatte.

Obwohl seine Krankheit anhielt, behielt er seinen schwierigsten Halt in der Wirklichkeit. Mit Hilfe seines Fürsorgers genügten die Abwehrmechanismen zur Absolvierung der Mittelschule und der Berufsausbildung, schließlich trat er in die Luftwaffe ein. So gelang es ihm, für seine seelische Gestörtheit eine Nische zu finden, wo Gehorsam, zwanghafte Genauigkeit und Beschäftigung mit Zerstörung und Verteidigung nicht nur annehmbar, sondern geradezu erwünscht waren und wo ihm äußere Regeln und Verordnungen halfen, seine krankhaften Veranlagungen in sicheren Grenzen zu halten.

Carl (Gut und Böse)

Obwohl *Leos* und *Harrys* Kunstbeschäftigung auf ihre Konflikte konzentriert war, dachte keiner der beiden Jungen in moralischen Begriffen. *Harrys* Kunst war völlig amoralisch. *Leo* hatte den Konflikt dermaßen introjiziert, daß die beiden einander gegenüberstehenden Mächte voll dargestellt sind. In dem Bild vom Pferd, das sich gegen seinen Meister erhebt (Farbbild XIII), fühlen wir die Hilflosigkeit des Ichs, das von impulsiven Gewalten übermannt wird, aber selbst hier scheint *Leo* keine persönliche Verantwortung für den dargestellten Konflikt zu empfinden.

Carls Arbeit gab Zeugnis von einem moralischen Konflikt. Die Mächte von Gut und Böse sind oft in seinen Bildern verkörpert. Als er zwölf und dreizehn Jahre alt war, stammten ihre Vertreter meist aus Abenteuergeschichten. Da gab es Cowboys und Indianer, maskierte Mörder und ihre Opfer sowie ähnliche Figuren. Als sich *Carl* der Pubertät näherte, drückte er den Kampf öfter in religiösen Begriffen aus. Farbbild XIV, in welchem der Engel Gottes Luzifer in die Hölle hinabstürzt, ist ein gutes Beispiel für den tragischen Geist, der in diesen Bildern vorherrscht. *Carl* malte dieses Bild mit vierzehn Jahren, kurz vor seiner Entlassung aus der Wiltwyck-Schule.

Er wählte einen großen Bogen schwarzen Papiers, auf das er die Figuren in weiß malte; das flammende Schwert des Engels ist der einzige Farbfleck. Obwohl die zwei Figuren gleichmäßig über das Papier verteilt sind, gibt das Bild ein starkes Gefühl der Bewegung. Die Figur des Engels füllt die ganze Seite aus und macht den Eindruck einer völligen Beherrschung und Sicherheit. Im Gegensatz dazu ist die kleinere Figur des Luzifer von leerem schwarzem Raum umgeben, seinen bevorstehenden Sturz symbolisierend. Das Auge des Beschauers wird zuerst vom flammenden Schwert angezogen und wandert dann zur Figur des Luzifer, wie er mit ausgebreiteten Armen die Balance hält, ehe er in den Abgrund verschwindet. Die Geste erscheint gleichzeitig als Versuch den Schlag abzuwehren und das Gleichgewicht wiederzugewinnen. Es ist ein Augenblick der Spannung, die uns ein intensives Erlebnis von Luzifers Untergang aufzwingt. Wir können die Übermacht des Engels nicht bezweifeln, aber wir empfinden Mitleid mit der Tragödie des Rebellen. Auf diese Weise zeigt das Bild den inneren Zwiespalt seines Schöpfers.

Carl war für Musik und Kunst begabt und betätigte sich gern auf beiden Gebieten. Sein Ehrgeiz ein würdiges Leben fern von Gewalttätigkeit und Verwahrlosung zu führen und sich kulturellen Tätigkeiten hinzugeben, war echt. Doch er fühlte sich von innen und außen her bedroht. Er neigte zu seltenen, aber gefährlich gewalttätigen Ausbrüchen und hatte das Gefühl, zum Untergang verdammt zu sein, weil er ein Neger war und aus einer verwahrlosten Umgebung kam. Anders als *Larry*, nahm *Carl* nie die falsche Fassade einer weißen Mittelstandsmoral an. Statt dessen suchte er ernsthaft nach Idealen innerhalb seiner eigenen Rasse und Zivilisation. Anders als *Leo* projizierte er seine Schwierigkeiten nicht nach außen und machte nicht die Gesellschaft für alles verantwortlich, was mit ihm schiefgegangen war. Obwohl es ihm nicht immer gelang, der Stimme seines Gewissens zu gehorchen, war sein Über-Ich weder so grausam noch so unverläßlich wie *Larrys*. Trotzdem mußte *Carl* seine Kontrolle und seine Reife schwer bezahlen.

Obwohl wir im Bild des Luzifer nicht das Abbild *Carls* ganzer Persönlichkeit sehen dürfen, waren die Tragödie, die es darstellt, und der depressive Geisteszustand, der sich aus der Dunkelheit herleiten läßt, entscheidende Elemente in seinem Charakter. Sein strenges Über-Ich zwang das Ich auf aggressive Weise zur Kontrolle. Da *Carl* impulsiv und aggressiv geblieben war, erschöpfte sich das Ich in der Anstrengung, die Aggression in Bann zu halten; dieser Kampf minderte seine Vitalität. So blieb der Ton seiner Kunstproduktion gedämpft, seine Lebensfreude geschwächt.

Ich sah einen Schimmer der potentiellen Kraft von *Carls* unterdrückter Vitalität, als sich seine Depression – aus Gründen, die mir nicht bekannt sind – einmal lichtete und er ein Bild malte, das gesunde, stolze Freude ausdrückte. Er malte das Rennboot (Farbbild XV), mit dreizehn Jahren. Das rote Boot kommt direkt auf uns zu. Dahinter geht die Sonne auf, halb verdeckt von Wolken, durch die ihre Strahlen hervorbrechen. Das Bild ist anders als alles, was *Carl* bis dahin gemacht hatte und anders als alles, was er später malte, solange ich ihn kannte.

Selbst wenn die Kontrollen langsam errichtet werden und wenn Ersatz-Befriedigungen zur Verfügung stehen, scheint der Preis des Zivilisierungsprozesses eine latente Depression zu sein. Wir können nicht wissen, ob sich die Hoffnung auf geistige Befreiung, die im Bild des Rennboots enthalten ist, je erfüllen wird oder ob *Carl* dafür, daß er ein verantwortliches Mitglied der Gesellschaft geworden ist, immer unter gedrückter Vitalität zu leiden haben wird.

e) Ambivalenz

Ich habe in diesem Kapitel Arbeiten beschrieben, welche die verschiedenen Formen zeigen, welche Aggression in der Kindheit annehmen kann. Die Kräfte, die während der Herstellung dieser Arbeiten am Werk waren, waren nicht rein aggressiv. Sonst hätte es nur zerrissenes Papier, verschüttete Farbe – und eingeschlagene Köpfe gegeben. Selbstverständlich trifft man oft auf solch ungemilderte Zerstörungswut. Aber die Behandlung dieser Art von Benehmen gehört in den Bereich der Disziplin und ist eigentlich nicht das Problem der Kunsttherapie. Hier muß der Therapeut nur soweit damit fertig werden, daß er das Minimum an Ruhe und Ordnung zur Aufrechterhaltung künstlerischer Arbeit erreicht, ohne die Ausdrucksmöglichkeit durch allzu strenge Disziplin zu unterdrücken. In all jenen Fällen, in denen die Arbeit erfolgreich beendet wurde, dürfen wir annehmen, daß, selbst wenn der Inhalt des Werks auch noch so aggressiv sein mag, neutralisierende Energie dem Künstler zur Verfügung stand, welche die schöpferische Arbeit ermöglichte. Außerdem finden wir oft, daß die tatsächliche Bedeutung solcher Kunst nicht so feindselig ist, wie es auf den ersten Blick scheint; sie drückt vielmehr eine Mischung von positiven und negativen Gefühlen aus.

1. Ambivalenz und Identifizierung mit dem Angreifer

Der Inhalt war in jenen Werken am deutlichsten feindselig, welche die Identifizierung des Kindes mit dem Angreifer zeigen. Wir haben aber gesehen, daß selbst diese Identifizierung aus gemischten Gefühlen entstanden ist: aus Wut, Angst und Bewunderung, nicht nur aus Feindseligkeit. Da jedes Kind dazu neigt, jeden Erwachsenen, der sein Vergnügen oder seine Wünsche stört, als Angreifer anzusehen, sind diese Angreifer meist die Eltern oder Eltern-Stellvertreter, die das Kind auch liebt und bewundert. Das Objekt der Identifizierung ist daher von Anfang an mit gemischten Gefühlen geladen. Wenn die Identifizierung gelingt, bildet die introjizierte Vorstellung des Angreifers einen wertvollen Bestandteil im Arsenal der Abwehrmechanismen des Kindes und ist mit narzißtischer Liebe besetzt. Wenn die vom Kind introjizierte Autoritätsfigur im Grunde freundlich ist, dann hat auch die Identifizierung mit ihm eine positive Wirkung. Das erleichtert es dem Kind, sich mit den Menschen zu vertragen, die in seinem Leben autoritäre Rollen spielen und bahnt den Weg zur Bildung eines wohlwollenden Über-Ichs und brauchbare Ich-Ideale. In einer derartigen Situation ist zwar immer noch eine gewisse Ambivalenz vorhanden, aber sie übersteigt die Kraft des Kindes nicht und vermindert sich im Laufe des Reifwerdens.

Es kann aber auch zu einer Identifizierung kommen, wenn der Angreifer in Wirklichkeit gar nicht wohlwollend ist, sondern die Feindseligkeit des Kindes tatsächlich verdient. Da die Identifizierung an sich die Angst wirkungsvoll bindet, wird die Notwendigkeit der Identifizierung gerade durch die Furcht, die solch ein Mensch dem Kinde einflößt, gesteigert. Diesen gefährlichen Mechanismus, mit deren Hilfe eine bösartige äußere Macht introjiziert und narzißtisch besetzt wird, finden wir hauptsächlich bei Kindern am Werk, die sadistisch Erwachsenen ausgeliefert sind, aber auch bei solchen, die aus irgendwelchen Gründen die strafenden Aspekte ihrer Umgebung stärker empfinden als die wohlwollenden, beschützenden.

Die Geschichte von der »Brillenschlange« (s. S. 128) ist ein gutes Beispiel: Die kleinen Jungen, die den bösen Gruppenleiter fürchteten, aber auch bewunderten, schützten sich vor ihrer Angst, indem sie sich mit ihm identifizierten; dadurch wurden sie noch hilfloser seiner gefährlichen Anziehungskraft ausgeliefert.

Ich bin diesem Phänomen in den Dreißigerjahren begegnet, als ich mit deutschen Flüchtlingskindern arbeitete. Ihre Darstellungen von Hitler ließen keinen Zweifel darüber aufkommen, daß sie in ihm die Verkörperung des Bösen sahen – aber auch das Sinnbild von Macht und Erfolg, das sie im Geheimen bewunderten und mit dem sie sich identifizierten.

Solche Identifizierungen bringen natürlich große Gefahren mit sich. Ein Kind, das eine grausam feindselige Macht introjiziert und mit narzißtischer Liebe besetzt, während es gleichzeitig unter den sadistischen Angriffen dieser Macht leidet, ist innerlich gespalten. Die starke Ambivalenz, die so eine Situation erzeugt, hat einen verzerrenden Einfluß auf die Entwicklung des Ichs und Überichs, und zwar nicht nur während der Zeit der primitiven Identifizierung, sondern darüber hinaus. Wir sind in diesem Kapitel einer Anzahl solcher Verzerrungen begegnet.

Willie (s. S. 163) blieb dauernd auf die Identifizierung mit dem Angreifer festgelegt und entwickelte eine paranoische Vorstellung von der Welt. Michaels außergewöhnliche innere Aggression machten es ihm unmöglich, die wohlwollenden Aspekte seiner Umgebung zu empfinden, und auch er blieb im Großen und Ganzen auf die Identifizierung mit dem Angreifer fixiert. Insofern er innere Kontrollen entwickeln konnte, waren sie mörderisch selbstzerstörend.

Larrys Identifizierung (s. S. 142) mit einer unbarmherzigen Machtfigur zwang ihm ein sado-masochistisches Wesen auf. Seine späteren Identifizierungen mit wohlwollenden Persönlichkeiten waren nicht stark genug, die schicksalhafte Bindung zu lösen.

Frank (s. S. 133), dessen Identifizierungen ebenfalls mit außerordentlich starker Ambivalenz geladen waren, konnte eine ausreichende Balance zwischen Liebe und Haß finden, als sich die Beziehung zu seinen Eltern änderte; hauptsächlich weil sich das Verhalten der Mutter ihm gegenüber zum Besseren gewandt hatte.

Kinder, deren Arbeiten die Identifizierung mit dem Angreifer ausdrückten, produzierten oft sehr starke Kunstwerke, denen es aber an Tiefe und Vielfalt fehlte. Ihr Hauptthema blieb die immer wiederholte Drohung und die Darstellung der Kampfbereitschaft. Positive Gefühle waren hauptsächlich in der liebevollen Ausführung der Arbeiten ausgedrückt, in der sich die narzißtische Besetzung des Angreifers zeigte.

Bei Kindern, die nicht auf diesen ursprünglichen primitiven Mechanismus fixiert blieben, konnten wir den fortdauernden Einfluß übertriebener Ambivalenz beobachten: *Larry* versuchte in seinen späteren Arbeiten nur das darzustellen, was er für moralisch annehmbar hielt. Aber seine unterdrückte Aggression reduzierte seine Bemühungen auf eine wenig überzeugende Darstellung guter Absichten. Wir haben Beispiele des gleichen Mechanismus bei *Helen* (s. S. 121) und *Ann* (s. S. 125) gefunden. Die Bemühungen dieser beiden Mädchen hatten keine Überzeugungskraft, weil die unterdrückte Feindseligkeit die künstlerische Arbeit beeinträchtigte.

Wenn sowohl die libidinösen wie auch die aggressiven Züge der Persönlichkeit zum Ausdruck kommen, dann erreicht die Kunst größere Tiefe. Wir haben zwei Bilder gesehen, welche die ambivalenten Gefühle in all ihrer Kompliziertheit enthielten: *Walters* junger Halbstarker (s. S. 162, Abb. 36B) und *Carls* Luzifer (Farbbild XIV). Beide Bilder zeigen die gemischten Gefühle, welche die Kinder sich selbst gegenüber haben.

In *Walters* Bild sehen wir die Vorahnung eines Schicksals, das verlockend aber auch unentrinnbar scheint. Das Gefühl von Untergang in *Carls* Bild bezieht sich auf eine innere Veränderung, derzufolge nicht nur das Böse in ihm, sondern auch ein großer Teil seiner Vitalität und der gesunden Auflehnung zu Grunde gehen könnten.

Sowohl *Carl* als *Walter* waren über die einfache Identifizierung mit dem Angreifer hinausgewachsen. Sie hatten ihre Ich-Ideale, zumindest rudimentär, entwickelt. *Walters* Werke blieben an seine frühe Verwahrlosung gebunden, während *Carl* eine Mittelstandsmoral angenommen hatte. Es gab Beweise dafür, daß beide Kinder im Lauf ihres Lebens Autoritätsfiguren introjiziert hatten, die zwar nicht gänzlich böse, aber doch eher strafend als wohlwollend waren, und daß sie ihnen gegenüber zwiespältige Gefühle hatten. Wir wissen, daß *Carl* mit vierzehn Jahren stark masochistisch belastet war und zu Depressionen neigte; während *Walter* ein paranoisch gefärbtes Weltbild entwickelte.

Die Arbeiten der Kinder, die ich bis jetzt beschrieben habe, drückten Ambivalenz sich selbst gegenüber und gegenüber den introjizierten Objekten aus, die ein Teil ihrer selbst waren. Obwohl anzunehmen ist, daß ihre Beziehungen zu anderen Menschen auch ambivalent waren, sagt ihre Kunst darüber nichts aus.

Gordon (ambivalente Beziehungen): Wir haben schon von einem Kind gesprochen, in dessen Arbeit Ambivalenz nicht nur gegen sich selbst, sondern auch gegen den wichtigsten Menschen in seinem Leben ausgedrückt war. In *Gordons* Bild von Moby Dick (Farbbild VI) sahen wir deutlich die ambivalenten Gefühle des Künstlers gegenüber der Mutter; das Bild war entstanden, als er und ein anderer Knabe sich gegenseitig Beleidigungen über das Liebesleben ihrer Mütter zuwarfen. Wir erkannten in dem Bild ein Symbol, zusammengesetzt aus *Gordons* eigener Sexualität und den sexuellen Aspekten der Mutter, die zugleich als gefährlich und anziehend empfunden wurden.

In »Kunsttherapie in einer Kindergemeinschaft« habe ich *Gordons* ambivalente Beziehung zu seiner Mutter in all ihrer tragischen Kompliziertheit geschildert. Die Mutter liebte den Sohn, aber sie war verschlossen und kalt, intelligent aber seelisch gestört, attraktiv aber unnahbar; sie beherrschte so das Leben des Knaben. Die Mischung aus Anziehung und Abstoßung, Sehnsucht und Angst, Liebe und Haß, die er für die Mutter fühlte, füllten ihn so vollständig aus, daß er für andere Beziehungen kaum Platz hatte.

Sein finsterer Gemütszustand machte *Gordon* zum unbestrittenen Meister im Ausdruck des Bösen in der Wiltwyck-Schule, wofür der höhnische Ausdruck auf dem Bild Moby Dick ein gutes Beispiel ist. Seine Fähigkeit, solche Gesichtsausdrücke zu produzieren, war so viel größer als meine, daß ich ihn rufen ließ, wann immer ein Kind Hilfe brauchte, um einen besonders bösen Gesichtsausdruck zu Papier zu bringen. Ich muß aber sagen, daß, auch wenn *Gordons* düstere Gefühle ihren Ursprung in der Beziehung zur Mutter hatten, er sich als Repräsentanten des absolut Bösen immer Figuren aussuchte, die im allgemei-

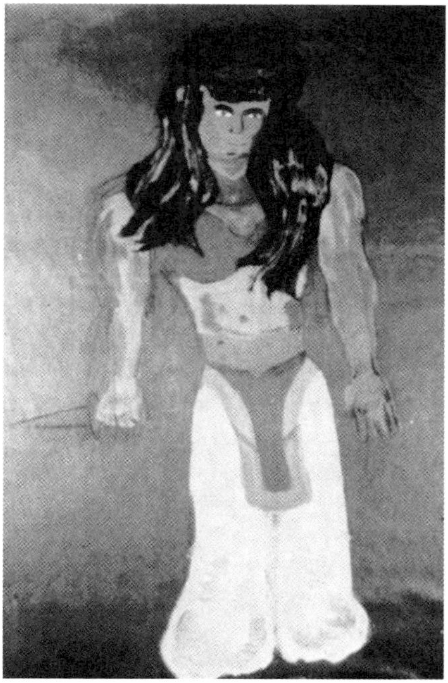

Abb. 44 *Gordon*: Ägyptische Prinzessin (60 × 90 cm)

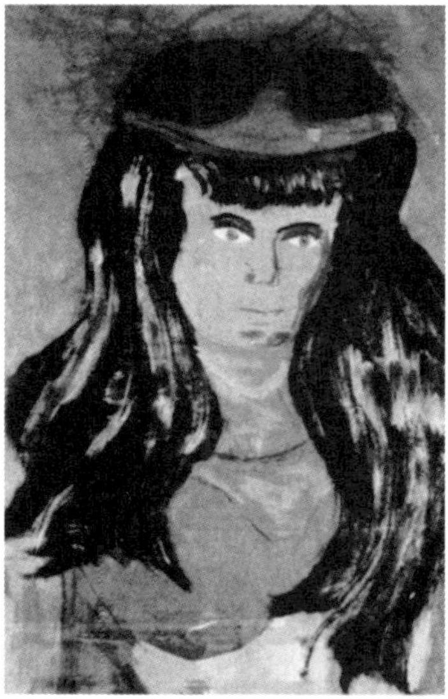

Abb. 45 *Gordon*: Ägyptische Prinzessin (Ausschnitt)

nen reißende Aggressionen symbolisierten, wie Walfische, Löwen, Wölfe oder Bären. Obwohl seine Frauenfiguren gefährlich aussahen, waren sie dagegen nie ausschließlich bösartig.

Typisch für die Mischung aus anziehenden und gefährlichen Zügen, die *Gordon* seinen Frauengestalten gab, war eine ägyptische Prinzessin (Abb. 44), die er mit zwölf Jahren malte. Die Prinzessin hält ein Messer in der Hand (*Gordon* erklärte dazu, sie wollte ihren Liebhaber umbringen). Ihre kräftigen Schultern und Arme wirken entschieden männlich und das rote Lendentuch sieht aus wie ein Penis.

Die Teilansicht (Abb. 45) zeigt ein überraschend menschliches Gesicht, ganz verschieden von allem, was *Gordon* in konventionellen, stereotypen Darstellungen vampirhafter Frauengestalten hätte finden können. Das Gesicht ist seine eigene Schöpfung. Die Phantasie, die in den Bildern zum Ausdruck kommt, ist sichtlich in eine wahre Beziehung verwoben. Das ist ungewöhnlich. Knaben, die dazu neigen gefährliche, aber verführerische Frauen zu malen, sind selten imstande, sie anziehend zu machen, wie sehr sie sich auch bemühen mögen. (Wir kennen den undefinierbar monströsen Ausdruck vieler angeblich verführerischer Frauen, die von Jugendlichen in der Pubertät oder Vorpubertät gemalt werden, deren Seelenleben eine starke, unterdrückte Feindseligkeit gegen die Mutter verbirgt.)

Gordon liebte seine Mutter wirklich. Die Stärke dieser Liebe ermöglichte es ihm, seine Ambivalenz auszudrücken statt sie zu verraten. Das ehrliche, warme Gefühl, das dieser Beziehung trotz aller Enttäuschung und Bitterkeit zugrunde liegt, kommt selbst in jenen Bildern zum Ausdruck, in denen *Gordon* (wie z. B. im Moby Dick, Farbbild VI) seine düsteren Empfindungen über die Person und die Sexualität der Mutter ausdrückt. Keines dieser Bilder war konventionell und keines war ganz ohne Poesie.

Ich erinnere mich nur an eine Arbeit, in der *Gordon* eine absolute Feindseligkeit gegen Frauen ausdrückte. Während einer ganzen Klassenstunde war es ihm unmöglich gewesen, sich auf die Arbeit zu konzentrieren. Er fing etliche Bilder an, zerriß sie aber gleich wieder. Schließlich malte er in rasender, schäumender Wut (Abb. 46). Mit mörderischem Ausdruck übergab er mir das Bild und erklärte: »Das ist ein Zyklop.« Er wußte genauso gut wie ich, daß er zwar angefangen hatte, ein Bild vom Zyklop zu zeichnen, es aber in eine gigantisch große Vulva verwandelt hatte.

Von einem Wiltwyck-Knaben war eine solche Handlung an sich weder ungewöhnlich noch besonders lehrreich, denn Hinweise auf Sexualorgane wurden so allgemein als Beleidigungen verwendet, daß sie ihre Bedeutung verloren. Aber solche Darbietungen sind meist

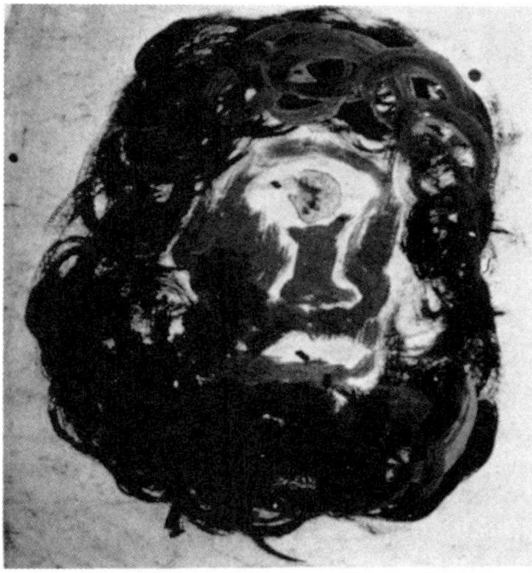

Abb. 46 *Gordon*: Zyklop (45 × 45 cm)

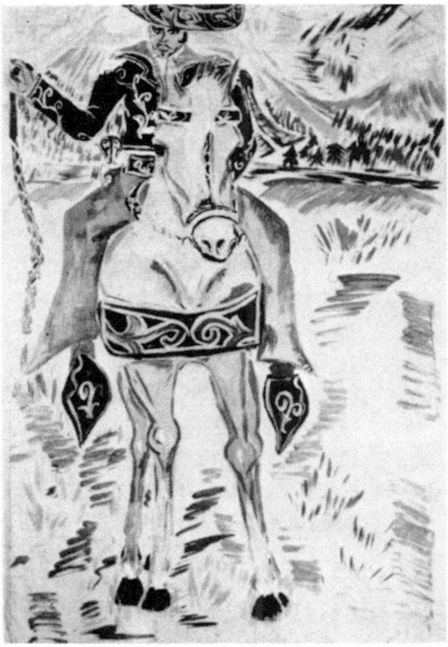

Abb. 47 *Gordon*: Mexikanische Reiter (60 × 90 cm)

konventionell und stilisiert. *Gordons* Bild war viel realistischer. Man sieht, daß er sich diesen weiblichen Körperteil sehr genau vorgestellt hat, während er ihn malte. Wenn wir uns an die Geschichte erinnern, in der Odysseus den Zyklopen Polyphem blendet, dann dürfen wir annehmen, daß das Bild auch eine bösartig zerstörende Vergewaltigung einbezieht. Solche Gefühle gehörten sichtlich zu seiner Idee von Weiblichkeit. Für gewöhnlich blieben sie aber im Hintergrund. Die Liebe zu seiner Mutter wirkte der Feindseligkeit entgegen. Die meisten seiner Bilder vermitteln daher eher ein Gefühl von Spannung (Moby Dick, Prinzessin) als reine Schauerlichkeit.

Dieses Gleichgewicht konnte aber nicht von Dauer sein. Innere Zwiespältigkeit, die in der Kindheit und der Vorpubertät erträglich sind, werden unter dem zusätzlichen Druck der Pubertät unhaltbar. Wenn die feindselige Komponente in *Gordons* Beziehung zur Mutter nicht verringert werden konnte, dann war es anzunehmen, daß sie überhand nehmen würde, wenn er älter wurde. Da die sexuellen Aspekte der Beziehung grausam aggressiv waren, bestand die Gefahr, daß sich *Gordons* Männlichkeit in derselben Richtung entwickeln würde. Im mexikanischen Reiter (Abb. 47), dem letzten Bild, das *Gordon* in der Schule mit 14 Jahren malte, sehen wir die Männlichkeit identifiziert mit überschäumender narzißtischer Grausamkeit. Es ist ein fürchterliches Bild, sowohl vom künstlerischen Standpunkt, wie auch als Anzeichen für die Richtung, die *Gordons* psychisch-sexuelle Entwicklung zu nehmen beginnt. Die Komposition ist schwach, der Stil uneinheitlich und prunkvoll überladen. Der Gesichtsausdruck des Mannes ist grausam. Die Peitsche in seiner Hand, Symbol der männlichen Stärke, baumelt schwach am äußersten Rande des Bildes.

Als *Gordon* Abb. 47 malte, war er in einer Periode unfruchtbaren Wartens. Mit 14 Jahren war er der Wiltwyck-Schule entwachsen, die nur für Kinder von acht bis zwölf Jahren eingerichtet war. Aber es gab keinen anderen Platz für ihn, weder zu Hause noch in einem Heim. In diesem Zustand der Bitterkeit und Langeweile war *Gordon* nicht imstande, an sich oder seiner Kunst zu arbeiten. So gewannen die ärgsten Züge seiner zwiespältigen Persönlichkeit die Oberhand, während die positiven Elemente, zumindest vorübergehend, unwirksam wurden.

2. Ambivalenz und Form

Gordons letztes Bild idealisiert nicht nur eine unsympathische Person (was sein künstlerisches Recht wäre), es ist, wie schon erwähnt, auch ein schlechtes Bild. Besonders irritierend wirken die übertriebenen, pedantisch ausgeführten Verzierungen, welche die Einheit des Bildes zerstören, die schlechte Komposition und die Schwäche der Hauptperson betonen. Es scheint, daß die Feindseligkeit in den schöpferischen Vorgang eingedrungen ist und seine Aggression unter dem Vorwand liebevoller Hingabe an Einzelheiten die Qualität des Bildes zerstört.

Solches Eindringen unsublimierter Aggression kann viele Formen annehmen. Ein Bild kann durch übergroße Sorgfalt umgebracht werden. Zögern und Zweifel können die Unmittelbarkeit künstlerischen Erlebens töten. Aggression kann sich auch in fehlendem Gefühl für das Material ausdrücken, so daß der Künstler gezwungen scheint, es grausam über seine Grenzen hinaus zu forcieren, während er die wirklichen Möglichkeiten des Materials nicht erkennen kann. Diese und ähnliche Erscheinungen haben eines gemeinsam: eine Mischung aus Libido und Aggression, die dem Künstler die Urteilsfähigkeit nimmt, so daß er nicht erkennen kann, ob er die Arbeit verbessert oder ruiniert.

Zum Glück sieht sich der Therapeut, der mit Kindern arbeitet, diesem speziellen Phänomen nicht oft gegenüber. Er trifft aber oft das Schwanken zwischen Schöpfung und Zerstörung in verschiedenen Arbeiten. Es ist selten, daß sich beides in ein und derselben Arbeit ausdrückt. Das kommt meistens erst in der Pubertät vor – und *Gordon* war 14 Jahre alt, als er Abb. 47 malte.

3. Ambivalente Einstellung zum Werk

Es gibt aber eine andere Art Ambivalenz, der Kinder ebenso leicht zum Opfer fallen wie Erwachsene. In gewissem Sinn ist es das Gegenstück zur ambivalenten Liebe, das den Künstler blind macht, so daß er die Zerstörung, die er anrichtet, während er sein Werk zu verbessern versucht, nicht erkennt. Ich meine Blindheit den Vorzügen des eigenen Werks gegenüber und die Neigung, es zu bemängeln oder zu zerstören. Das kommt bei Kindern und bei Erwachsenen vor, bei Künstlern und Amateuren. Und, was am erstaunlichsten ist, diese negativen Gefühle können auch dann aufkommen, wenn der Künstler Freude an der Arbeit hat, nicht nur, wenn er sich in Schwierigkeiten befindet. Ein Kind kann ganz auf seine Arbeit konzentriert sein, zufrieden scheinen und genau wissen, was es zu tun hat. Sein Gesicht zeigt die Freude am Werk, das schon fast fertig ist. Plötzlich, ohne Warnung, wirft es das Blatt weg oder fällt wütend darüber her. In weniger extremen Fällen geht alles gut, bis das Bild fertig ist. Aber wenn das Kind es sich später anschaut, erklärt es, daß es nicht gut ist. Die Freude ist weg, und das Kind zerreißt das Bild oder läßt es liegen.

Was ist geschehen? Der Sublimierungsvorgang war sichtlich nicht gestört, denn das Werk an sich ist gut. Das Problem liegt anderswo: auf dem Gebiet der Selbstachtung. Manchmal liegt die Schwierigkeit in widersprüchlichen Werturteilen der Umwelt. Das Kind hat, seinem schöpferischen Trieb folgend, etwas produziert. Dann sieht es sich einem Werk gegenüber, das dem, was es sich unter einem schönen Bild vorstellt, nicht entspricht. Wenn aber diese Ansprüche von Eltern und anderen Erwachsenen, die im Leben der Kinder wichtig sind, nicht gewaltsam aufrecht erhalten werden, dann lernt es bald, das Urteil des Therapeuten anzunehmen; damit ist diese spezielle Schwierigkeit überwunden.

Kinder, die viel Bemängelung und scharfe Kritik über sich ergehen lassen mußten, schützen sich oft, indem sie Passivität in Aktivität verwandeln. Sie übernehmen die Rolle der feindlichen Autorität und gewinnen so einen pyrrhischen Sieg über ihre Kritiker. Kinder, die so empfinden, werden durch Lob eher verstört als ermutigt. Der Therapeut muß bereit sein, weitgehend einzugreifen, zerbrochene Plastiken wieder zusammenzuleimen, zerrissene Bilder zu kleben. Oft muß man mit dem Kind kämpfen, um Arbeiten vor selbstzerstörerischen Angriffen zu beschützen. Solche Handlungen erlauben es dem Kind, einen Teil der aufgespeicherten Bitterkeit und Wut zu entladen und überzeugen es gleichzeitig davon, daß der Erwachsene sich nicht nur höflich oder »therapeutisch« benimmt, wenn er die Arbeit lobt.

Einem so verbitterten Kind sollte man erlauben, unsere eigenen Arbeiten streng zu kritisieren oder etwas, das wir für das Kind verfertigt haben, respektlos zu behandeln. *Christopher* hatte immer die Tonmodelle zerstört, die ich für ihn gemalt hatte, um die Gestalt wilder Tiere verständlich zu machen. Dasselbe kann geschehen, wenn man Zeichnungen für ein Kind macht, um ihm verschiedene Arten zu zeigen, wie es ein schwieriges Problem lösen könnte.

In dieser und ähnlichen Situationen gibt der Erwachsene dem Kind etwas von seiner Ich-Stärke. Indem man feindliche Handlungen erlaubt, zeigt man dem Kind, daß unsere Selbstachtung solchen Angriffen standhält und daß man deshalb nicht weniger hilfsbereit ist. Selbstverständlich darf man es nicht so weit kommen lassen, daß das Kind durch das Verletzen der Gefühle des Therapeuten eine sadistische Genugtuung erreicht. Was wir dem Kind zu verstehen geben wollen, ist weder fromme Bereitschaft, alle Angriffe hinzunehmen noch der Eindruck völliger Unverletzbarkeit, sondern das Gefühl einer wohlbegründeten inneren Sicherheit.

Es ist schwer, einem Kind zu helfen, das aus unbewußten Schuldgefühlen seine eigene Arbeit nicht akzeptieren kann. Wenn ein irrationales und unbarmherziges Über-Ich das Kind für alle Freuden bestraft, selbst solche, die aus der Sublimierung entstehen, kann der Kunsttherapeut allein keine Änderung herbeiführen. Man kann bestenfalls hoffen, die Kraft des feindlichen Über-Ichs zu vermindern, indem man rationale konstruktive Kritik als Alternative für zerstörerische Angriffe des Über-Ichs zur Verfügung stellt. Solche Maßnahmen bringen aber nur selten die grundlegende Änderung, welche eine Beziehung zwischen Ich und Über-Ich herstellt, die es dem Kind erlaubt, die Früchte seiner schöpferischen Arbeit voll zu genießen.

VIII. Die Grenzen der Kunsttherapie

Wir haben einige Fälle verfolgt, in denen die Entwicklung eines Kindes in eine Sackgasse geraten ist, in der die vorhandenen Mechanismen zur Bewältigung der Aggression völlig unzulänglich waren, und keine neuen Wege zur Linderung oder Veränderung gefunden werden konnten. In solchen Momenten hörte die Kunsttherapie auf, ihre Funktion zu erfüllen. Das Kind verlor dann das Interesse an der künstlerischen Arbeit oder verwandte sie zur Abwehr statt zum Ausdruck.

Kein Kind kann ein hohes Niveau der Kunstproduktion aufrechterhalten, wenn die psychische Entwicklung ins Stocken gerät. Kunst kann sich mit allen möglichen Störungen vertragen. Solange Bewegung zum Besseren oder Schlechteren vorhanden ist, kann Kunst viel Schreckliches und Beängstigendes formen und ausdrücken, sie kann aber nicht gegen psychischen Stillstand aufkommen.

Wir sehen manchmal, daß ein Kind in der Kunst einen verzweifelten letzten Verteidigungskampf gegen ein bevorstehendes Unheil führt, wahrscheinlich, weil ihm das Material eine symbolische Handlung zu einer Zeit erlaubt, in der keine Möglichkeit mehr für eine wirkliche Lebensänderung besteht. Ich erinnere mich an zwei solche Fälle.

Billy (s. S. 68), der zu einer Gruppe von Kindern im Jacobi-Spital gehörte, hatte bis zu seinem sechsten Jahr einen schwachen Halt in der Wirklichkeit gefunden. Als seine Mutter wieder einmal schwanger wurde, schien das eine akute psychotische Episode beim Kind auszulösen. Zu einer Zeit, zu der andere Mitglieder des Spitals über sein beängstigendes, unpassendes Benehmen berichteten, von Grimassenschneiden und anderen Anzeichen des sich verschlechternden Zustandes sprachen, war *Billys* Arbeit in der Werkstatt außergewöhnlich gut. Während seine Arbeiten sonst steril und stereotyp waren, begann er plötzlich, eine Reihe von Hunden aus Ton anzufertigen. Er fing mit einem winzig kleinen Hund an und machte dann in jeder Stunde einen etwas größeren Hund. Er war freudig erregt zu sehen, wie die Hunde unter seiner Hand wuchsen; malte jeden mit einer anderen Farbe an, und zeigte während der ganzen Zeit ein beherrschtes und zweckmäßiges Benehmen. Es schien klar, daß er sich den Vorgang des Wachsens des Kindes im Mutterleib vorstellte und es brachte ihm Erleichterung, diesen Vorgang, der im Leben außerhalb seiner Kontrolle lag, handgreiflich darzustellen.

Dieser konstruktive Zustand hielt bis zur Geburt des Kindes an. Dann änderte sich *Billys* Benehmen. In den darauffolgenden Stunden fing er an, alle hervorstehenden Teile an seinen Tonfiguren abzubrechen. Mit einem festgefrorenen Grinsen brach er die Schwänze aller Hunde, die Henkel aller Töpfe, Nasen und Ohren aller Tonfiguren ab; mit einem Wort alles, was nur im geringsten an einen Phallus erinnerte.

Es schien, daß *Billys* Tonhunde ein letzter Versuch waren, ein unerträgliches Geschehnis zu meistern, indem er ein passives Erlebnis in ein aktives umwandelte. Sobald das Baby, das im Herzen seiner Mutter nun seinen Platz einnehmen würde, geboren war, genügten symbolische Handlungen nicht mehr, ihn vor der vollen Wucht der Ereignisse zu beschützen; seine Kunst war ebenso gestört wie sein Leben.

Billys traurige Geschichte zeigt eher die Stärke seiner Psychose, als die Schwäche der Kunsttherapie. Dieselbe Art symbolischen Ausdrucks, die Billy nur eine Ruhepause verschaffte, hätte einem etwas gesünderen Kind wirkungsvoll helfen können, sich mit einem Geschehnis abzufinden, das die meisten Kinder ohne psychotischen Zusammenbruch überstehen.

Die nächste Geschichte handelt von einem Kind, das versucht hat, ein verlorenes Objekt durch die Kunst wiederzugewinnen. Dies spielte sich in einer Situation ab, die selbst für das gesündeste Kind katastrophal gewesen wäre.

Barry wurde in die Wiltwyck-Schule geschickt, weil er von zu Hause davongelaufen war und sich durch Taschendiebstahl ernährt hatte. Während dieser Zeit, die er in der Schule verbrachte, löste die Mutter langsam aber unwiderruflich alle gefühlsmäßigen Bindungen an ihn. *Barry* war sich dessen bewußt und tat, was er konnte, um die Mutter auf sich aufmerksam zu machen. Die Mutter schilderte dem Fürsorger *Barrys* wirksamsten Trick: Bevor er nach einem Besuch bei ihr in die Schule zurückkehrte, legte er einen lebensgroßen Teddybären in sein Bett und deckte ihn sorgfältig zu, als ob er ein schlafendes Kind wäre. Die Mutter gab zu, daß es ihr jedesmal einen Riß gab, wenn sie am Bett vorbeiging: »Er sah aus wie *Barry*.« Trotz *Barrys* symbolischer Handlungen und trotz der Bemühungen des Fürsorgers fuhr die Mutter fort, sich ihr Leben so einzurichten, daß darin kein Platz für ihren verwahrlosten Sohn war. Während eines Besuches bei ihr und einem neuen Stiefvater erklärte die Mutter offen, sie habe nicht die Absicht, *Barry* jemals wieder bei sich aufzunehmen. Völlig vernichtet kehrte er in die Schule zurück.

Während der Therapiestunde erzählte er mir von dem Entschluß der Mutter. Dann verlangte er ein sehr großes, starkes Stück Papier. Auf einem 60 × 90 cm großen Pappendeckel malte er einen riesigen Strauß roter Rosen auf rosa Hintergrund. Er arbeitete angestrengter und zielbewußter, als ich ihn je vorher oder nachher arbeiten gesehen hatte. Das Bild schien ein letzter Versuch der Wiedergutmachung zu sein; es symbolisierte Mutter, Familienleben – all die guten Dinge, die er verloren hatte. Er behielt es in seiner Mappe, bis er in ein anderes Heim überwiesen wurde. Dann schenkte er es mir.

Die letzten zwei Beispiele erinnern ein wenig an die schöpferischen Episoden psychotischer Erwachsener, wie sie *Ernst Kris (1952; 1964)* analysiert hat. In mancher Beziehung freilich gleichen sie ihnen wieder nicht. Keines der beiden Kinder versuchte tatsächlich die Wirklichkeit zu verneinen, indem es durch die Kunst eine neue Welt erschuf. Letzten Endes ist aber das Schicksal dieser zweierlei Versuche, sich mit unerträglichen Aspekten der Wirklichkeit abzufinden, doch ähnlich: früher oder später werden sie aufgegeben. Kunst muß anscheinend von wirklichen Erlebnissen genährt werden. Wenn ein Kind stecken bleibt, weil seine seelische Ausrüstung unzulänglich ist oder die Familiensituation zu hoffnungslos oder aus anderen Umständen außerhalb seiner Kontrollmöglichkeiten, dann verliert die Kunst Vitalität und Bedeutung.

a) Gesteuerte, verringerte und umgewandelte Aggression

Die in diesem Kapitel geschilderten Beispiele zeigten, wie groß die Möglichkeiten sind, mit Hilfe der Kunst Druck zu mildern und Unerträgliches erträglich zu machen. Wir konnten auch die Umwandlung direkter Aggression in konstruktive Energie beobachten, denn wir haben gesehen, wie Kinder Geschicklichkeit, Begeisterung und Respekt vor dem Kunstmaterial entwickelten, während sie gleichzeitig Arbeiten herstellten, die mit Aggression geladen waren. Wir haben auch gesehen, daß die Kunsttherapie zur zeitweiligen Erleichterung oder dem teilweisen Nachlassen der Störungen der Kinder beigetragen hat.

Darüber hinaus würden wir gerne auch Beispiele sehen, daß Kunsttherapie eine entscheidende Rolle in wesentlicher Verringerung der Aggression und anhaltender positiver Veränderungen im Verhalten eines Kindes gespielt hat. *Christopher* (S. 80 u. 96) war ein eindrucksvolles Beispiel einer derartigen Entwicklung. Wir konnten bei ihm den schrittweisen Übergang von der Selbstverteidigung zur inneren Sicherheit, Bereicherung der Persönlichkeit und seiner künstlerischen Kräfte beobachten. *Christophers* Geschichte zeigte auch deutlich, wie notwendig die Zusammenarbeit des gesamten Mitarbeiterstabes sein kann. Ohne die ständigen Bemühungen der Lehrer und Fürsorger und ohne die Hilfe der Psychotherapie, wäre seine Kunst wahrscheinlich nie über wiederholte aggressive Selbstbestätigung hinausgewachsen. Seine Begabung allein hätte ihm nicht die nötige Selbstsicherheit, die Disziplin schöpferischer Arbeit und die fehlende Selbstdisziplin geben können. Aber als der Unterricht und die Psychotherapie Änderungen hervorbrachten, wurde die Kunst zu einer organisierenden Kraft, die ihm half, die Fortschritte zu festigen und genußreicher zu machen.

Als *Christopher* in die Guild-Schule aufgenommen wurde, hatte die Beziehung zu seinen Pflegeeltern einen negativen Höhepunkt erreicht: Aus Erbitterung und Verzweiflung war es dazu gekommen, daß alle Mitglieder sich von der schlechtesten Seite zeigten. Seine Zerstörungswut und Prahlerei führten zu Bestrafung und Verspottung und das wiederum machte ihn nur noch kämpferischer und mißtrauischer. Das hatte zur Folge, daß die ersten Tonfiguren, die er nach Hause brachte, als Mist weggeworfen wurden. Als sich sein Benehmen besserte, lebte die Zuneigung der Mutter zum Pflegesohn wieder auf; das ermöglichte es ihr, zu verstehen, wieviel ihm diese Plastiken bedeuteten. Sein Nashorn bekam seinen angestammten Platz im Garten. Als er die Guild-Schule verließ, war der blaue Fischreiher, der auf dem Rasen vor dem Haus stand, bereits der Stolz der ganzen Familie. Die Pflegemutter erklärte, *Christopher* habe Zauberhände und sie hoffte, er werde Gelegenheit haben, seine Begabung weiter zu entwickeln.

Der Übergang von aus Zorn und Angst entstammender Kampflust zu innerer Kraft und Sicherheit vollzieht sich manchmal fast unmerkbar. Wir sind erstaunt, wenn das Kunstwerk eines Kindes uns beweist, daß der Schritt ohne unser Wissen vollzogen wurde.

Oscar war eher ein ängstlicher Knabe, der die stärkeren Schulkollegen beneidete und sich bemühte, es ihnen gleichzutun. Besonders bewunderte er *Hans*, einen ausgezeichneten Künstler, der mit Vorliebe angsterregende Geschöpfe malte. Als *Hans* ein grünes, menschenähnliches Ungeheuer schuf, das die Arme in drohender Geste über den Kopf erhob, war *Oscar* äußerst beeindruckt. *Hans* gab ihm daraufhin das Bild als Geschenk.

Wochen später, als *Oscar* kein Thema finden konnte, kramte er in seiner Mappe und stieß auf *Hans'* Bild. Er erklärte, er würde es kopieren. Er befestigte es mit Reißnägeln an der Wand, setzte sich an einen davorstehenden Tisch und ging ans Werk. Da er mit seiner Arbeit zufrieden schien, schenkte ich ihm weiter keine Aufmerksamkeit. Am Ende der Stunde schaute ich mir die »Kopie« an und sah zu meiner Überraschung, daß *Oscar* nur die Umrisse des Ungeheuers nachgezeichnet hatte und es ansonsten in einen hellhäutigen Neger-Boxer verwandelt hatte, der neben einem Tisch stand, auf dem eine Siegestrophäe stand, die Hände zum Gruß erhoben. So wurde aus dem Monstrum ein Mann; aus ungezügelter Aggression wurde sportlicher Wettbewerb; Drohung wurde zum triumphierenden Gruß.

All dies war ohne meine Anregung geschehen und ohne bewußten Entschluß von *Oscars* Seite. Er hatte *Hans'* Bild nicht kritisiert und hatte nicht beschlossen, es zu ändern. Er war für die Entlassung aus der Schule reif geworden. Seine frühere trotzige Kampfbereitschaft hatte sich in ruhige Würde verwandelt. Obwohl er früher ebenso wie *Hans* ein grünes Ungeheuer gewesen war, war *Oscar* nun zum Mann geworden und brauchte keine Ungeheuer in seiner Kunst.

Ich möchte dieses Kapitel mit der Darstellung des Falles von *Martin* beenden, wo Umgebungstherapie, Psychotherapie und Kunsttherapie einander ergänzten und so eine tiefgreifende, positive Änderung mit sich brachten.

Martin (s. S. 53 u. 110)

Er kam auf Wunsch seiner Mutter mit zehneinhalb Jahren in die Wiltwyck-Schule. Er war einziges Kind. Die Familie hatte zwei Jahre lang in einer Ein-Zimmer-Wohnung gelebt. Die Mutter war der Hauptverdiener und -erzieher in der Familie; der Vater, ein passiver Mann, der nur zeitweilig arbeitete, kümmerte sich kaum um die Erziehung seines Sohnes. *Martin*, ein Gewohnheits-Schulschwänzer, war in eine Reihe von Verwahrlosten-Streiche verwickelt gewesen. Zu Hause war die Beziehung zur Mutter zu einem endlosen Teufelskreis ausgeartet: Provozierendes Benehmen von *Martins* Seite, auf welches die Mutter mit grausamen Prügeln reagierte. Darauf folgten kurzfristige Versöhnungen, sofort wieder abgelöst von neuen Provokationen. Die Mutter fühlte sich der Situation nicht mehr gewachsen und bemühte sich, das Kind in ein Heim einweisen zu lassen.

Meine erste Begegnung mit *Martin* war für sein Benehmen typisch. Er kam eifrig und neugierig in die Werkstatt und versenkte sich bald ins Malen eines Bildes, das eine tropische Insel, umgeben von dunkelgrüner See, darstellte. Als er damit fertig war, nahm er eine Anzahl von Werkschürzen vom Haken und hing sie sich um den Hals. So geschmückt rannte er in die Mitte des mit Gras bedeckten Schulhofes und begann einen wilden Tanz, indem die Schürzen dramatisch um ihn herumwirbelten. Dann warf er jede einzelne Schürze weit von sich, so daß sie weit verstreut im Grase lagen und lief davon. Er ließ sich nicht dazu bringen, die Schürzen wieder einzusammeln, aber gegen Ende des Tages brachte er sie ganz von selbst wieder zurück und entschuldigte sich für sein Betragen – hauptsächlich, wie es mir schien, um wiederkommen zu dürfen.

Obwohl sein erstes Bild *Martins* Talent nicht ahnen ließ, zeigte das Thema deutlich seine Einsamkeit und seine Vorliebe für exotische Länder. Sein Tanz zeugte von seinem starken Exhibitionismus und seinem ausgeprägten Sinn für dramatische Effekte. Die versöhnliche Geste am Schluß bezeugte, daß *Martin* bereit war, die Leute, die er provoziert hatte, wieder zu besänftigen, und daß er trotz seines irritierenden Betragens gute Beziehungen mit ihnen zu erhalten wünschte. Von da an verbrachte er sehr viel Zeit im Werkraum. Es stellte sich heraus, daß er einer der originellsten und begabtesten Künstler der Wiltwyck-Schule war. Er fühlte sich von jeder Kunstgattung angezogen und nahm eifrig an dramatischen und musikalischen Darbietungen teil. *Martin* wurde bald zu einem der unbequemsten Kinder der Wiltwyck-Schule: Nicht wegen seines extremen Betragens, sondern weil sein Exhibitionismus so weit ging, daß er Bestrafung der Anonymität vorzog. Zu männlichen Gruppenleitern war er völlig widerspenstig, Frauen gegenüber abwechselnd herausfordernd und besänftigend.

In den Künsten, wo seine Bedürfnisse nach Aufmerksamkeit in produktive Bahnen gelenkt werden konnten, war er schwierig, aber nicht unerträglich. Man konnte ihn dazu bringen, ernstlich an einer Rolle, an einem Lied, an einem Bild zu arbeiten; aber im täglichen Leben war es ihm unmöglich, sich anzupassen und er provozierte ohne Unterbrechung. Das hatte zur Folge, daß alle, die mit den Künsten etwas zu tun hatten – Kinder wie Lehrer – mit *Martin* auskommen konnten, wenn's auch nicht leicht war. Alle anderen fanden ihn unerträglich. So war es *Martin* nur Dank seines künstlerischen Talents möglich, sich in der Wiltwyck-Schule zu halten. Er trieb sich ständig in allen Kunst- und Musikräumen herum und tat sein Möglichstes, in allen Schulaufführungen Rollen zu bekommen.

Im Anfang drückten *Martins* künstlerische Arbeiten sehr viel Wut, Bitterkeit und sexuelle Erregung aus. Zur Feier der ersten Weihnachten, die er in der Wiltwyck-Schule verbrachte, malte er z. B. eine Karikatur eines Weihnachtsmannes, der gnadenlos auf seine Rentiere, die wild in eine feurige, brodelnde Höhle hinabjagten, lospeitschte (Farbbild XVI). Der anfängliche Plan des Bildes war ganz brav. *Martin* zeichnete den Schlitten des Weihnachtsmannes. Dann hatte er Schwierigkeiten, die Rentiere zu zeichnen und befahl mir, es für ihn zu tun. Ich weigerte mich und bot ihm stattdessen meine Hilfe an. Ich erklärte ihm, daß er ein genügend guter Künstler sei, um seine Rentiere selbst zu zeichnen. Daraufhin schrie er mich wütend an: »Ich werde Ihnen beweisen, daß ich nicht zeichnen kann.« Dann machte er blitzschnell die Karikatur des Weihnachtsmannes und alles, was er für ihn bedeutete.

Alle Feiertage sind schwierig für Kinder, die in Heimen leben und viele von ihnen fühlen sich inmitten der konventionellen Weihnachtsfeierlichkeiten verraten; sie werden bitter und aufsässig. Meist drücken sich diese Gefühle in schwierigem Betragen aus und gleichzeitig wird die künstlerische Arbeit langweilig und konventionell. *Martin* ist das einzige Kind, das ich kenne, welches das Talent und den Mut hatte, Weihnachten lächerlich zu machen und trotzdem ein hervorragendes künstlerisches Werk zu schaffen.

Martins Pinselzeichnungen von Kabarett-Tänzerinnen zeigen auch, daß er fähig war, Pinsel und Farbe selbst dann zu meistern, wenn er von intensiven Gefühlen beherrscht war. Während er Abb. 48 herstellte, sang er obszöne Lieder und hüpfte in wilder Aufregung auf und ab. Dennoch ist das Bild aufreizend, aber nicht banal pornographisch. Die Wellenlinien des Hintergrunds und die spitzen Formen der Rampenlichter vermitteln ein Gefühl sexueller Erregung. Der rechte Arm der Tänzerin ist entschieden phallisch. Die

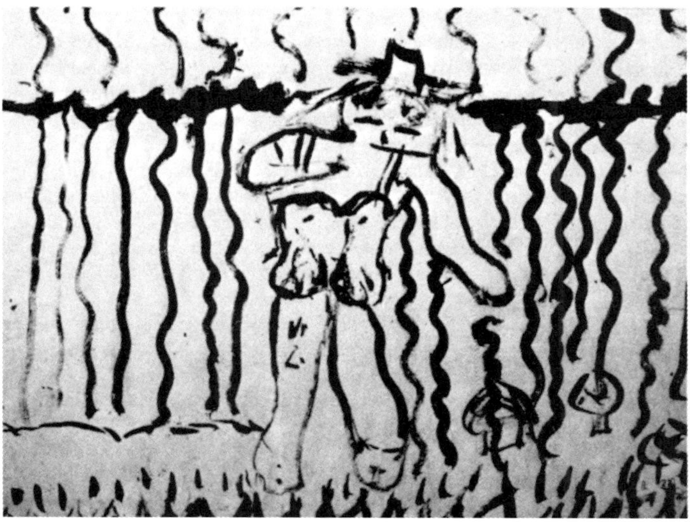

Abb. 48 *Martin*: Cabarett-Tänzerin (45 × 60 cm)

ineinander verschwimmenden Gesichter kann man entweder als Ausdruck von Bewegung ansehen oder als Zeichen des ambivalenten Charakters der Tänzerin. Im ganzen zeugt das Bild von sexueller Überreizung, sexueller Verwirrung und einer Vorstellung der Frau als obszöne Verführerin. All das ist nicht erstaunlich, wenn wir bedenken, daß der Junge jahrelang das Schlafzimmer der Eltern teilte, daß die Mutter der dominierende Teil war und zu ihrem Sohn eine sado-masochistische Beziehung unterhielt.

Diese Gefühle aber zeigten nur eine Seite von *Martins* Beziehung zur Mutter. Andererseits idealisierte er sie und machte viele Bilder von ihr, in denen er sie als eine erhabene Figur darstellte, ihre hohe Stellung meist irgendwie in Zusammenhang mit ihrer äthiopischen Abstammung und ihrem koptischen Glauben sah. Obwohl Vater und Mutter in den Vereinigten Staaten geboren waren, hielten sie an den Traditionen ihrer Vorfahren fest. Die Mutter hatte ihrem Sohn vor dem Glauben und der Kultur der Vorfahren Ehrfurcht vermittelt und das gab ihm ein Gefühl von Stolz auf seine Rasse, was in den frühen fünfziger Jahren bei Negern noch äußerst selten war.

Nichtsdestoweniger stieß *Martin*, wenn er Bilder positiven Inhalts zu zeichnen versuchte, auf größere Schwierigkeiten, als wenn er Karikaturen machte.

Für Ostern z. B. plante *Martin* ein großes Gemälde im Stil alter bunter Glasfenster, in dessen Mittelpunkt eine schwarze Madonna mit Kind stehen sollte. Sein erster Versuch endete damit, daß er beide Figuren mit schwarzer Farbe überschmierte. Als ich das Bild rettete, indem ich ein frisches braunes Papier über die verschmierte Stelle klebte, gelang es ihm beim zweiten Versuch, ein schönes zärtliches Bild zu malen.

Obwohl *Martin* solche Erfolge selbst in seiner gestörtesten Phase möglich waren, schien es doch klar, daß eine Rehabilitierung mit Hilfe der Kunst allein nicht möglich war und daß die Trennung von seiner Mutter die Gefühle für sie nicht verändert hatte. Sie blieb nach wie vor Mittelpunkt seines Lebens. Er übertrug die Art von Beziehung, die er zu ihr entwickelt hatte, auf alle Beziehungen zu weiblichen Wesen, die er lieb gewonnen hatte. *Martin* agierte weiter Phantasien der Mutter aus und kämpfte ihre Kämpfe: Sie hatte ihm einerseits lobenswerten Stolz auf die Tradition seiner Familie beigebracht, gleichzeitig aber auch eine überhebliche Verachtung und Feindseligkeit gegenüber amerikanischen Negern anerzogen. Andererseits hatte sie auch den Glanz Äthiopiens über alle Tatsachen hinaus verherrlicht. *Martins* vergeblicher Versuch, diesen Glanz sowohl in seiner Kunst wie auch in seinem Benehmen zu repräsentieren, brachte ihm viel Feindseligkeit und Spott ein. Überdies unterhielt die Mutter die sado-masochistische Beziehung durch häufige Briefe, die voller Vorwürfe und Ermahnungen waren und die keinerlei Zärtlichkeit enthielten.

Aus diesen Gründen wurde sechs Monate nach seiner Einlieferung mit der Psychotherapie begonnen. Der Therapeutin, einer weitgereisten Frau mittleren Alters gelang es bald, eine gute Beziehung zu *Martin* herzustellen. Sie ermutigte den Elfjährigen nicht, sich durch Zeichnen und Spielen mit ihr zu verständigen, da sie wußte, daß er sowieso zur Kunsttherapeutin kam. Sie fand ihn reif genug, um sich in Worten auszudrücken.

Der erste therapeutische Erfolg war *Martins* Erkenntnis, daß gerade sein prahlerisches und exhibitionistisches Betragen die Kameraden davon abhielt, seine Malereien zu bewundern und daß größere Bescheidenheit und die Bereitschaft, anderen zu helfen, ihm die Anerkennung bringen würden, die er sich selbst so sehnlichst wünschte. Als er sich hilfreich statt kritisch zu benehmen begann und es mir in der Rolle meines »Assistenten« gleichzutun versuchte, begannen die anderen Kinder tatsächlich, seine Begabung anzuerkennen. Er fand Anhänger unter den begabteren jüngeren Kindern und sein aggressiver Exhibitionismus verwandelte sich in positiven Ehrgeiz. Es gelang ihm auch, Tatsache und Phantasie in bezug auf Äthiopien zu entwirren und sein Stolz wurde weniger aggressiv. Es gelang der Therapeutin ferner, dem Mitarbeiterstab *Martins* zwanghaft herausforderndes Benehmen zu erklären, und so kam es zu einer übereinstimmenden Bemühung aller Beteiligten, strenge Strafen zu vermeiden, welche seine Störungen nur verstärken würden. Diese Strategie half die sado-masochistischen Züge in seinem Betragen zu verringern. Indem sie das tägliche Leben leichter machten, halfen diese Gewinne, den Weg zur tiefergreifenden Therapie vorzubereiten.

Als *Martin* zwölf Jahre alt war, kam es in einer dramatischen Therapiestunde zu einem Wendepunkt. Ich erfuhr davon zuerst nur indirekt. Eines Frühlingsmorgens wartete er auf mich vor der Werkstattür. Er hatte leuchtende Augen und erklärte mir, daß er die Idee für ein sehr wichtiges Bild habe, mit dem er sofort beginnen wollte: es sollte ein Apfel sein, so gemalt, daß man in dem Bild alle die feinsten Linien der verschiedenen roten und gelben Färbungen unterscheiden könne. Er setzte sich an einen Tisch in Positur und begann auf einem 47 × 61 cm großen Papier einen lebensgroßen Apfel zu malen. Das Bild entwikkelte sich in eine Nahansicht eines Teiles von einem Apfelbaum. Blätter, Äste und Äpfel formten ein kompliziertes Muster. In der Mitte war ein Vogelnest, darin saß ein kleiner Vogel, der von der Mutter gefüttert wurde.

Da mir schien, daß *Martin* das Bild außerordentlich dringend und wichtig war, richtete ich es so ein, daß er nicht in die Schulstunden gehen mußte, sondern im Werkraum bleiben durfte. Er blieb den ganzen Tag. Mit Unterbrechungen für die Mahlzeiten arbeitete er fast sieben Stunden lang – eine unerhörte Ausdauer für einen Zwölfjährigen. Am nächsten Tag kam er wieder und sah sich das Bild aus der Entfernung an. Er konstatierte, daß das Blau, das er für den zwischen den Blättern durchscheinenden Himmel verwendet hatte, zu dunkel war und nicht genug Kontrast zur braunroten Färbung der Rotkehlchen-Mutter hatte. Er übermalte den sie umgebenden Himmel in einem helleren Blau. Das fertige Bild sah aus wie eine prächtige, komplizierte Stickerei.

Als das Bild fertig war, erklärte *Martin*, es sollte zuerst im Speisesaal aufgehängt werden (wo Arbeiten der Kinder ständig ausgestellt waren), aber eigentlich wäre es als Geschenk für seinen Gruppenleiter, Herrn Frank, gedacht. Das war etwas völlig neues, denn bisher hatte *Martin* alle männlichen Mitglieder des Heimes ignoriert. Der Gruppenleiter war gebührend beeindruckt und schätzte das Bild sowohl wegen seiner Schönheit als auch als Liebesgabe. (Aus diesem Grund konnte ich das Bild hier nicht reproduzieren; als Herr Frank die Schule verließ, nahm er das Bild mit.)

Zur Zeit, da *Martin* an diesem Bild arbeitete, wußte ich nur, daß es eine ungeheure Bedeutung für ihn hatte und daß ich alles tun mußte, was in meiner Macht stand, das Werk zu vollenden, ohne unterbrochen zu werden. Erst später erzählte mir die Psychotherapeutin die Geschichte, die mir die volle Bedeutung dieser Arbeit bewußt machte.

Am Tag, bevor er das Bild begann, war *Martin* mit ihr im Wald spazierengegangen (die psychotherapeutische Behandlung fand oft im Freien statt). Die Bäume waren voller neuer Vogelnester und er sagte, daß er gern einen jungen Vogel in einem Käfig hätte. Dies führte zu einer Diskussion darüber, wie sich ein Vogel fühlen würde, wenn er seiner Freiheit beraubt wäre. *Martin* erklärte, er würde sich einen langen Strick verschaffen, wie man ihn zum Drachensteigen verwendet. Den könnte man an einem Bein des Vogels befestigen und so könnte er herumfliegen. Das Gespräch drehte sich sodann um die Gefühle des Vogels, wenn er je nach dem Willen des Menschen zurückgezogen würde. Schließlich beschloß *Martin*, den hypothetischen Vogel wieder ganz freizulassen. Nachdem diese Einfühlung zu einem Verzicht auf Besitzergreifung und Beherrschung des Objekts geführt hatte, sagte *Martin* ganz plötzlich: »Genauso macht's meine Mutter mit mir: Sie gibt den Faden nicht aus der Hand.« Diese Einsicht führte zu einem langen Gespräch über die Beziehung zwischen Mutter und Sohn; daß ein Kind nicht so wie ein Arm oder ein Bein ein Teil der Mutter ist, sondern ein selbständiger Mensch mit eigenem Willen und Empfinden. *Martin* nahm das alles in sich auf, und diesem Spaziergang folgte eine tiefgreifende Änderung in seiner Beziehung zur Mutter.

Das volle Verstehen der krankhaften Züge in der Beziehung zwischen ihm und seiner Mutter war ihm erst möglich, nachdem er in dem Vogel sich selbst gesehen hatte und der Versuchung widerstand, ihn so zu behandeln, wie er selbst behandelt wurde. Das hieß, daß *Martin* auch die sado-masochistischen Befriedigungen aufgab, die er aus dem steten Hadern mit der Mutter gewonnen hatte, und das wiederum befreite ihn von dem Zwang, die gleichen Methoden bei anderen anzuwenden. Es verringerte die Identifizierung mit der Mutter und ermöglichte eine Identifizierung mit einer väterlichen Person. Das erste Anzeichen dafür war, daß er das Bild seinem Gruppenleiter schenkte.

Es besteht kein Zweifel darüber, daß *Martins* Bild mit diesem wichtigen Ereignis in der Therapie in Verbindung stand. Aber es ist erstaunlich, daß er, statt seiner neugewonnenen Freiheit Ausdruck zu geben, eine Mutter darstellte, die ihr hilfloses Küken füttert. Wie ist dieser Widerspruch zu verstehen? Erinnern wir uns an seinen früheren Versuch, ein ähnliches Thema, nämlich eine Madonna mit Kind darzustellen. Er war immer wieder gezwungen, das Bild zu zerstören und konnte es nur mit meiner Hilfe beenden. Dieses letzte Bild aber entstand ohne jede Schwierigkeit und ohne Zögern.

Wir wissen, daß Ambivalenz Beziehungen stört. Obwohl *Martin* die Mutter mit der Inbrunst unerfüllter Sehnsucht verfolgte, konnte ihm keine Darstellung mütterlicher Liebe gelingen, solange er mit intensiv widersprüchlichen Gefühlen an sie gebunden war.

Erst als *Martin* den Ersatz-Befriedigungen, die er durch sado-masochistische Beziehungen erwarb, entsagte, kamen die unerfüllten kindlichen Bedürfnisse wieder zum Vorschein. Der Apfelbaum mit den Vögeln scheint eine Wiederherstellung zu bedeuten. Während er daran arbeitete, blieb *Martin* reif und männlich; er arbeitete mit außerordentlicher Geschicklichkeit, Konzentration und Ausdauer. Der Inhalt aber befriedigte seine kindlichen Sehnsüchte. Mütterlichkeit ist direkt im Vogel verkörpert und symbolisch im Überfluß der Äpfel. Die Befriedigung der Bedürfnisse des Kükens ist ebenfalls direkt in der Darstellung der Fütterung, symbolisch in den lebensgroßen Äpfeln und Blättern ausgedrückt, welche die Welt vom Blickpunkt des Kleinkindes zeigt, das in eine befriedigende, beschützende Umgebung eingehüllt ist. Form und Inhalt erzählen dieselbe Geschichte.

Es scheint, daß die Wiederherstellung, die *Martin* sich durch das Malen des Bildes selbst verschafft hat, ihm auch die Kraft für den nächsten Schritt gab: sich einer väterlichen Person zuzuwenden, denn er wählte gerade dieses Bild als Geschenk für den Gruppenleiter, der väterliche Autorität repräsentierte.

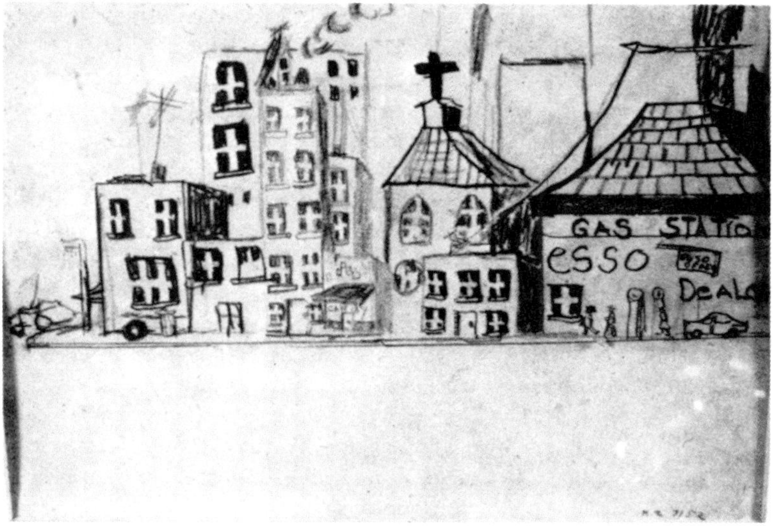

Abb. 49 *Martin*: Großstadtstraße (15×20 cm)

Keines seiner späteren Bilder wiederholte diese zärtliche Szene. Stattdessen malte er stolze Afrikaner und machte viele Skizzen von Gebäuden und von Menschen. Die letzte Zeichnung vor seiner Entlassung aus der Wiltwyck-Schule zeigt die Straße, in der *Martin* wohnt (Abb. 49). Wir sehen ihn, eine winzige Figur auf einem Dach, wie er einen Drachen steigen läßt. Auf diese Art bestätigt er seine Männlichkeit realistisch, nicht in grandiosen Phantasien. Als er die Schule verließ, hatte *Martin* die Bewunderung und Zuneigung vieler Kinder und Erwachsener erworben, die ihn im Anfang unerträglich fanden. Sein Ruhm als Künstler hielt noch lange an.

Martins Geschichte schildert die Rehabilitierung eines Kindes, das ohne Zusammenarbeit von Kunst- und Psychotherapie wahrscheinlich trotz seiner überdurchschnittlichen künstlerischen Begabung zugrundegegangen wäre. Im Anfang bot ihm die Kunsttherapie ein Mittel zum Überleben. Sie wurde zum Rahmen seiner aufrührerischen und bitteren Gefühle und öffnete einen Ausweg, seine exhibitionistischen Bedürfnisse auf konstruktive – oder zumindest erträgliche – Weise zu befriedigen. Dieser Anfang erinnert an viele andere Fälle, bei denen die Kunsttherapie ebenfalls einen Weg öffnete, gestörten Kindern positive Erlebnisse zu ermöglichen, die ihnen auf andere Weise schwer zu vermitteln gewesen wären.

Als mit der Psychotherapie begonnen wurde, drückten sich *Martins* Fortschritte zuerst in der Kunst und erst später in verändertem Benehmen aus. Wieder etwas später verschafften ihm die Fortschritte, die er im täglichen Leben machte, die wohlverdiente Anerkennung für seine Kunst. Die Verminderung der triebhaften Aggression machte enorme Energien frei für schöpferische Arbeit, und im Laufe einer heldenhaften Bemühung gelang es ihm, die frühe Beziehung zwischen Mutter und Kleinkind wieder herzustellen, ohne selbst zu regredieren.

Die Geschichte erinnert an *Christopher* und seinen Frühlingsbaum (Abb. 9). In beiden Fällen führte die Darstellung von kindlichem Glück zu einem Vorstoß in der allgemeinen Entwicklung zu Unabhängigkeit und Männlichkeit. In der Geschichte des Apfelbaums sehen wir die Macht der Kunst, ein verlorenes Objekt symbolisch wiederherzustellen. Ich glaube, das ist nur möglich, wenn ein Kind irgendwann einmal in seinem Leben ein gewisses Maß an Befriedigung erfahren hat. Obwohl *Martins* Mutter tyrannisch und oft grausam war, gab sie ihm doch ein gewisses Maß Wärme und auch einen gewissen Stolz. Bei der Wiederherstellung des Vorbilds der guten Mutter konnte er aus diesen Erlebnissen schöpfen. Dasselbe gilt auch für *Christopher*, dessen Pflegemutter ihn in seiner frühesten Kindheit auch mit guter mütterlicher Fürsorge umgeben hatte. Als diese Kinder später warme und verständnisvolle Menschen trafen, und als ihnen die nötige Hilfe geboten wurde, sich mit den seelischen Konflikten, die an das ursprüngliche Liebesobjekt gebunden waren, fertigzuwerden, konnten sie in der Kunst Symbole schaffen, die sie aus positiven Aspekten dieser frühen Erlebnisse bezogen. So konnten sie einige der Schäden, die sie erlitten, als sich die anfangs positive Beziehung zur Mutter verschlechterte, überwinden. Um so tiefgreifend auf ihr Gefühlsleben Einfluß zu gewinnen, mußte die Kunst für die Jungen zu einer allumfassenden Leidenschaft werden, der sie viel Zeit und Energie opferten.

Das, glaube ich, ist das Wesentliche für die Beschäftigung mit aggressiven Kindern im allgemeinen. Statt ihre Ruhelosigkeit noch zu fördern, indem man ihnen immer neue Zerstreuungen bietet, muß man ihnen Substanz geben. Einmal erwecktes Interesse muß man unterstützen, damit es Intensität entwickelt. Nur so kann das Kind die organisierende Kraft mit Leidenschaft betriebener konstruktiver Handlungen kennenlernen.

IX. Schlußbemerkungen

Ich habe in diesem Buch zu erklären versucht, daß der Kunsttherapeut den Zusammenhang zwischen den fertigen Stücken und den psychologischen Vorgängen, die während des Schaffens am Werke sind, verstehen muß.

Die angeführten Beispiele waren Arbeiten gänzlich gestörter Kinder; aber der Vorgang, den wir beobachtet haben, beschränkt sich nicht auf Kinder. Viele der Gedanken, die ich hier formuliert habe, beziehen sich auf die Kunsttherapie im ganzen – und manche berühren das Geheimnis künstlerischen Schaffens im allgemeinen.

Wir haben gesehen, daß Kunst die Macht hat, Energien durch eine bestimmte Art von Sublimierung zu binden und zu steuern, ohne sie völlig zu neutralisieren. Sublimierung ist erreicht, wenn Formen geschaffen werden, die ein Erlebnis erfolgreich darstellen, selbst wenn das Thema Zorn, Angst oder Schmerz ist. Daher kommt es vor, daß impulsive Kinder Kunstwerke schaffen können, selbst wenn sie nicht imstande sind, jene Arten von Sublimierung zu erreichen, bei denen ein höchstes Maß von Neutralisierung der triebhaften Kräfte notwendig ist.

Wenn ihnen Befriedigungsmöglichkeiten geschaffen wurden, die nicht aus rein triebhaften Handlungen entspringen, sondern den Ich-Funktionen angehören, dann erlebt das Kind die organisierende Kraft des Ichs, sein Einfluß erreicht Gebiete des Seelenlebens, die sonst unberührt oder gefährlich zerstörerisch bleiben. Die Kunst kann Ursachen von Spannungen nicht aus dem Weg räumen und Konflikte auch nicht direkt lösen. Sie dient als Gleichnis für die Ich-Funktionen, als eine Art Schutzgebiet, in dem neue Einstellungen und Empfindungen ausgedrückt und ausprobiert werden können, ehe solche Anstrengungen im täglichen Leben möglich werden.

Ich hoffe, es ist mir gelungen, zu zeigen, daß Kunst für das gestörte Kind dieselbe Rolle spielt, die sie für alle Menschen hat: ein Reich der Symbolik zu errichten, das ein Experimentieren mit Vorstellungen und Empfindungen erlaubt; die Kompliziertheit und Widersprüchlichkeit menschlichen Lebens anschaulich zu machen; zu zeigen, daß der Mensch fähig ist, Konflikte zu bewältigen und Ordnung in das Chaos zu bringen; und schließlich, Freude zu machen.

Obwohl die Beispiele hautpsächlich von der Arbeit mit Kindern stammen, die langwierige Behandlungen in Heimen brauchten, glaube ich, daß eine ebenso wichtige Arbeit der Kunsttherapie außerhalb solcher Heime liegt. Kunsttherapie ist notwendig und erfolgreich für die Arbeit mit Kindern und Erwachsenen, die zwar gefährdet sind, aber noch innerhalb der Gesellschaft funktionieren und mit solchen, die nach einer Zeit der Behandlung in Heimen in die Gesellschaft zurückkehren können.

Die Methode der Kunsttherapie kann in Volkshochschulen, Rekonvaleszenten-Heimen und Schulen angewendet werden. Wie ich am Anfang dieses Buches gesagt habe, reichen selbst die besten Methoden des Kunstunterrichts nicht aus, um Kinder zu behandeln, deren Leben unter ungewöhnlichem Druck steht, denn diese Methoden verlangen einen gewissen Grad von Selbstvertrauen und Zugänglichkeit zu neuen Ideen.

Ein Lehrer, der mit Kindern arbeitet, deren Umgebung ihnen die Entwicklung ihrer Selbstachtung und konstruktiven Handelns versagt hat, muß ein Maß an Unterstützung leisten können, das weit über das Normale hinausgeht. Obwohl er vieles, was banal und leer ist, akzeptieren muß, weil die Kinder guten Grund haben, der Konfrontation mit ihren Gefühlen der Unzulänglichkeit und ihrem chaotischen Phantasieleben auszuweichen, darf er sich dennoch nicht mit solchen leeren Produktionen abfinden. Selbst wenn die Arbeiten im Anfang zusammenhanglos und ungeformt bleiben, muß er Kunst ermutigen, welche die Konflikte – Zorn, Angst und sexuelle Erregung – widerspiegeln, die das Leben der Kinder ausfüllen.

Wie weit der Lehrer gehen kann und wie schwierig seine Aufgabe ist, hängt selbstverständlich auch von der Arbeitssituation ab. Große Klassen eignen sich weniger für die Kunsttherapie als kleine Klassen oder freiwillige Gruppen außerhalb des regulären Schulunterrichts. Viel hängt natürlich auch vom Grad der Gestörtheit ab.

Der Lehrer wird oft ein erstaunliches Reservoir an Kraft und Vitalität finden, das es selbst Kindern, die unter ungünstigen Verhältnissen leben, möglich macht, aufzunehmen, was die Welt ihnen zu bieten hat. In solchen Fällen kann man viel Energie darauf verwenden, das gesunde Bedürfnis des Kindes nach neuen Erlebnissen zu ermutigen, die es über seine gegenwärtigen Bedürfnisse hinausführen kann. Ich habe diesen wichtigen Punkt in dem Kapitel über Sublimierung berührt, bin aber nicht näher darauf eingegangen. Es wäre mehr zu sagen über das Erweitern des Horizonts, des Interesses an der Welt, und die reichere, verschiedenartigere Kunst, die entsteht, wenn sich die Störungen verringern.

Ich habe mich darauf beschränkt, zu zeigen, daß die Kunst von Kindern, die unter schwerem emotionellen Druck stehen, konventionell oder leer sein muß, wenn sie nicht die Krankheitssymptome miteinbezieht. Kunsttherapie war dann am erfolgreichsten, wenn sie den Kindern half, gerade aus dem, was ihr Leben zu zerstören schien, Kunstwerke zu schaffen. Schöpferische Arbeit wurde dann zum intensiven Ringen mit Themen von überwältigender Bedeutung. Das emotionelle Klima erinnert dann an die Besessenheit des völlig auf seine Arbeit konzentrierten Künstlers, im Gegensatz zu der unbeschwerten Freude an der Kunst, die das normale Kind zeigt.

Wir haben gesehen, daß Arbeiten, die unter solchem Druck entstanden sind, innerhalb der Grenzen der Begabung und Reife des Kindes, die ästhetische Qualität eines Kunstwerks im wahrsten Sinne des Wortes erreichen. Um einem gestörten Kind zu ermöglichen, das zu erreichen, muß der Therapeut allerdings kämpfen wie Jakob mit dem Engel. Im Gegensatz zu Jakob muß er aber bereit sein, Niederlagen immer wieder hinzunehmen.

Daß Werke, die innerhalb therapeutisch geleiteter schöpferischer Arbeit entstehen, ästhetische Qualität wirklicher Kunst erreichen können, wird in der psychologischen Bewertung zu oft außer acht gelassen. Manchmal kommt es daher, daß Kunst unter die Rubrik eines vagen allgemeinen Interesses gelangt oder leichthin als ein Hobby angesehen wird, das außerhalb therapeutischer Bedeutung liegt. Manchmal ist diese Einschätzung eine unglückliche Folge der Erkenntnis, daß vieles, was in der Therapie mit Kunstmaterialen angerichtet wird, tatsächlich nichts mit Kunst zu tun hat. Die Erkenntnis ist richtig; aber heißt nicht, daß man eine scharfe Trennung zwischen therapeutischer schöpferischer Betätigung und Kunst machen darf.

Das Themengebiet der Kunst gestörter Menschen ist im allgemeinen eng begrenzt von ihren pathologischen Besetzungen. Die Produktionen sind selbstbezogen und haben anderen wenig zu bieten. Die schöpferischen Impulse des Künstlers entspringen ähnlichen Quellen, aber seine Kunst geht über die persönlichen Belange hinaus und wird zum Geschenk an die Welt. Nichtsdestoweniger haben die psychologischen Vorgänge in beiden Fällen sehr viel gemeinsam, und die Übergänge von einem zum anderen sind so fein, daß keine Berechtigung besteht, sie als grundsätzlich unterschiedlich anzusehen.

Wir haben verschiedene Produkte der Kunsttherapie unterscheiden gelernt, die Kunst im vollen Sinn nicht erreichten. Keins von ihnen ist aber kunstfremd. Kunst gewinnt die gefühlsmäßige Wirkung aus den gleichen primitiven Energien, die in der triebhaften Handhabung des Kunstmaterials ihren direkten Ausdruck finden. Der Künstler zwingt diese ungeformten Ausdrücke in Formen und dabei verwendet er ähnliche Abwehrmechanismen wie die, die in stereotyper Kunst aktiv sind. Während aber der Hersteller stereotyper Werke bekannte Techniken, Symbole und Konventionen verwendet, um seine Konflikte abzuwehren und ihnen auszuweichen, verwendet der Künstler dieselben Mittel, um Konflikte geformt und beherrscht auszudrücken. Schließlich finden wir in den meisten Kunstwerken Spuren von persönlicher Bedeutung, die wir nur durch gewisse Techniken, wie z. B. freie Assoziationen, ans Licht bringen können. Es besteht schließlich auch ein Zusammenhang zwischen Kunst und einfacher Bilderschrift; während aber die Bilderschrift hauptsächlich eine private Bedeutung hat, wird in der Kunst jedes noch so persönliche Element so einbezogen, daß es zur universellen Bedeutung beiträgt. So verbinden sich instinktive Impulse, Abwehrmechanismen und unbewußte Symbolik auf verschiedene Arten.

Völlige Einheit von Form und Inhalt, von persönlicher und allgemeiner Bedeutung, kann nicht immer erreicht werden. Man kann den Augenblick nie voraussehen, in dem Gekritzel, Stereotypien oder Bilderschrift sich in Kunst verwandeln. Auf erzieherischem oder therapeutischem Gebiet wäre es oft sinnlos, zwischen den verschiedenen Arten der Endprodukte streng zu unterscheiden. Manche Arten therapeutischer Anwendung sind notwendigerweise kunstfeindlich. Wenn z. B. in der Psychotherapie bildlicher Ausdruck hauptsächlich als Verständigungsmittel verwendet wird, dann ist es unwahrscheinlich, daß das Resultat Kunst ist. Insofern in der Psychotherapie das Ziel liegt, den verborgenen Ursprung des individuellen Verhaltens aufzudecken, steht das im Gegensatz zum künstlerischen Vorgang, der vom persönlichen zum allgemeinen führt. Die bildliche Verständigung hat ihren Zweck erfüllt, wenn Patient und Therapeut die Bedeutung verstehen. Die flüchtigsten bildhaften Zeichen dienen diesem Zweck oft am besten.

Wenn das Handhaben von Kunstmaterialien hauptsächlich als Hilfsmittel angewandt wird, um eine festgefahrene Abwehr zu durchbrechen und unterdrückte Gefühle zum Vorschein zu bringen, dann ist das Resultat meist zu verwirrt, um als Kunst zu gelten.

Und wenn die Therapie sich darauf beschränkt, Abwehrmechanismen zu stärken, dann wird der Patient seine Beschäftigung mit der Kunst wahrscheinlich dazu verwenden, unerträgliche Wahrheiten zu leugnen. Selbst wenn das Resultat dann das Gegenteil von Kunst ist, hat der Therapeut oft guten Grund, nicht einzugreifen.

Therapeutische Situationen, die der Kunst förderlich sind, sind solche, die dazu führen, ein symbolisches Lebensgebiet zu schaffen, das der Entwicklung einer besser geordneten Persönlichkeit dient. Da der künstlerische Wert eines solchen Werks ein Zeichen erfolgreicher Sublimierung ist, ist die Qualität ein Maß, wenn auch nicht das einzige, des therapeutischen Erfolgs.

Epilog

Seit »Kunst als Therapie mit Kindern« zuerst veröffentlicht wurde, sind mehr als 20 Jahre vergangen. Die Kinder, deren Arbeiten dazu dienten, die dargestellten Ideen zu illustrieren, sind jetzt Erwachsene. Wir fragen uns, was aus ihnen geworden ist. Oft haben wir keine Möglichkeit, es zu erfahren. In anderen Fällen können wir unsere Informationen nicht veröffentlichen. Dieser Epilog berichtet von dem Schicksal zweier Kinder, deren Werke und Persönlichkeiten einen großen Raum in diesem Buch einnehmen.

Walter

Die innere Gespaltenheit, die *Walters* zwei Gemälde, Abb. 36A und 36B (S. 161 u. 162) verkörperten, heilte nie. Sie bestimmte den Lauf seines kurzen und tragischen Lebens.

Nach seiner Entlassung aus der Wiltwyck-Schule im Alter von 13½ Jahren beteiligte *Walter* sich bald an kriminellen Vergehen. Im Alter von 21 Jahren erstach er bei einer hitzigen Auseinandersetzung zwei Männer. Während er eine Strafe für Doppelmord verbüßte, entkam er, wurde jedoch erneut in Verbindung mit einem Banküberfall eingesperrt.

Während er im Leavenworth-Gefängnis eine Strafe für sein Vergehen absaß, nahm er an einem Erziehungsprogramm teil. Diese Chance bewirkte einen Gesinnungswandel. *Walters* überlegene Intelligenz und seine Fähigkeit, ein gewähltes Ziel leidenschaftlich zu verfolgen – eine Fähigkeit, die sich in seiner Schulzeit hauptsächlich auf die Kunst konzentriert hatte – tauchte wieder auf. Er wurde ein Muster-Student und machte den »bachelors degree« an der Universität von Kansas. Er erhielt eine »Phi Beta Kappa« Mitgliedschaft und war zu dieser Zeit der erste Gefangene der Vereinigten Staaten, der diese Auszeichnung erhielt. An diesem günstigen Ausgangspunkt begann er ein Studium der Soziologie. *Walter* beeindruckte seine Lehrer so sehr mit seinem Eifer, seiner Intelligenz (und seinem Charme), daß mehrere von ihnen Empfehlungsschreiben an die Bewährungskommission schickten, um eine schnellere Bewährung zu erwirken.

Walters akademische Erfolge brachten ihm Popularität in der Presse der Schwarzen. Er begann, mit einigen seiner früheren Berater der Wiltwyck-Schule und auch mit mir zu korrespondieren. Er korrespondierte auch mit seinem Sohn, den er nie getroffen hatte, und der zu dieser Zeit ebenfalls eine Gefängnisstrafe verbüßte. Er erklärte, daß die guten Jahre in Wiltwyck ihn davor bewahrt hätten, »vollkommen böse« zu werden. Einige Zeit, nachdem er seinen Doktor gemacht hatte, schmiedete er Pläne, eine Schule wie Wiltwyck zu gründen, die den Jungen Schutz vor den Straßen der Stadt bieten sollte, bis sie erwachsen wären.

Auf dieser Erfolgswelle schwimmend, schien er die Tatsache vergessen zu haben, daß er seine Gefängnisstrafe für den Doppelmord noch nicht abgebüßt hatte. Als ihm Bewährung verweigert wurde, war er niedergeschmettert und hörte auf, Briefe zu schreiben.

Nachdem er zum fälligen Termin entlassen worden war, knüpfte er Kontakte zu einem weißen jungen Mann, mit dem er sich angefreundet hatte, als letzterer seine kurze Gefängnisstrafe verbüßt hatte. Nach Aussage dieses jungen Weißen hatte *Walter* ihn sowohl physisch als auch geistig gerettet. Nun revanchierte dieser sich, indem er *Walter* half, eine gute Stelle als Computerexperte zu finden. Alles schien für eine bessere Zukunft bestellt zu sein.

Bald war *Walter* jedoch wieder hinter Gittern. Er versuchte, mit Hilfe seiner Freundin zu fliehen, der es gelang, das Gefängniskrankenhaus zu betreten und ihm eine Waffe zu bringen. Als die beiden sich von einer größeren Polizeimacht in die Enge getrieben sahen, benutzte *Walter* – da es nicht möglich war, sich den Weg freizuschießen – die letzten Kugeln, um seine Freundin und sich selbst zu erschießen. Er starb mit 45 Jahren.

Ob *Walters* Leben und das Leben seiner Opfer verschont geblieben wären, wenn er eine Psychotherapie und Möglichkeiten der Ausbildung schon früher zur Verfügung gehabt hätte, läßt sich nicht ermessen. Alles was wir wissen ist, daß beide Aspekte in *Walters* Persönlichkeit bis zum Schluß aktiv waren. Er konnte ein Freund sein und Freundschaft schließen, er konnte konstruktiv arbeiten, und er konnte mörderisch sein.

Walters Bild, Abb. 36B, bezeugt die Kraft der Kunst. Dieses beeindruckende Werk, das er im Alter von 13½ Jahren gemalt hat, verkörpert bereits die bevorstehende Tragödie. Im Rückblick erhält meine Beschreibung, die 12 Jahre vor seinem Tod geschrieben wurde, eine fast vorhersagende Bedeutung.

Angel

Wir verließen *Angel* (S. 129–133) im Alter von zehn Jahren, als er noch zwischen einem illusionären Ich-Ideal in der Gestalt von Superman und realistischeren Idealen, die auf seinen soliden künstlerischen und intellektuellen Fähigkeiten basierten, balancierte. Mit Ausnahme eines kurzen Zwischenaufenthalts in einem Pflegeheim verbrachte *Angel* seine Kindheit in einem katholischen Heim für schutzbedürftige Kinder. Später, während er die High School of Art and Design besuchte, lebte er in einer Gemeinschaft mit anderen zusammen.

Als ich mit *Angel* im Alter von 16 über seinen bisherigen Werdegang sprach, erklärte er, daß sein Heimaufenthalt eigentlich ein Glücksfall gewesen sei. Wäre er zu Hause geblieben, hätte sich niemand jemals für seine Schularbeiten oder seine Kunst interessiert, und seine Talente wären »vor die Hunde gegangen«.

Als er 21 Jahre alt war, fragte ich ihn um Erlaubnis, eine Autobiographie zu veröffentlichen, die er im Alter von zehn Jahren mit meiner Hilfe geschrieben und illustriert hatte. Er willigte bereitwillig ein. In seinem Brief schrieb er: »Es war sehr interessant und aufschlußreich, detailliert über meine Vergangenheit zu lesen ... Es kam zu einer sehr günstigen Zeit und Ich brauchte dieses Lesen, um einige Türen in meinem Kopf zu öffnen, die zu der Zeit verschlossen waren.«

Er legte auch folgendes außerordentliche Gedicht bei, das offenbar durch den Blick zurück in seine Vergangenheit, den er beim Lesen meiner Anmerkungen und seiner eigenen Geschichte über seine frühen Jahre getan hatte, inspiriert war.

Nichts als das Licht
Sobald er strampeln konnte
war er ständig in Bewegung
seine Beine arbeiteten wie Kolben
und beschleunigten über alle Hindernisse hinweg –
und er war sogar
schneller als der Wind

Egal was es war, er ging seinen Weg ohne Notiz zu nehmen von dem,
was in seinem kleinen Kopf gefangen war.
Doch als er sich hinsetzte,
um sich zu entsinnen,
zogen die Visionen seiner vergangenen Freude
so schnell vorbei,
daß alles was er sehen konnte,
das Ende seiner Zukunft war,
die auf einen Stern zulief,
am Ende des Himmels
Bevor er noch nachdenken konnte
war er schon auf, auf der Jagd nach dem,
was er vor sich zu finden hoffte.

Er mobilisierte seine kleine Reserve,
von der er dachte, das er sie schon vor Jahren benutzt haben mußte,
strampelte er sich ab –
so sehr,

daß er nur noch
ein verschwommener Fleck war
und als er
in greifbarer Nähe
davon war
ging ihm ganz einfach die Luft aus.

Könnte das Vermögen, seinen getriebenen Zustand in einem Gedicht darzustellen, dazu beigetragen haben, daß er in der Lage war, sich in der wirklichen Welt ein eigenes Leben aufzubauen?

Angel ging mit 22 Jahren zur Marine und hat bis heute eine erfolgreiche Karriere gemacht. Im Jahr 1993 ist er ein verheirateter Mann mit einer Tochter und einem kleinen Sohn. Er zeichnet und malt weiterhin, und nimmt seine Malutensilien mit, wenn er im Einsatz ist. Er sagt, daß es ihm viel mehr bedeutet, Kunst zu seinem eigenen Vergnügen zu schaffen als um der Berühmtheit willen. Er stellt jedoch seine Arbeiten aus, hat ein gewisses Maß an Anerkennung gewonnen und hat vor, in Zukunft mehr Zeit seiner Kunst zu widmen. Seine Identität als Künstler stellt einen wesentlichen Teil seines Selbstwertgefühls dar.

Bibliographie

Alschuler, R. H., Hattwick, L. W.: Painting and Personality. A Study of Young Children. University of Chicago Press, Chicago 1947

Bender, L.: Child Psychiatric Techniques. Thomas, Springfield/Ill. 1952

Cane, F.: The Artist in Each of Us. Pantheon, New York 1951

Cižek, F.: Children's Colored Paper Work. Stechert and Hafner, New York 1927

Ekstein, R., Wallerstein, J., Mandelbaum, A.: Counter-Transference in a Residential Treatment Home, in *Ruth S. Eissler,* Vol. XIV (1959)

– Grenzfallkinder. Klinische Studien über die psychoanalytische Behandlung schwerst gestörter Kinder. Reinhardt, München/Basel 1973

Eissler, K.: Leonardo da Vinci. Psychoanalytic Notes on the Enigma. International Universities Press, New York 1961

– Goethe. A Psychoanalytic Study. Wayne State University Press, Detroit 1963

Freud, A.: The Ego and the Mechanisms of Defense. International Universities Press, New York 1946

– Normality and Pathology in Childhood. International Universities Press, New York 1965

– Einführung in die Technik der Kinderanalyse. Reinhardt, München/Basel 1966; 8. Auflage 2010

Freud, S.: The following selections are taken from the Complete Psychological Works, Standard Edition, 24 vols. Hogarth Press and Institute of Psychoanalysis, London 1951; Delusion and Dream, 1909; The Ego and the Id, 1923; Formulations on the Two Principles of Mental Functioning, 1911; The Infantile Genital Organisation and the Libido, 1925; Inhibitions, Symptoms and Anxiety, 1926; Leonardo da Vinci and a Memory of His Childhood, 1910; A Neurosis of Demoniacal Possession in the Seventeenth Century, 1923; The Relation of the Poet to Day Dreaming, 1909; The Unconscious, 1915

Hartmann, H.: Notes on the Theory os Sublimation, in *Ruth S. Eissler,* Vol. X (1955)

Kramer, E.: Art and Craft. Bulletin of Art Therapy, V. No. 4 (1966)

– Art and Emptiness, ibid., I, No. 1 (1961)

– Art Education and Emptiness, ibid., I, No. 3 (1962)

– Art Therapy and the Severely Disturbed Gifted Child, ibid., V, No. 1 (1965)

– Art Therapy in a Children's Community. A Study of the Function of Art Therapy in the Treatment Program of Wiltwyck School for Boys. Thomas, Springfield/Ill. 1958

– Autobiography of a Ten-Year-Old. Bulletin of Art Therapy, VII, No. 3 (1968)

– A Critique of *Kurt Eissler's* Leonardo da Vinci, ibid., IV, No. 1 (1964)

– Kunsttherapie mit Kindern. In Hdb. der Kinderpsychotherapie, 1. (Hrsg. *G. Biermann*). Reinhardt, München/Basel [3]1973

– The Problem of Quality in Art. Bulletin of Art Therapy, III, No. 1 (1963)

– Stereotypes, ibid., VI, No. 4 (1967)

Kris, E.: Neutralization and Sublimation, in *Ruth S. Eissler,* Vol. X (1955)
– Psychoanalytic Explorations in Art. International Universities Press, 1952; Schocken Books, New York 1964
Langer, S.: Feeling and Form. Charles Scribner's Sons, New York 1953
– Philosophy in a New Key. Mentor Books, New York 1948
Lorenz, K.: Das sogenannte Böse. Zur Naturgeschichte der Aggression. Borotha-Schoeler, Wien 1963
– On Aggression. Harcourt Brace Jovanovich, New York 1966
– Über tierisches und menschliches Verhalten, Gesammelte Abhandlungen. Piper, München 1966
Lowenfeld, V.: The Nature of Creative Activity. Routledge & Kegan Paul, London 1952
– an *Brittain, W. L.:* Creative and Mental Growth. Macmillan, New York 1957
Naumburg, M.: Dynamically Oriented Art Therapy. Its Principles and Practice. Grune & Stratton, New York 1966
– Schizophrenic Art. Its Meaning in Psychotherapy. Grune & Stratton, New York 1950
– Studies of the Free Art Expression of Behavior Problem Children and Adolescents. Grune & Stratton, New York 1947
Plank, E.: Leg Amputation in a Four-Year-Old. Reactions of the Child, Her Family and the Staff. In *Ruth S. Eissler,* Vol. XVI (1961)
– Hilfen für Kinder im Krankenhaus. Eine Anleitung für das Klinikteam. Reinhardt, München/Basel 1974
Prinzhorn, H.: Bildnerei der Geisteskranken. Springer, Berlin 1923
Schäffer-Simmern, H.: The Unfolding of Artistic Activity. University of California Press, Berkeley 1948
Tinbergen, N.: The Study of Instinct. Oxford University Press, London 1958
– Instinktlehre. Vergleichende Erforschung angeborenen Verhalten. Parey, Berlin/Hamburg 1966

Sachverzeichnis